Drs. Geuk Schuur

Omgaan met agressie

T0192634

Drs. Geuk Schuur

Omgaan met agressie

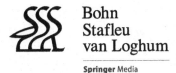

Bohn
Stafleu
van Loghum

Springer Media

Houten 2014

ISBN 978-90-368-0690-9

NUR 897
Ontwerp omslag: Studio Bassa, Culemborg
Fotografie hoofdstuk 7: Antoinette Borchert
Automatische opmaak: Crest Premedia Solutions (P) Ltd., Pune, India

Eerste druk, 1987
Tweede druk, 1991
Derde druk, 1993
Vierde, herziene druk, 1997
Vijfde, herziene druk, 2001
Zesde, herziene druk, 2005
Zevende, herziene en uitgebreide druk, 2009
Achtste, herziene druk, 2014

Bohn Stafleu van Loghum
Het Spoor 2
Postbus 246
3990 GA Houten

www.bsl.nl

Inhoud

Het eerste beginsel van geweldloosheid is dat van niet-samenwerking met alles wat vernederend is.
Mahatma Gandhi

Wij kunnen ons bewustzijn plannen en programmeren en onze mentale en emotionele wereld waarin we willen leven, kiezen. Als zich noodsituaties voordoen zullen we antwoorden uit die mentale en emotionele wereld.
Dorothy Samuel

(…) van objecten naar relaties, van structuur naar proces, van beheersen en controleren naar samenwerking en geweldloosheid.
Fritjof Capra

Als je altijd zo denkt als je altijd gedaan hebt, krijg je altijd datgene wat je altijd kreeg, namelijk dezelfde ideeën.
Michael Michalko

De diepste ervaring van iemand met een posttraumatische stoornis (PTSS) is dat hij verschrikkelijk alleen is.
Arieh Y. Shalev

Ons omgaan met de pijn is bepalend of de menselijke ontwikkeling een destructieve of een vreedzame richting inslaat.
Arno Gruen

Woord vooraf bij de achtste druk

Evenals in de voorgaande drukken heb ik getracht de laatste, mij bekende wetenschappelijke ontwikkelingen die een breder of ander licht op het hoofdthema van dit boek kunnen werpen, op te nemen.

Het separeerbeleid is in veel instellingen aan het veranderen in de richting van zogenaamde 'comfort rooms'.

Achter in het boek is de literatuuropgave opgenomen. Per hoofdstuk worden de toonaangevende referenties vermeld, hetgeen niet wil zeggen dat het betreffende boek alleen voor dat hoofdstuk geldt. Tevens wordt melding gemaakt van overige en aanbevolen literatuur. Hierin zijn de publicaties opgenomen die voor het hele boek gelden.

Het thema 'zo geweldloos mogelijk omgaan met agressie' geniet de aandacht van velen. Dat is verheugend, maar tegelijkertijd verontrustend: het thema - maar niet alleen het thema, ook het verschijnsel geweld - is in de maatschappij zeer merkbaar aanwezig.

Geuk Schuur, 2014, Groningen/Stockholm

Excuses vooraf

Uit evaluaties van cursisten en uit aantekeningen naar aanleiding van publicaties heb ik mijn eigen beeldvorming ontwikkeld. Het kan zijn dat iemand als het ware zichzelf tegenkomt zonder bronvermelding. Daarom deze excuses vooraf. In elk geval is het een compliment als men zichzelf in dit boek herkent met als beoogd doel het vergroten van het veiligheidsgevoel in het werk.

Alle namen van patiënten, cliënten, bewoners en personeel zijn gefingeerd.

Ten geleide

Doel

Met dit boek wordt beoogd het veiligheidsgevoel voor de werkenden in de gezondheidszorg, hulp- en dienstverlening te vergroten.

Context van de begrippen

De veelvuldig gebruikte begrippen 'agressie' en 'geweld' dienen binnen de context van de zojuist genoemde sectoren geplaatst te worden. Er wordt hoofdzakelijk gesproken over de agressie van cliënten. Nadrukkelijk worden hier sommige cliënten bedoeld en niet alle cliënten.

Gedragingen in relatie tot ziekteprocessen, toestandsbeelden en stoornissen worden benaderd vanuit het omgaan met de agressie van de cliënt. Hierdoor wijkt de rubricering van ziektebeelden, toestandsbeelden en stoornissen af van de vakliteratuur op dit gebied. Geriatrische, orthopedagogische en psychiatrische thema's komen soms in een en dezelfde paragraaf aan de orde.

Zelfbehoud en geweldloosheid

Onder de titel *Omgaan met agressie* wordt geprobeerd om zo veel mogelijk antwoorden te vinden op de vraag: 'Hoe maak ik, beroepshalve, van een agressieve of agressief-gewelddadige situatie een zorg-, hulp- of dienstverleningssituatie, zonder daarbij mijn zelfbehoud uit het oog te verliezen?'

Enerzijds worden handvatten aangereikt om geweldsescalaties te voorkomen, anderzijds mogelijkheden om een ontstane acute geweldsituatie zo geweldloos mogelijk af te wikkelen. Een eenduidige truc om een agressief-gewelddadige cliënt aan te pakken is niet aan de orde. Wel het streven om vanuit een grondhouding van betrokkenheid en klantgerichtheid en uit het oogpunt van kwaliteit van zorg tot een zo goed mogelijke zorgverlening te komen. Het boek is geen 'diagnose-receptmodel'.

Regelmatig zal onder het kopje 'Beroepshouding' een suggestie worden gedaan voor een professionele houding en handelen.

De kaders in de hoofdstukken bevatten teksten ter verdieping van de theorie. De lezer kan zonder de draad in de tekst te verliezen de keuze maken deze blokken (voorlopig) over te slaan.

Visievorming

Auteurs die veel invloed op mijn denken over agressie en geweld hebben gehad of anderszins een belangrijke rol spelen, zijn de psychologen Richard Gregg en Nico Frijda, de psychiater Roberto Assagioli en de filosoof Emmanuel Levinas. Hun visie op het omgaan met mensen en de rol van agressie vormde de aanzet tot de in 1987 verschenen eerste druk. Inmiddels kan ik tal van auteurs aan deze rij toevoegen. Voor hen verwijs ik naar de literatuuropgave achter in het boek.

De eerste druk van dit boek kwam voort uit de intentie om te zoeken naar geweldloze middelen om met agressie van opgenomen cliënten om te gaan. Het uitgangspunt was toen dat onder andere in de psychiatrie en verstandelijkgehandicaptenzorg fysiek ingrijpen als allerlaatste redmiddel gekozen moest worden. Dit om de eenvoudige reden dat agressie een uiting is van iemand die klem zit met zichzelf en agressieve uitingen als de enige uitweg ziet. Intentie en uitgangspunt vormden ook de leidraad bij de daaropvolgende drukken.

Vanaf de tweede druk zijn er steeds aanvullingen geweest met theorie en praktische tips die gelden voor de hele sector van de zorg-, hulp- en dienstverlening.

Leeswijzer

Wie zijn de zorg- of hulpvragers?

De cliënten over wie het in dit boek gaat, zijn mensen die zich om een of andere reden agressief-gewelddadig gedragen. Deze gedragingen kunnen variëren van explosief tot berekenend, manipulatief, intimiderend, provocerend en bedreigend.

De cliënten zijn mensen die agressief-gewelddadig gedrag vertonen dat samenhangt met:
- verslavingsproblematiek;
- verwerking of stagnatie in de verwerking van traumatische ervaringen;
- psychiatrische problematiek;
- hersenbeschadigingen of afwijkingen in de hersenfuncties;
- verstandelijke beperking;
- stresssituaties;
- onvrede met de leefomstandigheden;
- psychosociale problematiek;
- opname in een algemeen ziekenhuis, (forensisch)-psychiatrische kliniek, verpleeghuis of instelling voor verstandelijk beperkten;
- problemen met zelfstandig of begeleid wonen.

Kortom, de cliënten vertonen dit gedrag omdat er iets met hen aan de hand is. Ze zitten in de knoop met zichzelf of hebben zich door agressief-gewelddadig gedrag staande kunnen houden, maar zijn alsnog in de problemen geraakt.

Cliënten zijn niet zomaar in te delen in psychiatrische cliënten en cliënten voor een algemeen ziekenhuis. Een (forensisch)-psychiatrische cliënt kan evengoed in een algemeen ziekenhuis terechtkomen als iemand met de ziekte van Alzheimer. Dit is dan ook een van de redenen waarom gedrag ten gevolge van psychiatrische stoornissen in elk hoofdstuk aan de orde kan komen. Een tweede reden is dat zorg- en hulpverleners geconfronteerd worden met complexe problematiek, zoals een zelfstandig wonende ex-psychiatrische cliënt die drugs is gaan gebruiken en zich daardoor bedreigend gedraagt tegenover zijn buren. Behalve cliënten kunnen ook meegekomen bezoekers (familie en vrienden) voor de zorg-, hulp- en dienstverleners moeilijkheden opleveren door zich dreigend op te stellen.

Het uitgangspunt is niet de stoornis, het ziekte- of toestandsbeeld van de cliënt, maar het *gedrag*. Wel zal er afzonderlijk aandacht worden besteed aan hiermee samenhangende agressiepatronen.

Wie is de zorg-, hulp- en dienstverlener?

Veel van hetgeen in dit boek beschreven staat, is te vertalen naar andere sectoren waarin mensen beroepshalve met agressie van cliënten te maken krijgen.

De interactie en relatie tussen de cliënt en de zorg-, hulp- en dienstverlener vragen om deskundigheid. In dit boek gaat het om het vergroten van kennis, vaardigheden, zekerheden en zelfvertrouwen, met als uiteindelijk doel zich als professional te kunnen presenteren in het omgaan met cliënten en anderen. Deskundigheidsbevordering is het ontdekken van eigen kwaliteiten en is zowel gericht op het omgaan met anderen als op het omgaan met zichzelf. Openstaan voor feedback, zelfreflectie en leren van anderen betekent dat eigen grenzen van kennis en kunde worden verlegd.

Het verlenen van zorg, hulp, begeleiding en bijstand zal in relatie tot agressie vaak betekenen sturing geven aan gedragsverandering, opdat allerlei narigheid voorkomen wordt.

De zorg-, hulp- en dienstverlener is een professional die in een permanent wordingsproces verkeert.

Aanspreekvormen

Omwille van de leesbaarheid is gekozen voor de volgende aanspreekvormen:
- Voor de aanduiding van personen in het algemeen is gekozen voor 'hij'. Dit houdt tevens in dat mannelijke grammaticale vormen zijn gebruikt. Tenzij anders vermeld zijn de mannelijke aanduidingsvormen te vervangen door vrouwelijke.
- Cliënt in plaats van patiënt of bewoner.
- Verpleegkundige in plaats van andere termen (zoals sociotherapeut, verzorgende, groepsleider, begeleider, hulpverlener, maatschappelijk werker, enz.).
- Je, jij, jou en jouw in plaats van u en uw.

Verpleegkundig handelen bij agressie

1.1   Veiligheidsgevoel

Met dit boek wordt beoogd handvatten aan te reiken om te voorkomen dat onvrede van cliënten en daaruit voortvloeiende conflicten escaleren. Ondanks de vele technische en sociale veiligheidsmaatregelen die getroffen worden, komt het toch vooral aan op de communicatie tijdens de interactie met de cliënt. Het thema is *omgaan met agressie*. Uiteraard gaat het hierbij om agressie van cliënten, waar verpleegkundigen beroepshalve mee te maken kunnen krijgen. Het uitgangspunt is dat er nog heel wat mogelijkheden benut kunnen worden voordat paniek en chaos toeslaan en voordat fysieke overmacht in een strijd van winnen en verliezen de sfeer bepaalt.

Met dit boek willen we een bijdrage leveren aan het veiligheidsgevoel van verpleegkundigen in hun werksituatie. Dit wordt in het boek op twee manieren uitgewerkt. Allereerst wordt er ruimschoots aandacht besteed aan het hanteren van agressie en agressief-gewelddadige uitingen en vervolgens wordt in ▶ hoofdstuk 9 de noodzakelijke sociale veiligheid belicht. Veiligheidsbeleid voor een veiligheidsgevoel komt de werksituatie ten goede. Kortom, bijdragen aan het primaire welbevinden en de weerbaarheid van de verpleegkundigen in hun werksituatie staat centraal. Mogelijk zal dat een gunstige werking hebben op de zorgverlening en op het therapeutisch klimaat en woon-, werk- en leefklimaat van de cliënten. Nog steeds wordt de motivatie voor het werk als verpleegkundige hoofdzakelijk bepaald door arbeidszekerheid en de kwaliteit van het werk die men kan leveren en de erkenning die men daarvoor krijgt.

De cliënten met wie verpleegkundigen te maken krijgen, verschillen nogal in agressiepatronen. In de omgang met hen maakt het daarom verschil of het agressie betreft bij verdrietige cliënten die zojuist gehoord hebben dat hun kind gestorven is, dat het gaat om een cliënt die psychotisch is, provoceert en bedreigt, of dat de cliënt verstandelijk gehandicapt is en functioneert op laag niveau.

Agressief-gewelddadige uitingen kunnen niet simpelweg afgedaan worden met de mededeling dat het niet mag of met het bestrijden ervan. De geuite agressie staat voor iets. Er is iets aan de hand met iemand.

Het vraagstuk van het hanteren van agressief-gewelddadige uitingen en het omgaan met agressie, in het bijzonder bij veel verstandelijk gehandicapten, is niet eenvoudig. Naarmate een cliënt minder toegankelijk is, komt het meer aan op de eigen manier van omgaan met agressie van de verpleegkundigen; concreet wordt daarmee bijvoorbeeld bedoeld de wijze van spreken, de uitstraling en de eerlijkheid van verpleegkundigen.

Vele theorieën en onderzoeken gaan over de vraag wat agressie en geweld zijn, maar deze theorieën en de uitkomsten van de onderzoeken zijn vaak tegenstrijdig. Bovendien zijn ze lang niet altijd bruikbaar om ermee te werken in de dagelijkse praktijk. Het hanteren van de eigen en andermans agressie is immers ingewikkeld. Het vertalen van theorie naar praktijk is erg afhankelijk van de personen in de interacties. Vooralsnog zijn er geen pasklare antwoorden en oplossingen aan te reiken, wel handvatten.

Het gebruik van tegengeweld is vaak begrijpelijk, maar het is wel slecht voorbeeldgedrag. Tegengeweld leidt bij de cliënt hoogstens tot afschrikking, hetgeen meestal uitmondt in schijnaanpassing en frustratie. Het is daarom zaak dat het middel in overeenstemming is met het doel. Met andere woorden: als een cliënt niet gewelddadig mag zijn, is het

1

gebruik van geweld (ook gelegaliseerd geweld) een slecht (voor de cliënt mogelijk een onbegrijpelijk) voorbeeld. Al met al reden genoeg om te blijven zoeken naar creatieve oplossingen, want het gaat er tenslotte om dat we ons een patroon van denken en van omgaan met emoties eigen maken van waaruit we kunnen reageren als zich plotselinge noodsituaties aandienen.

> **Praktijkvoorbeeld**
> Met tegenzin gaat verpleegkundige M. naar haar werk. Die vervelende man die laatst is opgenomen, spookt door haar hoofd. Ze overweegt al om zich maar ziek te melden of om overplaatsing aan te vragen. Die man uit zich tegen haar zeer banaal en wordt bovendien steeds handtastelijker. M. probeert hem tijdens haar dienst zo veel mogelijk te ontwijken. Meerdere malen per dag roept hij haar na: 'Ik geil op je. Ik wil met je neuken.' Ik wil dit niet meer, is haar besluit. Maar wat nu?

1.1.1 Beroepshouding

Wijs het (niet te accepteren) gedrag van de persoon af, niet de persoon zelf!

Laat ronduit blijken wat je wilt! Bijvoorbeeld: 'Mijnheer A., ik wil wel met u gaan wandelen of iets dergelijks, maar ik wil dat u ophoudt met mij na te roepen en aan me te zitten.'

Door een overtuigende en niet-vernederende manier van reageren herwon deze verpleegkundige haar zekerheid en was de man onder de indruk.

Op het moment van enige vorm van agressief-gewelddadig gedrag spelen gelijktijdig vier vragen waarop je eigenlijk een antwoord zou moeten hebben voordat je kunt handelen (zie ▶ kader 1.1). Als zo'n situatie zich in de praktijk voordoet, heb je als verpleegkundige echter niet de tijd en mogelijkheid om lang bij deze vragen stil te staan. Het kan wel zinvol zijn om deze vragen regelmatig voor jezelf onder ogen te zien en om ze met collega's te bespreken, zeker als zich een agressief-gewelddadige situatie heeft voorgedaan.

┌─ **Kader 1.1 Vragen bij agressief-gewelddadig gedrag** ─────────────

1. Hoe ga ik om met mijn eigen agressie in relatie tot een bepaalde cliënt?
2. Hoe gaat de cliënt om met eigen agressie? Met andere woorden, welke vorm neemt de agressie aan? Is dit:
    – tegen zichzelf gericht;
    – tegen anderen gericht;
    – tegen zichzelf en anderen gericht;
    – tegen zichzelf in de ander gericht (geprojecteerd op de ander en zich steeds door een ander geprovoceerd voelen; zie ▶ par. 3.4).
3. Wat moet ik als verpleegkundige met de agressie of agressief-gewelddadige uitingen van de cliënt?
4. Kan ik de cliënt helpen bij het leren omgaan met eigen agressie? Zo ja, hoe?

1.2 Aantasting

In de zojuist geschetste situatie van de verpleegkundige M. is sprake van aantasting. Aantasting van het eigen territorium en wel dat deel dat de intimiteitsruimte genoemd wordt. In het alledaagse spraakgebruik wordt met 'territorium' meestal een afgebakend grondgebied bedoeld. In dit boek betekent territorium 'ruimte'. Ruimte waarbinnen mensen zich bewegen, ruimte die ze willen uitbreiden, met inbegrip van psychologische en sociale aspecten. In ► hoofdstuk 2 wordt nader ingegaan op het begrip 'territorium'.

Behalve van aantasting is er ook sprake van provocatie in de vorm van seksuele intimidatie of geweld. Bij de verpleegkundige spelen stressreacties, burn-out en vermijdingsgedrag een rol; dit alles veroorzaakt door ingehouden boosheid (agressie). Bij het omgaan met agressie in het verpleegkundig beroep gaat het om een complex van factoren. Omgaan met agressie van jezelf en cliënten is meer een kwestie van grondhouding (attitude) dan van een trucage.

1.3 Competentie, grondhouding, verantwoordelijkheid

Er bestaat een verband tussen competentie, grondhouding, verpleegkundig handelen en verantwoordelijkheid (en aansprakelijkheid). Zie daarvoor 🔲 figuur 1.1.

Het verpleegkundig handelen is gericht op verbetering van het gedrag of welbevinden van de cliënt. De wisselwerking draagt bij tot verbetering van het handelen van de verpleegkundige zelf. Dit leerproces ofwel het opdoen van nieuwe ervaringen vergroot de competentie (bekwaamheid).

Onder competentie wordt verstaan het vermogen om te leren van eigen handelen. Dit gebeurt zowel door feedback van anderen als door eigen kritische beschouwing. De basis hiervoor is meestal gelegd in opleiding en levenservaring. Het gaat om het vermogen eigen doen en laten te doorzien. Ook dit is weer een leerproces ten behoeve van de grondhou-

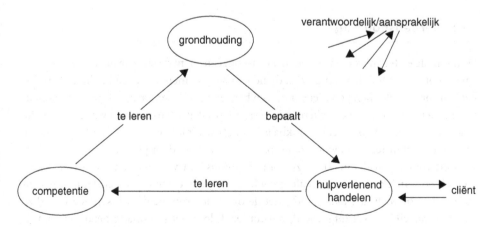

🔲 **Figuur 1.1**   Onderling verband tussen competentie, grondhouding, verpleegkundig handelen, aansprakelijkheid en verantwoordelijkheid.

1

ding. Het leidt ertoe dat we onze grondhouding zelf kunnen bepalen. ◘ Figuur 1.1 is een weergave van een permanent proces.

De grondhouding wordt beschouwd als het proces waarin iedereen tracht maatschappelijke normen en waarden, functionele en persoonlijke opvattingen en waardeoordelen met elkaar in overeenstemming te brengen. Dit alles zal op zijn beurt uiteindelijk het beroepsmatig handelen bepalen. Het is de kunst om alle genoemde facetten met elkaar in overeenstemming te brengen. Ieder mens streeft ernaar hierin een compromis te bereiken. Vaak zal dat niet lukken. Iedereen heeft weleens twijfels als 'als ik het voor mezelf zou mogen zeggen, dan … Maar als verpleegkundige kies ik toch voor …'.

Waar je als verpleegkundige (dus functioneel) verantwoordelijk en dus aansprakelijk voor bent, is het uiteindelijke verpleegkundig handelen. Daarnaast is er natuurlijk ook nog de persoonlijke verantwoordelijkheid voor de houding die je aanneemt.

Als de beroepsverantwoordelijkheid eist dat er in gewelddadige situaties handelend opgetreden wordt, kan de verpleegkundige op het al dan niet handelen aangesproken worden. Je hoeft niet eens persoonlijk aangevallen te worden om overeenkomstig beroepsverantwoordelijkheid toch handelend te moeten optreden. Er kan bijvoorbeeld sprake zijn van ordebewaking of bescherming van andere cliënten en/of goederen. Het gebruikte middel kan ook fysiek ingrijpen zijn (is ook geweld). De cliënt kan dit als geweld tegen hem ervaren: er is sprake van een aanval. Toch zullen zich momenten van overmeestering van een cliënt voordoen. Het kan zijn dat de cliënt weerhouden moet worden van het doen van verkeerde dingen, of dat separatie of een andere vorm van afzondering nodig is.

Een waardeoordeel omtrent het gebruik van bepaalde vormen van fysiek (tegen)geweld in de zorgverlening is een belangrijk discussiepunt. Je kunt je afvragen of de verpleegkundige bij het gebruik van (tegen)geweld nog beroepsmatig handelt. In dit boek wordt geen pleidooi gehouden voor zomaar fysieke overmeestering of beteugeling. Het ingrijpen met fysiek geweld om de veiligheid van anderen te beschermen, past echter binnen het kader van het beroep, indien dit gebeurt uit oprechte betrokkenheid en bezorgdheid om de cliënt of potentiële slachtoffers.

1.3.1 Beroepshouding

De methode en techniek die worden toegepast om een cliënt fysiek te overmeesteren, te separeren of te weerhouden van geweld dienen voort te komen uit betrokkenheid, oprechtheid en zorg om de cliënt, en niet vanuit een beheersings-, overmacht- of spierballenmentaliteit. Het separeren van een cliënt mag evenmin plaatsvinden op grond van gemakzucht, omdat er te weinig personeel beschikbaar is, of als strafmaatregel voor niet te accepteren gedrag. In veel instellingen wordt het separeren vervangen door plaatsing in zogenaamde 'comfort rooms' (rustkamers). Deze comfort rooms zijn vaak voorzien van een deken, knuffels en muziek, en er is veelvuldig contact tussen de cliënt en de begeleider(s). Voor zover separatie toch nog plaatsvindt, ziet de overheid erop toe dat dit separeerbeleid zo humaan mogelijk wordt uitgevoerd, bijvoorbeeld door het regelmatig bezoeken van de desbetreffende cliënt. Uit veiligheidsoverwegingen voor de cliënt is toezicht noodzakelijk, onder andere als hij eet.

Tijdens het toepassen van fysieke methoden en technieken dient er tegen de cliënt gepraat te worden vanuit de intentie van zorgverlening. Indien een cliënt vastgehouden moet worden vanwege hevige onrust of agressie, is het rustig, kalm en in positieve bewoordingen toespreken van de cliënt effectiever dan een opgewonden en bestraffende toon. De cliënt wordt naar rust toe gepraat. In het Engels wordt dit wel *talking down* genoemd.

1.4   Een kwestie van houding

Situaties waarin verpleegkundigen onder spanning, tijdsdruk en bedreiging met fysiek geweld evenwichtig moeten blijven om tot zinvol handelen in staat te zijn, vragen om bekwaamheid in het hanteren van dergelijke situaties en om een grote dosis zelfvertrouwen. Vaak gaat het hierbij om onvoorziene situaties, die een onmiddellijke reactie vereisen.

Het antwoord op de vraag of conflicten opgelost worden of juist verder uit de hand lopen (escaleren) is afhankelijk van de houding die de verpleegkundige ten aanzien van de cliënt aanneemt. Bij deze houding spelen de volgende zaken een rol:

— De wil en behoefte om een conflict op te lossen: sommige mensen vinden het spannend een conflict een tijdje te laten voortduren. In de politiek wordt het in stand houden van een conflict zelfs gehanteerd als conflictoplossende methode: moedwillige escalatie.

— De instelling ten aanzien van conflicten. Hiervoor geldt:
  — conflicten zijn natuurlijke gebeurtenissen;
  — voor enkelingen en gemeenschappen vormen conflicten een manier om te groeien;
  — conflicten ontstaan doordat de betrokkenen menen onverenigbare doelstellingen te hebben;
  — conflicten mogen niet weggedrukt worden;
  — conflicten hebben een voorspelbaar verloop;
  — gevoelens vormen een vast onderdeel van conflicten.

— De wijze van reageren en handelen zoals:
  — vechten (fysiek);
  — vluchten, inclusief aanpassen en onderdrukken;
  — overleggen;
  — onderhandelen;
  — actie voeren.

— De opvatting over de relatie tussen doel en middel: het principe 'het doel heiligt de middelen' past niet in de hier te ontwikkelen zienswijze. Het middel dient in overeenstemming te zijn met het doel.

De keuze om zonder geweld of geweldloos conflicten op te lossen is dus een kwestie van houding. De trend in dit boek is de keuze voor een zo geweldloos mogelijke oplossing.

1.5   Geweldloosheid als beroepshouding?

Iets zonder geweld oplossen is niet hetzelfde als iets geweldloos oplossen. Van 'zonder geweld' kan sprake zijn als bij een conflict middelen van geweld ontbreken of zo lang mogelijk vermeden worden. Men wil het eerst door middel van dialoog proberen op te lossen.

Geweldloosheid daarentegen is een levensinstelling waarbij geweld principieel afgewezen wordt. Deze levensinstelling kan gestoeld zijn op morele of religieuze opvattingen. Dat betekent niet dat de voorstander van geweldloosheid het conflict uit de weg gaat of de tegenstander ontvlucht. De emoties van de ander worden wel degelijk serieus genomen. Geweldloosheid past perfect in het concept van zorgverlening en klantgerichtheid. Geweldloosheid is een activiteit. Om geweldloos te zijn heb je energie (agressie) nodig. Dus: agressie (die potentieel in ieder mens aanwezig is) kan worden aangewend ten behoeve van een geweldloze houding of ten behoeve van geweld.

Een vergelijking tussen vechten, vluchten en geweldloosheid geeft het volgende beeld.

1.5.1   Vechten

Bij een gevecht:
- is bij de aanvaller de energie gericht op fysieke kracht (sterkte);
- is bij de verdediger de energie gericht op fysieke kracht (sterkte).

Hun ontmoeting kan worden gezien als een botsing, waarbij de krachten $1+1=2$ zijn.

De kans op letsel is vijftig procent. De strijd van winnen of verliezen zal psychisch letsel achterlaten bij de verliezer. De kans op lichamelijk letsel is groot.

Het winnen is afhankelijk van (meer) fysieke kracht.

Vertalen we dit naar de interactie tussen de verpleegkundige en de cliënt, dan gaat het om een *machtsstrijd* met als inzet het winnen.

1.5.2   Vluchten

Bij een vlucht:
- is bij de aanvaller de energie gericht op snelheid;
- is bij de verdediger de energie gericht op snelheid.

Er is bij gelijke snelheid geen ontmoeting: $1-1=0$.

De kans op letsel is gering. De maatschappij evenwel oordeelt doorgaans negatief over vluchten (onttrekken aan verantwoordelijkheid). Daardoor kan bij degene die vlucht, wel psychisch letsel ontstaan.

Het winnen is afhankelijk van uithoudingsvermogen.

Vertalen we dit naar het contact tussen de verpleegkundige en de cliënt, dan betekent dit dat de verpleegkundige de cliënt uit de weg gaat, hem negeert of zelfs de hulpvraag niet signaleert.

1.5.3 Geweldloosheid

Bij geweldloosheid:
- is bij de aanvaller de energie gericht op fysieke en psychische gewelddadigheid/agressie;
- is bij de verdediger de energie gericht op psychische kracht.

Er is bij hun ontmoeting sprake van gelijkwaardigheid met een krachtenverdeling 1:1 = 1.

De kans op letsel is aanwezig.

Het winnen is afhankelijk van de vindingrijkheid om escalatie te voorkomen en het conflict op een zodanige manier bespreekbaar/oplosbaar te maken dat beide partijen erbij winnen. Er is dus geen duidelijke verliezer.

Vertalen we dit naar de interactie tussen de verpleegkundige en de cliënt, dan gaat het hier om de dialoog, om de communicatie, waarbij het zeker ook om conflicten kan gaan. De intentie van de verpleegkundige moet zijn: 'Ik wil met je in contact blijven en de dialoog met je aangaan.'

Met dialoog wordt niet uitsluitend het verbale bedoeld. Het kan evenzeer gaan om het vasthouden van een hand, het samen een spel spelen of samenwerken. Kernbegrip in geweldloze communicatie is mededogen. Mededogen hebben met de ander betekent dat men partij kiest voor diens welbevinden. Centraal begrip in de zorg- en hulpverlening is empathie ofwel invoelend vermogen. Invoelend vermogen is een eigenschap om de situatie van de ander waar te nemen. Zich voor te kunnen stellen hoe erg het is wat die ander doormaakt of doorgemaakt heeft. Invoelend vermogen is een cognitief proces, maar kan letterlijk overgaan in medelijden. Op dat moment komt het eigen zelf in het gedrang. Men gaat dan 'mee lijden' met de ander. Kortstondig kan dat gebeuren als iemand een geliefde verloren heeft. Het komt dan zo dichtbij het eigen voorstellingsvermogen, dat men het lijden voelt. Mededogen en empathie zijn verschillend, maar liggen in elkaars verlengde. Helaas zijn er mensen die juist door hun empathisch vermogen weten hoeveel leed ze een ander kunnen aandoen en uit boosheid en haat een ander proberen te kwetsen.

Als de verpleegkundige en de cliënt in een conflictsituatie allebei winnaars zijn, is de relatie gewonnen. Als de verpleegkundige wint en de cliënt verliest, dan is het risico groot dat ook de relatie verloren is.

1.5.4 Wees niet uit op winnen, maar op goed 'spel'

Vanzelfsprekend geldt ook hier het eerdergenoemde principe: 'Je mag het (niet te accepteren) gedrag van de cliënt afwijzen, maar niet de cliënt zelf.'

Zo kun je in een machtsstrijd verwikkeld raken over afdelingsregels.

1

> **Machtsstrijd**
> Verpleegkundige: 'Zo zijn hier nou eenmaal de regels.'
>   Cliënt: 'Ik heb schijt aan de regels!'
>   Verpleegkundige: 'Iedereen moet zich aan de regels houden. Anders moet je maar vertrekken.'
>   Cliënt: 'Stik toch.' (Cliënt blijft morren, enz.)
>   Verpleegkundige: (Boos, wat nú …?)
>   Vergelijk dit eens met de volgende aanpak:
>   Verpleegkundige: 'Zo zijn hier nou eenmaal de regels.'
>   Cliënt: 'Ik heb schijt aan de regels.'
>   Verpleegkundige: 'Karel, je kunt er wel schijt aan hebben, maar heb je een idee waarom deze regels zijn opgesteld?'
>   Cliënt: 'Stik toch.' (Misschien loopt hij nu al te denken.)
>   Verpleegkundige: 'Karel, ik wil graag jouw antwoord op de vraag die ik je stelde. Ik wil er best met je over praten.' (In een gunstig geval volgt een gesprek.)

Er is een oude spreuk die zegt dat wetten moeten overtuigen, niet bevelen. Uiteraard is het ook in de verpleegkundige praktijk de bedoeling om machtsuitoefening over en onderdrukking van de cliënt te minimaliseren of te voorkomen.

De betekenis van *geweldloosheid* ligt onder meer in:

- Het voorkomen van gewetensconflicten door niet met hetzelfde geweld te reageren, maar iets heel anders te doen. Daarmee voorkom je de vicieuze cirkel angst-agressie-schuldgevoelens-angst-agressie enzovoort.
- Het bevorderen van zelfdiscipline: we bepalen zelf of we ons gekwetst willen voelen, we bepalen zelf hoe we willen reageren op agressie of geweld. De macht van de tegenstander over ons is niet bepalend voor onze wijze van reageren. Hij kan ons niet dwingen tot tegengeweld (wraak). Wij bepalen zelf onze vorm en deze vorm is van een andere orde dan die van de tegenstander. In feite keuren wij zijn gedrag (maar niet de persoon zelf) af.

1.5.5   Het gaat om behandelvisie en niet om behandeltechniek

Als een cliënt agressief reageert, kan gemakkelijk de behoefte ontstaan om luid en schreeuwerig te reageren. Er is dan sprake van spiegeling van het gedrag van de cliënt/aanvaller. Vervolgens kan de aanvaller weer gespiegeld op de tegenreactie reageren en het conflict loopt uit de hand. Het gedrag dat bekritiseerd wordt, wordt in dat geval vertoond door degene die dat gedrag juist afwijst. Het is daarom aan de verpleegkundige om afwachtend, vriendelijk en rustig te blijven: 'Als ik wil dat de ander rustig wordt, moet ik zelf ook die rust uitstralen.'

Dat valt niet altijd mee. Als hulpmiddel voor het kanaliseren van de ontstane ergernis helpt het om korte, appelerende vragen aan de aanvaller te stellen of deze zwijgend aan te kijken. Maar er gebeurt nog meer ter kalmering van de situatie. De vriendelijkheid en uitgestraalde rust kunnen een spiegelend effect hebben op de cliënt. Mogelijk imiteert hij dan, onbewust, dat gedrag en wordt zich daarna bewust van zijn eigen vreemde gedrag.

Het hoe en waarom van die imitatie is niet zo belangrijk. Waar het om gaat is het effect van de wisselwerking, zoals de kalme tegenreactie. Voor dat effect zijn spiegelneuronen in het menselijk brein verantwoordelijk.

Kader 1.2 Spiegelneuronen (1)

Aan het einde van de vorige eeuw werd in de neurowetenschap ontdekt dat de mens beschikt over zogenaamde spiegelneuronen. Men kwam erachter welke neuronen verantwoordelijk zijn voor eigenschappen als empathie, intuïtie, vertrouwen en imitatiegedrag, stuk voor stuk bepalende factoren voor de interactieve communicatie. De spiegelneuronen beïnvloeden de motorische activiteit van de mens. In die zin blijken ze een belangrijke rol te spelen bij het leren. Bij het leren gaat het om de activiteit tussen hersenen en gedrag. Het imiteren is een onbewust proces. Als iemand bijvoorbeeld een beetje lacht, kan dat ertoe leiden dat ook bij de ander de lachspier in beweging komt.

Er is nu een verklaring voor het verschijnsel van sociale interactie en daarmee samenhangende intenties van mensen. Het gaat om zowel de fysieke handeling en de gebaren (non-verbale communicatie) als om de intentie (het inschatten of interpreteren van de bedoeling) met de daarbij behorende verbale aspecten. In de communicatie betekent het altijd dat het gedrag over en weer van elkaar geïnterpreteerd wordt. Er is wel altijd de mogelijkheid om agressief gedrag op grond van kennis en ervaring (professionaliteit) op een eigen manier te interpreteren. Dat kan zijn: 'Als iemand mij beledigt, ga ik hem enige tijd zwijgend aankijken.' Die interpretatie wordt bepaald door de zelfcontrole.

Stel, je wilt iemand een hand geven als vorm van begroeting. Zal deze geaccepteerd worden of juist niet? Dat is afhankelijk van de inschatting die de ander maakt van jouw intentie. Op het moment dat jij je arm naar voren strekt, kan het een begroeting betekenen, maar voor de ander kan het ook een aanzet tot fysiek geweld lijken. Wat er gebeurt is het volgende:

De spiegelneuronen worden geactiveerd zodra de handeling (de armbeweging) wordt waargenomen. Er is een toename van emotionele activiteit, als de interactie achter die handeling eveneens herkend wordt (de reden waarom die ander iets doet). Een eerdere slechte ervaring met een persoon die een arm uitstrekte, kan ook een alarmbel doen rinkelen als de intentie negatief ingeschat wordt. (Bijvoorbeeld de angst een klap te krijgen.) Er zal dan een sterk afwerend gebaar volgen. Dat kan het gevolg zijn van een eerder doorgemaakte vervelende of traumatische ervaring. De ingeschatte intentie hangt samen met onder andere mimiek en gebaren, maar ook de stemming van de ander kan aanstekelijk werken. De spiegelneuronen doen hun werk in het brein. Zij spelen een wezenlijke rol in het non-verbale aspect in de communicatie en dus bij het omgaan met agressie.

Het herkenbaarste effect van spiegelneuronen is te zien bij kinderen. Als de één een hand op tafel legt en een ander kind neemt dat waar, dan legt ook dat kind een hand op tafel. Veel kinderruzies hebben vaak te maken met 'als de een iets pakt, wil de ander dat ook hebben'. Als een kind een stok pakt, doet een ander kind dat ook of het wil dezelfde stok hebben. Door het gebaar met de vinger voor de mond te doen en zachter te gaan praten, neemt de ander het zachter praten als vanzelf over.

Imitatie van (voorbeeld)gedrag kan identificatie teweegbrengen, vergelijkbaar met bijvoorbeeld: 'Ik wil bij de groep van niet-rokers horen (of juist niet).' Het kan gaan om identificatie met een sociale groep of een persoon met een bepaalde uitstraling. De werking van spiegelneuronen speelt een belangrijke rol bij de terugvalpreventie van verslaafden.

Imitatie en daaruit voortvloeiende identificatie kunnen ook negatief gedrag ten gevolge hebben. De discussie of het zien van geweld in films sommige mensen ook aanzet tot het gebruik van geweld is nog niet verstomd.

Kader 1.3 Spiegelneuronen (2)

De rol en functie van de spiegelneuronen in imitatie en (sociale) identificatie wordt onder andere duidelijk in leerprocessen, in overdracht van handelingen, in mode, bij de keuze van een politieke partij, onder de aanhang bij criminele groeperingen, bij het nadoen van stoer gedrag. Er is bewijs dat het menselijk spiegelneuronsysteem mede door ervaring gevormd wordt, wat kan betekenen dat er gedragsverandering kan optreden door imitatie.

Het blijkt overigens dat spiegelneuronen bij mensen met autisme (stoornissen in het autistisch spectrum) een geringere invloed hebben. Men veronderstelt dat er bij hen sprake is van een verstoorde werking van spiegelneuronen. Die verstoring leidt ertoe dat mensen met autisme een gebrek hebben op het gebied van de emotionele aspecten in de sociale interactie, die juist zo bepaald worden door de spiegelneuronen. Omdat cliënten met autisme en/of een verstandelijke beperking vaak bepaalde stereotiepe bewegingen maken, is het imiteren daarvan door de begeleider dikwijls een mogelijkheid om toch contact met hen te maken, om daarna over te gaan naar een andere activiteit. In ▶ paragraaf 11.7.1 wordt in dit verband gesproken van 'gedragskopieën'. Toch zijn veel autisten juist heel goed in staat om andere mensen te imiteren, wat doet vermoeden dat hun systeem van spiegelneuronen niet geheel disfunctioneert. Op dit punt is meer onderzoek nodig.

1.5.6 Beroepshouding

Een kenmerk van geweldloosheid is dat het niet te accepteren (lastig, agressief-gewelddadig of bedreigende) gedrag afgewezen wordt, maar niet de persoon (de cliënt).

Reageer rustig en kalm op een opgewonden, agressief-gewelddadige ander (cliënt). Het uitgangspunt is: als ik mijn hoofd erbij houd en vind dat de toon en de sfeer van de interactie kalm moeten worden, zal dat van mij als verpleegkundige uit moeten gaan. Dit gegeven is gebaseerd op de behoefte van mensen zich aan te passen aan de symmetrie in de communicatie. Als iemand kwaad op mij reageert en ik word kwaad terug, dan pas ik mij aan en kan het conflict verder escaleren.

De verpleegkundige vormt als het ware een spiegel voor de cliënt. Het gaat om voor-beeldgedrag.

Iemand die zich agressief uit, verkeert in een crisistoestand en doet een appel op de verpleegkundige om te helpen de crisis op te lossen en niet om de agressie de 'kop in te drukken'.

Versterk het gevoel van eigenwaarde bij de ander, in het bijzonder bij de cliënt.

1.6 Weerloos of (geweldloos) weerbaar zijn?

Uitgaande van geweldloosheid als beroepshouding betekent dit dat je als verpleegkundige wél weerbaarheid kunt tonen ten aanzien van lastige of gewelddadige gedragingen van cliënten.

Een weer*loze* laat het geweld over zich heenkomen; hij is zich soms nauwelijks bewust van het geweld en van de druk die op hem wordt uitgeoefend. Daarentegen is de weer*bare* iemand met een actieve houding en actief gedrag; hij is bewust bezig de ander van geweld te weerhouden. Het aannemen van een weerbare houding valt samen met het uitstralen van zelfvertrouwen. Het gaat dan om eigenschappen als vastberadenheid, assertiviteit en duidelijkheid in de interactie en zorg voor de ander. Dit ter voorkoming van:
- lichamelijk letsel bij zichzelf of anderen;
- materieel verlies of schade;
- psychisch geweld.

> 'Als de mens met fysiek geweld de ander aanvalt en zijn slachtoffer slaat terug, dan geeft dit gewelddadige antwoord de aanvaller een gevoel van gerustheid en morele steun. Het toont dat de aangevallene het gebruik van geweld even hoog aanslaat als de aanvaller dat doet.' (Richard Gregg, 1969)

Iemand die een ander met fysiek geweld of verbaal agressief aanvalt en geconfronteerd wordt met iemand die onbevreesd, rustig en kalm is, zal proberen zichzelf weer tot beda-ren te brengen. Dit gebeurt niet van het ene moment op het andere, het duurt even voordat de emotionele opwindingstoestand afneemt.

De zelfbeheersing van de aangevallene kan voortvloeien uit een levensinstelling, maar is ook aan te leren door training, in de volgende drie stappen.

Voorwaarde. Je wilt iets heel graag doen, je hebt een doel, behoefte of verlangen. Bij-voorbeeld een aanlokkelijk taartje. Of – als iemand je geslagen heeft – terugslaan, want zoiets laat je niet met jezelf gebeuren.

Remming. Je ziet af van het realiseren van het doel of van het bevredigen van de be-hoefte of het verlangen, op grond van kennis, je geweten, religieuze overtuiging, ervaring of principe. Voor het taartje geldt bijvoorbeeld dat je aan je gezondheid denkt. Voor het terugslaan geldt dat je je principes hebt en bovendien denkt dat het alleen maar verder uit de hand loopt.

1

Zelfcontrole. Je stelt je plan of houding bij, zonder jezelf tekort te doen. En dit evenmin als stress te ervaren, omdat je de leiding over jezelf gehouden hebt. Je hebt een goed gevoel over je houding: je hebt je niet laten uitdagen door externe factoren, zoals het aanlokkelijk taartje of de provocatie van de agressieve uiting van de ander, door het geweld niet te beantwoorden met tegengeweld.

Kader 1.4 Zelfbeheersing en zelfcontrole

In dit boek zullen de begrippen zelfbeheersing en zelfcontrole regelmatig in de tekst voorkomen. Zelfbeheersing wordt dan uitsluitend bedoeld als professionele houding voor het bewaren van kalmte om te voorkomen dat situaties (nog meer) uit de hand lopen. Zelfbeheersing houdt op als iemand overmand wordt door emoties en in die emotionele toestand niet meer weet of wat hij doet, goed is. Het is belangrijk om woede en frustratie te kanaliseren. Het kan opluchting geven. Het kanaliseren mag uiteraard anderen of de omstandigheden niet schaden op korte en lange termijn. Zelfcontrole is de afweging die in gedachten gemaakt wordt ten aanzien van *doen* of *laten*.

Veel heftige discussies en conflicten hangen samen met de behoefte om genoegdoening te krijgen (zich te wreken) voor eerder opgelopen leed (verlies of psychische schade, bijvoorbeeld als gevolg van traumatische ervaringen).

Iemand die erg kwaad is, spreekt meestal hard en opgewonden. Als de tegenpartij zich onbewust aanpast aan die manier van spreken, zal de woordenstrijd in heftigheid toenemen. Misschien zelfs tot het moment dat woorden tekortschieten en men overgaat tot fysieke strijd. Als het je lukt om je niet mee te laten slepen in de heftigheid en vast te houden aan een rustige, luisterende toon en je eigen normale tempo van spreken, dan zal de opgewonden persoon in het begin heel kort nog bozer reageren, maar snel daarna zal hij zich aanpassen aan het communicatieniveau van de ander. Het gaat erom voor jezelf te bepalen hoe je in dergelijke omstandigheden wilt reageren. Door kalm te blijven en je luisterend op te stellen vergroot je de kans dat het niet uit de hand loopt en het tot een goede dialoog komt.

Tracht bij een conflict steeds een dialoog op gang te brengen, de zaak van beide kanten te bekijken en zo in overleg een oplossing voor het meningsverschil te vinden. Kies uitsluitend voor een houding van respectvol verweer en blijf vriendelijk. Het is belangrijk dat deze vriendelijkheid niet geïnterpreteerd kan worden als sarcasme. Het is de geweldloze houding of weerbaarheid die de aanvaller (de cliënt) verrast. Het brengt de cliënt even van de wijs. Het zet hem even op het spreekwoordelijke verkeerde been.

Een verklaring voor dit effect wordt beschreven door Nico Frijda (1988) in zijn boek *De emoties.* Samengevat luidt de boodschap van dit boek: van verrassingsaspecten kan gezegd worden dat ze leiden tot een verbaasde reactie, die gepaard gaat met gedragsonderbreking, verandering in de bloedsomloop en in het EEG-patroon. Ook de ademhaling is dan veranderd. Frijda noemt dit een oriëntatiereactie. De cliënt is van de wijs gebracht, even vervreemd en moet zich nu opnieuw oriënteren. Normaal is er behoefte aan emotieafbouw (denk maar aan het 'nasnotteren' na een huilbui), terwijl er na een verrassing juist onmiddellijk gedragsonderbreking optreedt.

Vertaald naar het handelen betekent dit dat men moet streven naar het ontwikkelen van handelingsmogelijkheden die zijn gericht op het teweegbrengen van verrassingseffecten, oftewel de ander van de wijs brengen of even op het verkeerde been zetten. Sommigen spreken liever van gedrag ombuigen of creatieve oplossingen bedenken. Hoe dat gaat komt in ▶ hoofdstuk 6 uitgebreid aan de orde.

1.7 Geweldloze weerbaarheid als moreel judo

Tegenover degene die zich geweldloos opstelt, voelt de ander zich plotseling onzeker. De aanvaller (de cliënt) verliest zijn psychisch evenwicht. Wie zich geweldloos weerbaar opstelt, bewaart zijn evenwicht omdat hij weet wat hij doet. Zijn doel is positief en creatief gericht.

Geweldloze weerbaarheid is zoiets als morele judo. Judo heeft alles met evenwicht te maken. Het is een spel waarin het herstellen en verstoren van evenwicht bepalend zijn. In het ritueel van judo gaat het ook om respect voor de tegenstander. De tegenstander wordt gegroet en bedankt.

De duidelijkste overeenkomst tussen judo en geweldloze weerbaarheid ligt in het feit dat de tegenstander in beide situaties verrast wordt door een techniek, en niet door hem toegebracht letsel. Wat de houding betreft gaat het bij judo om het beheersen van het eigen lichaam, respect afdwingen, fantasie, durf en vaardigheid. Een groot verschil tussen judo en geweldloze weerbaarheid is dat het bij judo gaat om fysieke kracht (en vooral fysieke behendigheid), bij geweldloze weerbaarheid om psychische kracht.

Een voorbeeld van een weerbare reactie is het volgende. Een cliënt stelt aan een verpleegkundige een aantal onaangename vragen. De verpleegkundige reageert, duidelijk hoorbaar, met de opmerking: '*Kunt u mij drie gegronde redenen noemen waarom u aan mij deze vragen stelt?*'

De verpleegkundige reageerde dus niet met: 'Dat gaat u niets aan!' Dit zou immers aanleiding kunnen geven om de afwijzing (gezichtsverlies) om te zetten in een vervelende reactie. De macht om de verpleegkundige te manipuleren ligt dan bij de cliënt. Terwijl de verpleegkundige met haar reactie nu de cliënt een spiegel voorhoudt, in elk geval de grenzen aangeeft. De verpleegkundige houdt dan het initiatief.

Dat geldt ook voor de volgende variant: het antwoord van de verpleegkundige had ook kunnen zijn: '*Zeker kan ik u een antwoord geven, maar wie heeft er iets aan die pure nieuwsgierigheid. Ik niet en wat schiet u ermee op?!*'

De methode van geweldloze weerbaarheid moet de aanvaller in conflict brengen met zijn eigen vechtlust en agressie, zodat zijn persoonlijkheid innerlijk verdeeld raakt. Dit kan hem in verlegenheid brengen met de situatie en hem daardoor behoedzamer maken.

Toeschouwers kunnen in zoverre een rol vervullen dat hun reactie ertoe kan bijdragen dat de aanvaller zich met zijn geweld aanstellerig of machteloos gaat voelen.

Ingewikkelder ligt het wanneer de aanvaller in toenemende mate vervuld raakt van wreedheid, trots en hardheid, waarmee hij zijn agressie voedsel geeft. Het is voor de aanvaller een levensstijl geworden, waarin provocaties en bedreigingen plotseling kunnen omslaan in haat, die vervolgens uitmondt in geweld. Het slachtoffer ervaart dit meestal als blind geweld en als onberekenbaarheid. De aanvaller komt hier echter toe door zeer bere-kenend te werk te gaan. Hij past een (criminele) strategie toe omwille van eigen behoefte (aan wraak of lustbeleving).

Handelen vanuit de juiste grondhouding zal niet altijd meevallen. De grondhouding (attitude) is echter wel de bron waaruit de kwaliteit van het handelen voortvloeit. Het is de basis voor zelfvertrouwen, zelfverzekerdheid en vastberadenheid van waaruit je handelt. Dat het desondanks een opgave kan zijn, blijkt uit het volgende fragment uit een rapport.

> **Anton**
> Anton is een man van 27 jaar en zit in een project voor begeleid wonen. Hij kan erg kwaad worden als hij commentaar krijgt op zijn werk of verzorging. Hij weet zich dan geen raad en in die crisistoestand richt hij de agressie tegen zichzelf en maakt daarbij ook weleens zijn eigen spullen kapot. Dreigend tegenover anderen is hij zelden, maar hij blijft onberekenbaar. Ook al vanwege zijn lengte en kracht boezemt hij de begelei-ders angst in.
> Als je, als verpleegkundige, tegen Anton in die crisistoestand zou zeggen: 'Kom even rustig bij mij zitten', maar je voelt dat je staat te trillen op je benen, dan pas je al-leen de techniek toe. Bovendien zend je een onduidelijk signaal uit, omdat je woorden niet in overeenstemming zijn met wat je uitstraalt. Dat is iets wat bij Anton de angst en onrust alleen maar kan versterken. Ben je echter in staat om bij de boodschap: 'Kom even rustig bij me zitten' ook rust uit te stralen, dan is je houding in overeenstemming met wat je beoogt en zegt. De communicatie is duidelijker.

Geweldloze weerbaarheid is meer dan het aanleren van een reeks vaardigheden. Geweld-loosheid en geweldloze weerbaarheid, houding en techniek, ze hangen met elkaar samen. De technieken (verweervormen) zijn op zichzelf toepasbaar. Je kunt ze je ook gemakke-lijker en vlugger eigen maken dan de houding, de attitude van geweldloze weerbaarheid.

1.7.1   Beroepshouding

Als professionele beroepsbeoefenaar gaat het om de bereidheid zo geweldloos mogelijk te blijven handelen en bejegenen. Het gaat om de intentie. Zelfreflectie speelt hierbij een belangrijke rol, omdat je jezelf afvraagt wat jouw aandeel was en waardoor iets op een bepaalde manier gelopen is. Pakt je oordeel positief uit, dan is dat een compliment waard. Pakt je oordeel negatief uit, omdat je je benadeeld voelt of de pest in hebt, dan is dat mo-gelijk enigszins pijnlijk maar wel leerzaam.

Het kan weleens mislukken, als de intentie maar overeind blijft.

Geweldloos weerbaar zijn is inherent aan het beroep van verpleegkundige.

1.8 · Situatieschetsen
17   1

1.8   Situatieschetsen

Uit de sfeer van de psychiatrie

Meneer S. is 29 jaar en meerdere keren opgenomen geweest. Hij gebruikt veel alcohol en drugs, waardoor hij nogal eens in vechtpartijen verzeild raakt. Om aan geld te komen bedreigt hij zijn ouders en soms anderen. Praten op een normale manier is moeilijk voor hem: hij stottert. Alles gaat in dreigende taal. Hij heeft ook last van wanen. S. is opgenomen met een RM (rechterlijke machtiging/collocatie).

Op een gegeven moment bedreigt hij de verpleegkundige met een timmermanspriem: 'Je bent een schoft!' roept hij.

De verpleegkundige reageert met: 'Dus je vindt me een schoft. Oké, goed, maar ik denk dat dat er nu even niet toe doet. Wil je een kop koffie? En dan wil ik naar je luisteren en horen wat er met je is. Ga hier maar zitten.' (Vanwege zijn stotteren had S. geleerd dat niemand ooit de moeite nam om naar hem te luisteren.)

Uit de sfeer van de sociaalpedagogische hulpverlening

Mariët (14 jaar) is nogal pesterig ingesteld. Zij heeft enkele medestanders in de groep. Op een avond zit ze wat met haar medestanders te bekokstoven.

Greetje, die weleens door Mariët gepest wordt, wordt kwaad en schreeuwt tegen haar: 'Als jij zo doorgaat, dan zal straks niemand je meer aardig vinden, niemand zal meer met jou uit willen gaan, of met je praten, of bij je zitten … en dat lijkt me hartstikke vervelend, ieder normaal mens wil toch wel een beetje aardig gevonden worden.' De groepsleider, die op het geschreeuw is afgekomen, wil ingrijpen, maar blijft verbaasd staan.

Uit de sfeer van de zorg voor verstandelijk gehandicapten

Marjolein heeft sterk probleemgedrag vertoond ten aanzien van de andere huisgenoten. Zij werd vaak afgezonderd. Met wat meer aandacht lukt het om haar meer in de groep te houden. Het is echter moeilijk haar negatieve gedrag om te buigen. Zij kan dan in de war raken. Marjolein heeft nu een dienblad met kopjes op de grond gegooid. Meestal reageert zij haar frustratie af in automutilerend gedrag (bonken en bijten). Dit gedrag vertoont ze normaal gesproken na enige tijd en niet meteen na het gebeurde. De groepsleider reageert met: 'Je hebt je best gedaan Marjolein, het ging alleen even mis. We proberen het nog een keer.'

Uit de sfeer van het algemeen ziekenhuis

Meneer K. maakt vervelende opmerkingen tegen een (vrouwelijke) verpleegkundige. De verpleegkundige reageert met de vraag: 'Wat kan ik voor u doen?' Meneer K. gaat door. Hij denkt dat hij leuk is. De verpleegkundige stelt telkens de vraag: 'Wat kan ik voor u doen?' Net zolang tot meneer K. met de mond vol tanden staat en niet meer weet wat hij moet zeggen.

1.8.1 Beroepshouding

De verpleegkundige die te maken krijgt met lastige, conflictueuze situaties moet in staat zijn:
- om te gaan met eigen spanningen;
- om te gaan met de spanningen van de cliënt;
- de eventuele geweldsituatie door eigen houding en gedrag zodanig te beïnvloeden dat de spanning vermindert (de-escaleert). Dat kan door bijvoorbeeld gebruik te maken van de kracht van het zwijgen. 'Als jij mij …, dan zal ik jou ook …' is voor veel mensen een logische reactie. Vaak loopt een dergelijke houding uit op een conflict of een gewelddadige interactie. Een reactie die toch effect heeft en de eigen last beperkt houdt, kan misschien 'soft' lijken, maar is dat zeker niet. Het gaat er niet om het conflict uit de weg te gaan, maar de eigen last te beperken en dat kan door gebruik te maken van de kracht van het zwijgen. Aankijken en niets zeggen! Een redelijk gemakkelijke manier om te reageren op lastig gedrag van een ander. Het effect is doorgaans dat die ander zich ongemakkelijk gaat voelen, niet bozer wordt en probeert zo snel mogelijk over te gaan op iets anders.

1.9 Verpleegkundige normen

De Code van de International Council of Nurses (ICN), in 2006 herzien, is een wereldwijde handleiding voor verpleegkundigen gebaseerd op sociale waarden en behoeften. De code omvat een aantal ethische begrippen en normen en hun toepassing op de verpleegkundige zorg. Met betrekking tot de verantwoordelijkheid zijn dat de volgende:
- bevorderen van de gezondheid (positieve actie);
- voorkómen van ziekten (preventieve maatregelen);
- herstellen van de gezondheid (curatief handelen);
- verlichten van het lijden (palliatieve zorg en begeleiding).

Kader 1.5 Rechten van de mens

Inherent aan de verpleegkundige zorg zijn de rechten van de mens: respect voor menselijk leven, inclusief het recht op leven, waardigheid en respectvolle behandeling. Dit ongeacht leeftijd, handicap of ziekte, sekse, levensovertuiging, huidskleur, cultuur, nationaliteit, politieke overtuiging, ras of sociale status.

In de beroepsuitoefening moet de verpleegkundige streven naar de hoogst mogelijke kwaliteit van zorgverlening.

Persoonlijke contacten in het kader van de beroepsuitoefening mogen het beroep niet in diskrediet brengen.

Van de verpleegkundige wordt verder verwacht dat hij de juiste maatregelen neemt om het individu te beschermen wanneer zijn zorgverlening in gevaar wordt gebracht door een medewerker of iemand anders. De ICN-code is met betrekking tot politieke en gewone

gevangenen nader toegespitst op geweldpleging. Zo staat in de code dat de volgende handelingen te allen tijde en overal verboden zijn en blijven:
- aanslag op het leven, lichamelijke geweldpleging, enzovoort (hier niet verder ter zake doende);
- aanranding van de persoonlijke waardigheid, in het bijzonder vernederende en onterende behandeling.

De ICN-code is een afspiegeling van opvattingen over de mens, de verpleegkunde, de gezondheid en de samenleving. De conclusie dat de beroepshouding van de verpleegkundige principieel geweldloos dient te zijn en het verpleegkundige handelen zo geweldloos mogelijk lijkt in overeenstemming te zijn met de ICN-code. De ICN-code is in te zien op:
▶ www.icn.ch/ethics.htm.

1.10 Juridische aspecten rond verplichte opname

1.10.1 Opname onder dwang in Nederland

Als een patiënt (cliënt) instemt met opname, is er sprake van vrijwillige opname. Een patiënt (cliënt) kan ook opgenomen worden met een IBS (inbewaringstelling). Er is dan sprake van een spoedopname onder dwang. Een RM (rechterlijke machtiging) geldt voor dwangopneming. Indien het behandel- of zorgplan (nog) ontbreekt en de patiënt een gevaar voor zichzelf of anderen is, kan dwangbehandeling worden toegepast. Een IBS of dwangopname kan door de patiënt (cliënt) worden ervaren als beperking van vrijheid en als (structureel) geweld. Daardoor kan frustratie, boosheid en grensoverschrijdend gedrag het gevolg zijn. De bedoeling van deze paragraaf is het benadrukken van goed veiligheidsbeleid voor het personeel. Toezicht en begeleiding bij gedwongen behandeling van een cliënt betekent gedwongen behandeling en interacties. Dat vraagt om het hanteren van conflicten en het omgaan met agressief-gewelddadige uitingen, met als doel een zorg- en behandelrelatie op te bouwen onder moeilijke omstandigheden.

Om iemand gedwongen op te nemen in een zorginstelling is wetgeving nodig, met als doel de persoonlijke vrijheid van de patiënt (cliënt) die aan een *stoornis in de geestvermogens* lijdt te beschermen. Dat is geregeld in de Wet bijzondere opnemingen in psychiatrische ziekenhuizen (BOPZ). Bij het maken van een behandelingsplan in het kader van de BOPZ wordt de wilsbekwaamheid bepaald en vastgelegd in het dossier.

Wilsonbekwaamheid kent de volgende indeling:
- tijdelijk, geheel wilsonbekwaam (bijvoorbeeld bewusteloosheid);
- tijdelijk, gedeeltelijk wilsonbekwaam (bijvoorbeeld delier, manie);
- permanent, geheel wilsonbekwaam (bijvoorbeeld ernstige dementie);
- permanent, gedeeltelijk wilsonbekwaam (bijvoorbeeld verstandelijke handicap).

Bij wilsonbekwaamheid dient een vertegenwoordiger benoemd te worden om de belangen van de patiënt (cliënt) inzake behandeling te behartigen. Het is aan de rechter om een curator of mentor te benoemen. De betrokkene kan zelf een gevolmachtigde benoemen.

Ook de partner, ouders, kinderen, broers of zussen kunnen daarvoor in aanmerking komen.

Om onnodige dwangopname te voorkomen en de vrijheid en zelfbeschikking van de cliënt te respecteren, is het toepassen van de 'voorwaardelijke machtiging oftewel verlengde voorwaardelijke machtiging' mogelijk gemaakt. Hierbij dient de cliënt ermee in te stemmen zich aan bepaalde voorwaarden te houden, zoals medicatietrouw, geen drugs gebruiken en bepaalde plaatsen mijden. Houdt de cliënt zich niet aan de voorwaarden, dan wordt automatisch overgegaan op een 'voorlopige machtiging'.

1.11 Wet op de geneeskundige behandelingsovereenkomst

De Wet op de geneeskundige behandelingsovereenkomst (WGBO) geldt voor Nederland. De WGBO regelt de fundamentele rechten en plichten van de patiënt (cliënt). In ▸ kader 1.6 is het onderdeel dat betrekking heeft op dwang samengevat.

Kader 1.6 Dwang op grond van WGBO

Als een patiënt/cliënt niet in staat is toestemming te geven voor een medische behandeling, zoals bij verwarring na een operatie, uit bed vallen, infuus lostrekken, bewusteloosheid, mag de arts ingrijpen. Er is in zekere mate sprake van dwang.

Bij een gedwongen behandeling moet aan de volgende voorwaarden worden voldaan:

- de cliënt is wilsonbekwaam en verzet zich tegen behandeling; het moet gaan om een ingrijpende behandeling die nodig is om ernstig nadeel voor de cliënt te voorkomen;
- de wettelijke vertegenwoordiger stemt in met de behandeling;
- als de wettelijke vertegenwoordiger weigert, kan de behandelaar toch ingrijpen als hij vindt dat hij anders geen goed hulpverlener is; het oordeel van de arts gaat hier vóór de toestemming van de vertegenwoordiger.

De WGBO is een gedeelte van het Burgerlijk Wetboek en regelt de civielrechtelijke verhouding (verhouding tussen burgers) tussen ziekenhuis/arts (als persoon/bedrijf en niet als overheidsinstelling) en de patiënt.

1.11.1 Opname onder dwang in België

Gedwongen opname in België wordt nog tamelijk gangbaar collocatie genoemd. Daarnaast bestaat het begrip internering. Internering is een juridische maatregel als het om een persoon gaat die vanwege zijn geestestoestand een misdrijf heeft gepleegd of een ernstige wantoestand heeft veroorzaakt en een gevaar vormt voor de maatschappij. Collocatie valt onder het burgerlijk recht. Internering valt onder het strafrecht, maar wordt beschouwd als een maatregel en niet als straf. Ten aanzien van de beslissingsbekwaamheid van de patiënt is er bij collocatie geen formeel criterium. Bij internering geldt hetzelfde, met als aanvulling het criterium van ontoerekeningsvatbaarheid.

1.11.2 Wet op de bescherming van de persoon van de geesteszieke

In de Wet op de bescherming van de persoon van de geesteszieke staan de maatregelen beschreven die van toepassing zijn op geesteszieke cliënten die hun eigen gezondheid en veiligheid en die van anderen in gevaar brengen. Opname in een psychiatrische kliniek of de verpleging in een gezin kan via een verzoekschrift aangevraagd worden bij de vrederechter in de verblijf- of woonplaats van de cliënt. Die opname mag niet langer duren dan veertig dagen, maar de periode kan verlengd worden. In de Wet op de bescherming van goederen wordt het beheer over de goederen van de cliënt geregeld. Hoewel ervan wordt uitgegaan dat geïnterneerden bepaalde handelingen zelf kunnen verrichten, wordt aangeraden een voorlopige bewindvoerder aan te stellen.

1.12   Winnen-winnen als grondhouding

Beroepshalve zit de verpleegkundige in de positie dat hij iets moet doen (moet ingrijpen) als één of meer cliënten en/of hun bezoek de orde op de afdeling dreigt (dreigen) te verstoren.

Het onderwerp *geweld* is zeker een 'nare bijkomstigheid' van het verpleegkundig beroep. Je kiest tenslotte voor een beroep waarin contact leggen, relaties aangaan en vertrouwensrelaties krijgen een wezenlijk onderdeel vormen. Eigenlijk past een strijd van winnen en verliezen niet bij het beroep als er aan één kant sprake is van overmacht. Toch doen zich vaak situaties voor waarin op voorhand vaststaat: de verpleegkundige moet winnen, en als hij het niet alleen kan, dan maar met hulp van anderen.

Of gebruik van overmacht (overrompeling en beteugeling) helemaal valt weg te denken uit de psychiatrie en de zorg voor verstandelijk gehandicapten is moeilijk te voorspellen. Dat er mogelijkheden zijn om gebruik van overmacht te verminderen is uit onderzoek wel gebleken. Gaandeweg zullen we in dit boek proberen duidelijk te maken dat de verpleegkundige ook kan winnen zonder dat de cliënt daadwerkelijk verliest. Ook de cliënt kan winnen. Als de verpleegkundige en de cliënt in een conflictsituatie beiden winnaars zijn, is de relatie gewonnen. Het tegenovergestelde is het geval als de verpleegkundige wint en de cliënt verliest. Dan is het risico groot dat ook de relatie verloren is. De vraag is dan: wat heeft de verpleegkundige eigenlijk gewonnen?

'Winnen is vaak verliezen, bijvoorbeeld als ik, met mijn macht, iemand op een stoel neerpoot'. (…) 'Vaak laat het een vervelend gevoel achter. Een gevoel eigenlijk toch verloren te hebben' (een verpleegkundige).

1

1.12.1 Beroepshouding

De gedachtegang is: wees niet uit op winnen, maar op goed 'spel'.

Vanzelfsprekend geldt ook hier weer het eerdergenoemde principe: 'Je mag het (niet te accepteren) gedrag van de cliënt afwijzen, maar niet de cliënt zelf.'

1.13   Contact verpleegkundige-cliënt

Het ontmoeten van mensen is een kenmerk van het verpleegkundig beroep. Het kan bestaan uit een contact of een groet. Dat je de cliënt aankijkt, heeft betekenis in de relatie verpleegkundige - cliënt.

Om welke sociale vaardigheden het ook gaat, van een simpele groet tot het omgaan met conflicten, agressie en geweld toe, het oogcontact speelt altijd een belangrijke rol. De expressie die de ogen van de cliënt uitdrukken, kan voor de verpleegkundige een openbaring zijn, een appel op hem doen en richting geven aan zijn gedrag en handelen. Anderzijds kan de verpleegkundige door zijn blik evenzeer een appel doen op de cliënt.

Er kan in de ogen van de cliënt een hulpvraag verscholen liggen in de vorm van behoefte aan:

- verhoging van welzijn/vergroting van welbevinden (*bevinding/affectief*);
- meer bevrediging/zingeving in het leven (*verbaal/cognitief/communicatief*);
- verbetering van vaardigheden (*activiteit/technisch*).

De uitstraling van de cliënt kan hierbij uiteraard ook bedreigend zijn.

Gedrag, en dus ook gewelddadig gedrag, wordt bepaald door de wisselwerking tussen mens en omgeving. De omgeving kan ook een ander mens zijn. Gewelddadig gedrag vloeit voort uit onvrede van die mens met zijn omstandigheden. Dit kan zowel te maken hebben met verzet tegen opgelegde regels of normen als met het ontbreken van sociale vaardigheden.

Door de ontmoeting leer jij de ander en leert de ander jou kennen. Dit betekent dat gedrag en handelen van de ander tot op zekere hoogte voorspelbaar worden, zeker als men elkaar al enige tijd meegemaakt heeft. Juist daarvan kun je gebruikmaken bij het pogen contact te krijgen met die ander (de cliënt) als deze zich gewelddadig of agressief gedraagt.

In het Nederlands betekent ontmoeten ook kennismaken. Je zou dit kunnen zien als meer van elkaar te weten komen. Waar het kort gezegd op neerkomt, is weergegeven in ☐ figuur 1.2.

Als de intentie om contact te leggen beantwoord wordt, is er een eerste stap gezet in de richting van een relatie. Naarmate intenties en beantwoordingen vaker voorkomen en elkaar beter afwisselen, leren we elkaar beter kennen. Dus het voorspelbaar worden van gedragingen en handelingen en het leren kennen van de normen en waarden van de ander geven heel veel informatie. Hierdoor komen we aan de weet hoe we het beste kunnen reageren om geweldsituaties het hoofd te bieden en gewelddadigheid te verminderen.

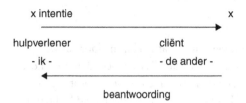

Figuur 1.2 Kennismaking is wisselwerking.

Op een afdeling Spoedeisende Hulp van een ziekenhuis is er vaak nauwelijks tijd om patiënten (cliënten) en hun meegekomen bezoek enigszins te leren kennen of de confrontatie met agressief-gewelddadige uitingen is er al. Mogelijk door het moeten verwerken van leed of uit frustratie en machteloosheid. Sommige mensen houden er echter een nogal agressieve levensstijl op na. Zij spuien hun ongenoegen op een explosieve of provocerende manier, omdat zij denken daarmee goed voor zichzelf op te komen en snel geholpen te worden. Voor andere mensen is het de psychische toestand of gestoordheid die leidt tot agressief-gewelddadig gedrag.

1.13.1 Beroepshouding

In het principe van geweldloosheid speelt de ontmoeting een essentiële rol. Het niet-afwijzen van de persoon als tegenstander, bedreiger of aanvaller, houdt in dat je hem moet ontmoeten en niet uit de weg gaat, tenzij zich een levensbedreigende situatie voordoet.

Het gesprek met de cliënt en het laten vertellen van hetgeen er aan de hand is of het laten vertellen van zijn levensverhaal zijn belangrijke eerste stappen om te voorkomen dat situaties uit de hand lopen. Luisteren is aandacht.

1.14 Verwerkingsprocessen en agressie

Opgenomen worden voor een behandeling in een algemeen of psychiatrisch ziekenhuis, of moeten verblijven in een instelling waarvoor je niet zelf gekozen hebt tussen mensen die je vreemd vindt, en dat ook zijn, brengt verwerking met zich mee. Afhankelijk van het besef dat iemand heeft van de gevolgen van de opname, de ernst ervan en het eigen vermogen hiermee om te gaan, zal de verwerking meer of minder ingrijpend zijn. Bij een aantal mensen komen daardoor agressief-gewelddadige reacties naar voren. Dat geldt ook voor mensen die een traumatische levensgebeurtenis, veroorzaakt door een ramp, ongeluk of gijzeling, hebben meegemaakt.

Van veel vluchtelingen is bekend dat zij angstaanjagende taferelen hebben doorstaan en daardoor plotseling agressief kunnen reageren.

Dit boek gaat over omgaan met agressie, in begrijpelijke en onbegrijpelijke gedaante.

1.14.1 Beroepshouding

Bied de cliënt de mogelijkheid in tijd en ruimte om 'stoom af te blazen' door aanwezig te zijn en je eerst luisterend op te stellen. Als de 'druk van de ketel' is, probeer dan door korte open vragen de cliënt door te laten praten. Daarna kun je in eigen woorden proberen weer te geven wat je gehoord en begrepen hebt. De cliënt moet wel de mogelijkheid krijgen om jouw interpretatie van het verhaal bij te stellen.

Als de confrontatie met agressie of het verhaal van de cliënt voor jou ingrijpend is geweest, zoek dan een mogelijkheid om ook zelf 'stoom af te blazen'. Dat kan door even een time-out te nemen, een collega te vragen naar jouw verhaal te luisteren of door je eigen beleving van het gebeurde op te schrijven.

1.15 Protocollen en veiligheidsbeleid

Veiligheidsgevoel hangt samen met de eigen zekerheid omtrent het zorg- en hulpverlenend handelen. Het betekent verantwoordelijkheid dragen voor de beroepshouding en het eigen doen en laten daarin.

Toch is dit niet iets statisch. Het veiligheidsgevoel kan toe- en afnemen en dat geldt ook voor de eigen zekerheid. In die afhankelijkheid beïnvloeden zekerheid en veiligheidsgevoel elkaar.

Beroepscode en wetgeving geven kaders aan waaraan alle betrokkenen rondom de cliënt zich dienen te houden. Dat draagt bij aan die zekerheid. Binnen die kaders speelt de praktijk van alledag en daarin doen zich gebeurtenissen voor waarbij je beroepshalve moet weten hoe te handelen. Deskundigheid en protocollen zijn daarvoor van belang.

1.15.1 Het waarom van protocollen

Het doel van protocollen is eenduidigheid en dus duidelijkheid te brengen in het handelen. Een protocol is een hulpmiddel, een richtlijn voor het handelen en beslist niet bedoeld als meetlat om een medewerker mee af te rekenen op zijn functioneren.

Een protocol biedt ook de mogelijkheid om achteraf na te gaan hoe een en ander is afgewikkeld en waarom er eventueel van het protocol is afgeweken. Over de argumenten kan gesproken worden en dit kan leiden tot het aanpassen van het protocol en deskundigheidsbevordering of het inwinnen van aanvullende informatie.

Protocollen reiken richtlijnen en handvatten aan omtrent de stappen die nodig zijn ten aanzien van het handelen in specifieke situaties. Die stappen kunnen nemen is alleen mogelijk als ze steeds in overeenstemming zijn met de voorwaarden waaraan voldaan moet worden om een en ander te kunnen realiseren. De volgende stap in het protocol is vaak niet te nemen indien de juiste voorwaarden in de voorgaande stap ontbreken. Zo kunnen lacunes in het beleid ontdekt worden. Het is belangrijk dat onderdelen in het protocol bijgesteld worden als de praktijk daartoe aanleiding geeft.

Er zijn protocollen voor exact te verrichten zorg, zoals medische handelingen en hoe te handelen in geval van brand. Ook zijn er protocollen voor het sociale aspect in het werk: iets wat minder exact en nauwkeurig te omschrijven valt en bovendien vaak voor velerlei uitleg vatbaar is. In dit boek heeft alles wat over protocollen gezegd wordt betrekking op het sociale aspect in het veiligheidsbeleid.

Kader 1.7 Protocollen

Protocollen bieden de mogelijkheid:

- nieuwe medewerkers snel te informeren over onder meer het sociale veiligheidsbeleid;
- medewerkers een handvat te bieden voor te nemen stappen, hetgeen zekerheid en duidelijkheid biedt;
- een situatie achteraf te evalueren en na te gaan waarom van het protocol is afgeweken;
- bij klachten inzage te kunnen geven in de genomen maatregelen.

1.15.2 Veiligheidsbeleid

Het staat vast dat het veiligheidsgevoel van het personeel een permanent aandachtspunt behoort te zijn. Het management moet daarin een stimulerende rol spelen. Dat kan door het scheppen van een instellingscultuur waarin gezamenlijk zorg wordt gedragen voor de bestrijding en opheffing van onveiligheid ofwel verhoging van het veiligheidsgevoel. Er mag van het management verwacht worden dat het onveiligheid vergrotende conflict- bronnen of spanningsvelden aanpakt.

Een goed veiligheidsbeleid is een gezamenlijke verantwoordelijkheid die men beroeps- halve draagt voor zichzelf, collega's en cliënten. Signalen van onveiligheid moeten worden doorgegeven aan het management en/of een daartoe ingestelde commissie.

Het management biedt voorwaarden voor een zo goed mogelijke technische en soci- aal veilige werksfeer. Hierbij worden binnen de mogelijkheden afwegingen gemaakt over technische maatregelen (bijvoorbeeld apparatuur), preventieve maatregelen (bijvoorbeeld deskundigheidsbevordering) en sociale maatregelen (bijvoorbeeld opvang en nazorg na een schokkende gebeurtenis). Zo nodig worden protocollen voor specifieke situaties op- gesteld, bijvoorbeeld als het gaat om afspraken over een bepaalde cliënt of regelingen voor bepaalde situaties.

1.15.3 Protocollen en agressie

Protocollen kunnen afhankelijk van de omstandigheden per instelling, per afdeling, per werksetting of per regio verschillen. Enkele situaties waarvoor een protocol opgesteld kan worden zijn:

- wangedrag (alle vormen van subjectief ervaren lastig tot gewelddadig gedrag);
- wangedrag dat wordt gemeld door derden;
- wangedrag dat wordt gemeld en gesanctioneerd;

1

- zich bedreigd voelen door gedrag van de cliënt zonder dat sprake is van een uitgesproken bedreiging;
- bedreigd worden in woord en gebaar;
- (fysiek) geweld, vernieling, agressie, aangifte bij politie;
- sociale omgang ofwel het huiselijk verkeer in de instelling en op het terrein;
- huisbezoek bij een bedreigende cliënt.

Het sluitstuk van een protocol ten aanzien van agressie bevat de mogelijkheid tot collegiale opvang en eindigt met een afspraak voor evaluatie. In ▶ hoofdstuk 9 komen de collegiale opvang en de sociale steun als onderdeel van het veiligheidsbeleid aan de orde.

Protocolopbouw. De opbouw van een protocol begint met een korte schets van de situatie waarop het protocol betrekking heeft. Daarna volgt in een soort zig-zagopzet telkens de te nemen haalbare stap, gevolgd door de voorwaarde waaraan voldaan moet worden om de volgende stap te kunnen realiseren.

Voor het opbouwen van een protocol (zie ◘ tabel 1.1) geldt:

1. Formuleer zo eenduidig mogelijk de situatie waarop het protocol van toepassing moet zijn.
2. Inventariseer eerst zo veel mogelijk aandachtspunten die met het handelen in die situatie te maken hebben en tevens welke collegiale en/of sociale steun nodig is.
3. Ga na welke aspecten voor, tijdens en na die situatie aan de orde moeten komen.
4. Breng nu een volgorde van handelen aan en ga na of elke handeling uitvoerbaar is op grond van de vereiste voorwaarden (veiligheidsbeleid).
5. Zorg ervoor dat alle betrokkenen op de hoogte zijn van dit protocol en hun rol daarin.

Willekeurig voorbeeld
Cliënt wordt ontslag aangezegd vanwege wangedrag (derde waarschuwing). Cliënt moet het gebouw verlaten. Cliënt reageert woedend.

◘ **Tabel 1.1**   Protocolopbouw.

	te nemen stappen	voorwaarden
1	collega's vragen voor stand-by	collega's aanwezig
2	cliënt nadrukkelijk vertellen dat hij/zij het gebouw moet verlaten	veiligheid creëren voor medecliënten met verzoek …
3	eindverantwoordelijke inlichten en collega of receptie belt beveiliging/politie	112 of, voor niet-urgente situatie, ander nummer bellen
4	cliënt proberen af te zonderen en te kalmeren in afwachting van komst politie	verwijdering en receptie sluit de toegangsdeur
5	al naargelang impact collegiale opvang regelen en/of evalueren en overdracht	tijd nemen

Vormen van agressie en geweld

2.1   Agressie door beperkingen

Als mensen tegen grenzen of beperkingen oplopen, reageren ze verschillend. Er zijn mensen die zich niet of nauwelijks bewust zijn van hun situatie of zich er apathisch bij neerleggen. Hun situatie kenmerkt zich door gevoelens van neerslachtigheid, pessimisme en zinloosheid. Het kan gaan om mensen die de strijd opgeven om nog tegen hun ziekte te vechten of geen zin meer hebben nog verder te leven. Alle hoop op herstel kan bij hen vervlogen zijn.

Anderen daarentegen accepteren de opgelegde grenzen of beperkingen niet en worden strijdbaar, agressief of zelfs gewelddadig.

Kader 2.1 Doen of laten

Deze grenzen betekenen meer dan zomaar een lijntje in de zin van 'tot hier en niet verder'. De grenzen kunnen getrokken zijn door het geweten, door wetten, door huisregels en door driftonderdrukking in de opvoeding. Ze kunnen ook het resultaat zijn van doorstane vernederingen, zoals misbruikte kinderlijke onschuld of kinderlijke spontaniteit, of van het feit dat iemand als kind steeds weer belachelijk is gemaakt. Zoiets kan bepalend zijn geweest voor eventueel wantrouwen en gereserveerdheid jegens anderen. Het is bepalend geworden voor kwetsbaarheid en mogelijk opgekropte agressie. Ook blijkt er een verband te bestaan tussen veelvuldig door ouders geslagen zijn in de jonge tienertijd en later optredende depressies en gedachten over het plegen van suïcide (Hoogerwerf, 1996). Depressies en suïcidepogingen worden in het algemeen beschouwd als agressief zijn tegen zichzelf.

Sommige mensen zijn in staat hun eigen problematiek te verwerken doordat ze beschikken over een sterk probleemoplossend vermogen, of ze nemen initiatieven om er met anderen over te praten. Anderen raken verward en hebben professionele (eventueel psychiatrische) hulp nodig, omdat zij over een zwak probleemoplossingsvermogen beschikken.

Het willen verleggen van grenzen is vergelijkbaar met het willen scheppen van meer persoonlijke ruimte: vergroting van levensruimte door het mobiliseren van levensenergie.

Als iemand ervoor kiest verpleegkundige te worden, dan kiest hij er zeker niet voor om in geweldsituaties betrokken te raken. Niettemin doen zich dergelijke situaties voor in algemene en psychiatrische ziekenhuizen, instellingen voor verstandelijk gehandicapten, de verslavingszorg, de thuiszorg, begeleid-wonenprojecten, de psychogeriatrie en de ambulancehulpverlening.

Agressieve uitingen hangen vrijwel zeker samen met:

- *zich psychisch en/of fysiek niet goed voelen*; de oorzaak kan liggen in onwelbevinden door stemming, probleem of ziekte;
- *gedachten die onaangenaam zijn of zelfs pijn doen*, zoals jaloezie, pathologische achterdocht, gedachten die bepaald worden door traumatische ervaringen en depressiviteit;
- *omgevingsfactoren*, zoals lawaai (de radio van de ander) of het ontbreken van privacy;
- *gedragingen van anderen*: zowel medecliënten als personeel.

Onder invloed van alcohol of drugs kan het gemakkelijk komen tot agressief-gewelddadige uitingen ofwel geweldpleging jegens anderen. Cliënten onder invloed van alcohol of drugs kunnen na een incident terechtkomen op de Spoedeisende Hulp (SEH of afdeling Traumatologie) van een ziekenhuis. De cliënt kan ook opgenomen zijn voor behandeling tegen verslaving, of verblijven in een gesloten setting vanwege het gevaarscriterium. Probleemdrinkers zijn vaak geweldplegers (vaak mishandelen ze gezinsleden). Langdurig stevig alcoholgebruik vergroot de kans op agressief-gewelddadig gedrag. Bepalende factoren daarbij zijn wel de rol die agressie en geweld in de opvoeding van een cliënt hebben gespeeld en de aard van de persoon. Bij het laatste gaat het om normen en waarden, stemming en verwachtingen die iemand koestert. Alcohol vertroebelt het waarnemings- en beoordelingsvermogen, waardoor iemand zijn hoofd er niet meer goed bij heeft. Hij weet niet meer wat hij doet. Ook ontbreekt achteraf vaak de mogelijkheid om het gebeurde te reconstrueren.

De mate waarin alcohol en drugs aanleiding kunnen geven tot geweldpleging hangt samen met de opwindingstoestand. Hierbij spelen ook de volgende factoren een rol:

- is iemand nog aanspreekbaar?
- het belang dat in het geding is (nervositeit): om aan spul te komen moet er iemand beroofd worden of de dealer wil geld zien, en dergelijke;
- de mate waarin bedreiging of aantasting van de persoon een rol speelt: dit laatste is bijvoorbeeld in het geding als het om wraak gaat.

Wat beslist niet vergeten mag worden is dat geweld ook een roeseffect kan hebben, vooral in groepsverband. De heftigheid van de agressieve uitingen en de stijl waarin deze geuit worden zijn talrijk: schelden, vloeken, slaan, schoppen, spugen, manipuleren, provoceren, bedreigen, intimideren, enzovoort.

2.2   Territorium

We houden meer of minder afstand ten opzichte van anderen, zowel in ruimtelijk als in psychosociaal opzicht. Voor een verpleegkundige kan de ruimtelijke afstand ten opzichte van een cliënt heel klein zijn, terwijl de beroepshouding tegelijkertijd afstandelijk is. We kunnen dit 'dichtbij' en 'veraf' typeren als het eigen territorium. Al naargelang de omstandigheden bakenen we dit af. Zo valt de volgende indeling te maken.

- *Intimiteitsruimte* (gewenste en ongewenste intimiteiten): veel verpleegkundige handelingen, zoals wassen, eten geven, wondverzorging, andere aanrakingen, voltrekken zich in de intimiteitsruimte. In de privésfeer gaat het zowel om een moment of plekje voor jezelf als om het delen van gevoelens. De intimiteitsruimte is het gebied van de extremen. Het kan gaan om liefde, erotiek en mishandeling (= geweld).
- *Persoonlijke ruimte* (omgang met kennissen en collega's): in de sociale omgang met de cliënt gelden de houding en het gedrag die passen bij de manier waarop met goede bekenden in de privésfeer wordt omgegaan. Aandacht geven door te luisteren en een alledaags gesprek voeren.
- *Sociale ruimte*: ontmoetingen in wachtkamers, winkels en dergelijke.
- *Publieke ruimte*: anoniem sociaal verkeer.

Een probleem kan zijn dat het omgaan met cliënten zich ruimtelijk gezien vooral afspeelt in de persoonlijke of sociale ruimte, terwijl er in psychologisch opzicht steeds sprake is van te dichtbij zijn (intimiteitsruimte).

In het alledaagse functioneren zijn we steeds met het territorium bezig. We lopen in een soort omhulsel dat we al naargelang onze stemming, kennis en kunde, vertrouwen, zelfvertrouwen, veiligheid en zekerheid, kleiner of groter maken. Dit doen we om controle over onszelf te houden. Zo treden bij overbelasting de volgende verschijnselen op:

- Inkrimping van territorium (regressie); dit is bijvoorbeeld herkenbaar bij ziekte. Volwassenen zijn dan meer op zichzelf en de eigen kleinere wereld gericht. Als iemand het heel erg druk heeft gehad, wordt regressie vervat in opmerkingen als 'even een tandje lager', 'even wat rustiger aan'. Dat zijn heel normale reacties om controle over zichzelf en de eigen situatie te houden. Anders is het bij iemand die psychotisch is. Een volwassen cliënt kan dan ineens in kindertaal gaan praten en kinderlijk gedrag gaan vertonen.
- Het territorium onder controle proberen te houden (te beheren): er wordt veel energie gestopt in het op orde houden van allerlei zekerheden, wat overigens kan leiden tot chaos bijvoorbeeld doordat niets weggegooid wordt. Dwangmatigheid is een pathologische manier van controle houden over zichzelf.
- Hulp van anderen vragen.

Enkele voorbeelden van manieren waarop mensen het territorium van een ander kunnen binnendringen ('territoriale invasies') zijn:

- Binnendringen in de denkwereld van de ander: over de schouder (ongevraagd) meelezen.
- Schuldgevoel oproepen: 'Waarom kom je zo laat thuis, het eten ...' wil zeggen: 'Je hebt je territorium eigen gemaakt dat jou niet toebehoort.' Reactie: 'Het spijt me ..., maar m'n werk ...' betekent strijd om het territorium. Het werk moet immers zorgen voor rechtvaardiging van het te laat komen. 'Je had kunnen bellen.' Reactie: '...', enzovoort.
- Om-je-eigen-bestwiltechniek: 'Het is beter voor je in een verpleeghuis' betekent: 'Ik doe dit om de maatschappij tegen jou te beschermen', enzovoort.
- Geschenken, liefdadigheid: beide scheppen verplichtingen. (Zo mag het echter niet zijn: weiger dan maar liever.)
- Hulpeloosheid: roept reactie 'helpen' op. Hierdoor kan bijvoorbeeld een hulpeloze vrouw macht verwerven over een beschermende man.
- Ziekte (symptoomgedrag): dient als excuus.
- Verleiding: is een veelgebruikt middel om andermans territorium in te pikken zonder dat deze het doorheeft. Bijvoorbeeld: 'Niemand kookt beter dan jij' (vleierij om onafhankelijkheid).
- Erotiek: kan een belangrijk instrument zijn in verleiding en vleierij.
- Chanteren, bespotten, provoceren, bedreigen.
- Infiltreren: schoonmoeder komt bijvoorbeeld inwonen en neemt successievelijk meer huishoudelijke taken over.

— Bekwaamheid benutten: wie zich door bekwaamheid onmisbaar maakt, heeft territorium veroverd.

Mensen gebruiken erg veel tijd en energie om hun territorium vast te leggen en te verdedigen. Dat wordt moeilijker naarmate er meer permanente controle is. Voor sommige cliënten kan het moeten verblijven in een ziekenhuisbed of het steeds weer moeten ondergaan van diverse onderzoeken een zware opgave zijn. De cliënt kan dit immers, ondanks de goede bedoelingen, ervaren als geen grip meer hebben op het eigen leven (zijn territorium).

Gedwongen gemeenschapsleven met mensen die je niet zelf gekozen hebt, kan bij mensen de spanning zo doen toenemen dat ze behoefte krijgen zich agressief te uiten. Het ligt dus voor de hand dat hier gemakkelijk conflicten ontstaan.

Daarbij komt nog dat sommige cliënten op grond van hun toestandsbeeld nauwelijks anderen in hun directe omgeving (intimiteitsruimte of persoonlijke ruimte) verdragen.

2.2.1 Beroepshouding

Stel duidelijke grenzen voor jezelf wat je wel en beslist niet accepteert. Maak je eigen grenzen duidelijk kenbaar.

2.3 Agressie: positief of negatief?

Een negatieve betekenis verlenen aan het begrip agressie is nogal gangbaar in de samenleving. Agressie wordt vaak gelijkgesteld aan geweld. Het ligt echter genuanceerder.

Agressie is energie die van levensbelang is. De mens heeft agressie nodig om te (over)leven. Het is een vorm van zelfhandhaving. Agressie in de vorm van positieve levensenergie is te beschouwen als elke poging om de eigen grenzen naar buiten te verleggen (bijvoorbeeld door carrière te maken, meer te studeren, meer te verdienen, meer te reizen). Verruiming van territorium dus!

Ieder mens heeft een bepaalde potentie aan levensenergie. De potentie of lading verschilt per persoon, en de vorm en de manier waarop ermee wordt omgegaan eveneens. Wel kan iemand geleerd worden anders met de eigen agressie om te gaan. De lading kan echter niet uitgewist worden: die is van levensbelang. Hiervan uitgaande houdt dit in dat puur afreageren wel zinvol kan zijn en tot vermoeidheid leidt, maar niet de aanleiding tot agressie oplost en evenmin de lading voorgoed doet wegvloeien. Het afreageren en nastreven van bepaalde doelen ten koste van anderen is geweld. Als deze vorm van geweld niet begrepen wordt door anderen, heeft men het over 'zinloos geweld'.

Het bovenstaande geeft voldoende aanleiding om het begrip agressie ruim op te vatten en ervan uit te gaan dat agressie de mens eigen is.

Toen men Florence Nightingale (1820-1910) eens vroeg naar de drijfveren van haar productieve werk in ziekenhuizen, antwoordde ze: 'woede'.

2.3.1 Agressie is levensenergie

Agressie kan men uiten op de volgende manieren:
- door rechtstreekse ontlading, zonder daarbij destructief te zijn;
- door rechtstreekse ontlading in geweld en destructief gedrag;
- indirect, door symbolische activiteiten, bijvoorbeeld boze brieven schrijven (en ze eventueel verscheuren);
- via een proces van omvorming, ofwel door het transformeren van agressie in bijvoorbeeld dienstbaarheid en/of creativiteit.

Misschien is dit transformatieproces bij jezelf herkenbaar als je bij opkomende boosheid druk aan de slag gaat met allerlei activiteiten. De energie wordt dan omgezet in actie.

2.4 Wat aan agressie voorafgaat

Door inzicht te hebben in het proces dat aan de uiting van agressie voorafgaat, is het misschien mogelijk preventief te handelen. Het biedt namelijk aanknopingspunten waarop kan worden ingegaan. Er wordt aangenomen dat er een samenhang is tussen de oorzaken, redenen of aanleiding van een kortstondig moment van machteloosheid, angst en uiteindelijk agressie. Het gaat steeds om subjectieve gevoelens en belevingen. De oorzaak, reden of aanleiding is, zoals gezegd:
- zich fysiek en/of psychisch niet goed voelen;
- persoonlijke gedachten (ook antipathie, achterdocht, waandenkbeelden);
- omgevingsfactoren (zoals irritante kleuren, geuren en geluiden/rumoer);
- gedrag van anderen.

Dit is altijd terug te voeren op een:
- *verliesaspect*: dit kan variëren van het verliezen van iets materieels als geld tot het verliezen van een geliefde, maar ook het lijden van gezichtsverlies of het verliezen van een spel of wedstrijd;
- *ontberingsaspect*: iets missen waaraan men behoefte heeft (zo ook begeerte) of waarop men meent recht te hebben, en dat men niet krijgt. Dit kan van alles zijn: zorg, hulp, voedsel, affectie, geluk, erkenning, macht. Ook het missen van een partner valt hieronder (bij echtscheiding wordt wel gesproken van ontberingsverschijnselen);
- *aantastingsaspect*: zowel lichaam, psyche als sociaal netwerk kunnen aangetast worden. Het kan zowel gaan om eergevoel, of de familie-eer, als om seksuele intimidatie;
- *bedreigingsaspect*: dit kan variëren van een daadwerkelijk levensbedreigende situatie door geweld tot fixatie op rampspoed, zoals bij fobieën het geval is. Het bedreigingsaspect speelt ook een rol als het gaat om een ingrijpende medische ingreep.

Al deze aspecten leveren een zekere pijn op. In de samenhang van agressie of agressiefgewelddadig gedrag en de oorzaken ervan moeten beroepsbeoefenaars zich steeds realiseren dat veel mensen met een verstandelijke beperking en dementerenden meestal niet kunnen verwoorden of en waar ze ergens pijn hebben. Het gevolg kan zijn dat zij agressief reageren. Een voorbeeld van een misinterpretatie is de geuite pijn bij een blaasontsteking interpreteren als een agressief-geweldadige reactie; dat is heel erg.

> ### Kader 2.2 Pijn
>
> Pijn heeft een psychische en een fysieke component. Pijn is een ervaring die stoort en ook informatie geeft over de plek in het lichaam waar het pijn doet. Wat de psychische component betreft betekent het dat pijn – evenals geluk en verdriet – onder invloed staat van de subjectieve beleving. Subjectieve beleving heeft met gevoelens te maken en dus met de plek waar die gevoelens ontstaan: in de hersenen. De psychische component van pijn is dat de pijn geïnterpreteerd wordt door de persoon zelf en wordt ervaren als meer of minder pijnlijk. De interpretatie is afhankelijk van waar de persoon aan denkt. Dat kunnen verwachtingen zijn, aandacht krijgen, angst voor bestraffing en de instelling ten aanzien van pijn lijden. Met andere woorden, de gemoedstoestand bepaalt in hoge mate de manier waarop pijn ervaren wordt.
>
> Pijn hoort bij het leven en is net als angst een bewaker van onze gezondheid. Pijn en angst worden een last als zij goed sociaal functioneren van de persoon belemmeren. Iemand met functiestoornissen kan bijvoorbeeld gevaar niet goed inschatten en de pijn wordt niet gevoeld. Naarmate iemand meer controle over de duur en intensiteit van pijn kan uitoefenen (dus niet machteloos is overgeleverd), is de pijn doorgaans beter te dragen. Afleiding kan ook de beleving van fysieke pijn verminderen.

Als de cliënt door een bepaalde oorzaak de grip op het eigen leven kwijt is, ervaart hij dat als machteloosheid. Voor zijn gevoel zijn het nu anderen en de omstandigheden die zijn leven bepalen. Hij mist de leiding over zijn eigen doen en laten. De machteloosheid slaat om in angstreacties. Hij wil verder en weer zijn eigen leven en de omstandigheden bepalen. Allerlei onzekerheden moeten weer onder controle worden gebracht. Er ontstaat een stresssituatie. Angst is te beschouwen als de grondemotie voor agressie.

> ### Kader 2.3 Angst versus bangheid
>
> De begrippen angst en bangheid worden vaak, ook in wetenschappelijke literatuur, door elkaar gebruikt. Ook in dit boek is dat het geval. Het meest gebruikt is het begrip angst.
>
> Het onderscheid tussen angst en bangheid valt als volgt te typeren: angst is een beleving van binnenuit, terwijl bangheid meer te maken heeft met bang zijn voor iets in de buitenwereld.

Vanuit die angst ontwikkelt zich een lading om tot actie over te gaan, gewoonlijk 'vechten of vluchten' genoemd. Deze lading is te beschouwen als levensenergie in een poging om uit de klemsituatie te geraken en levensruimte te krijgen. Deze levensenergie is agressie. De agressie is gemobiliseerd en het ligt nu aan vele factoren hoe deze agressie naar buiten komt. Agressie is het middel om zich tegen angst te weren. Veel angstige mensen dragen een wapen (bijvoorbeeld een mes) bij zich voor het geval iemand hen angstig maakt.

Dat kan zijn op grond van een waandenkbeeld. Door agressief te reageren verdedigen zij zich tegen hun eigen angst. Als de bedoelde 'iemand' nu ook angstig wordt, is een gewelddadig conflict niet uitgesloten, tenzij die persoon in staat is de-escalerend te reageren.

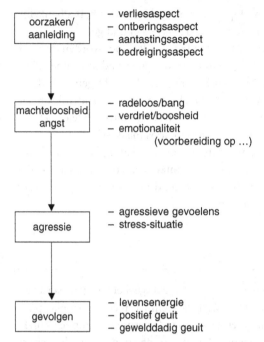

oorzaken/
aanleiding
- verliesaspect
- ontberingsaspect
- aantastingsaspect
- bedreigingsaspect

machteloosheid
angst
- radeloos/bang
- verdriet/boosheid
- emotionaliteit
        (voorbereiding op ...)

agressie
- agressieve gevoelens
- stress-situatie

gevolgen
- levensenergie
- positief geuit
- gewelddadig geuit

◻ Figuur 2.1 Opbouw activatie van agressie.

Er zijn mensen die een wapen laten zien om een ander angst in te boezemen om daardoor zelf macht te ervaren (kickeffect).

Als voorbeeld nemen we het slechtnieuwsgesprek als uitgangspunt (zie de schematische voorstelling in ◻ figuur 2.1). Cliënt heeft zojuist slecht nieuws ontvangen: hij zal verder gehandicapt door het leven gaan.

Het slechte nieuws is de oorzaak. De cliënt realiseert zich dat het verlies van een aantal functies een behoorlijke aantasting is van zijn lichamelijk functioneren. De situatie is voor hem bedreigend geworden, omdat allerlei plannen in rook opgaan en dit gevolgen zal hebben voor zijn relatie, werk en inkomen.

Pas nadat de slechtnieuwsboodschap en de gevolgen ervan goed tot de cliënt doorgedrongen zijn, met alle bijhorende gedachten, kan de machteloosheid toeslaan. De cliënt merkt de grip op zijn eigen leven kwijt te raken en nu is het de mate van angstbeheersing die bepaalt hoe hij tot verwerking komt. Een angstreactie kan ertoe leiden dat zich agressie manifesteert om los te breken uit deze moeilijke, pijnlijke situatie.

Bij machteloosheid en angst kan het ook gaan om waandenkbeelden en -voorstellingen, of waanwaarnemingen en hallucinaties. In elk geval betreft het een emotionele toestand waarin radeloosheid, verdriet en boosheid elkaar afwisselen en agressieve gevoelens geuit worden als uiting van de stresssituatie.

De levensenergie ('agressie') om weer grip op het eigen leven te krijgen en zelf te bepalen hoe het verder moet, mondt uit in een agressieve uiting. Deze kan zowel constructief zijn, zoals gaan schrijven aan allerlei bekenden, als agressief-gewelddadig, vooral tegen iedereen die bijgedragen heeft tot de gevoelde ellende. Schelden, vloeken, gooien, het kan zich allemaal voordoen.

De snelheid waarmee dit hele proces doorlopen en/of omgebogen wordt, is afhankelijk van de cliënt en van de interventies van anderen, zoals de verpleegkundige.

Wanneer is iets agressie en wanneer eerder boosheid of woede? Boos worden over iets mag en is een normale emotionele reactie. Boos worden is niet ongezond of strafbaar. Het is misschien nog wel omgeven met een taboe. Als boosheid heel gericht geuit wordt op een persoon, dan wordt boosheid verbale agressie en kan het grensoverschrijdend zijn. De ander aan het denken zetten kan soms erger voorkomen. Dat kan bijvoorbeeld met een directe vraag, zoals: 'Heb ik iets gedaan of gezegd wat je zo boos maakte?'

In dit boek gaat het steeds over agressie als energie. Het is de lading die bepaalde uitingen teweegbrengt. De uitingen kunnen verschillen in intensiteit en worden subjectief gekleurd en geïnterpreteerd. Zo zal de een iemand woedend noemen, terwijl de ander precies hetzelfde kwaadheid noemt of agressiviteit.

2.4.1 Beroepshouding

Weten dat een zich agressief uitende cliënt worstelt met verliesgevoelens, gevoelens van aantasting en/of bedreiging, machteloosheid en angst, of klem zit in een moeilijke, pijnlijke situatie, biedt de mogelijkheid het kalmerende, steunende gesprek daarop te richten, ook al zijn de precieze oorzaken, aanleidingen of redenen voor de houding van deze cliënt niet bekend.

De gedachtegang is als volgt: tussen de oorzaken en de uiteindelijke gevolgen verloopt een proces met meerdere aangrijpingspunten om te voorkomen dat iets ongewensts gaat gebeuren. Vragen kunnen bijvoorbeeld zijn: 'Bent u bang?', 'Voelt u zich machteloos?', 'Voelt u zich gestrest/klem zitten?' of 'Mist u iemand?'

2.5   Geweld

Bij geweld moeten we denken aan gericht destructief handelen om een bepaald doel te bereiken of om uiting te geven aan onmacht. Een voorbeeld van een geweldsmiddel is een ander pijn doen, bijvoorbeeld een verpleegkundige of medecliënt. Op het oog 'gewelddadige verrichtingen' op verzoek van een cliënt worden niet als geweld beschouwd. Hierbij valt te denken aan een operatieve ingreep.

Geweld hangt samen met agressie, maar is anders gericht. We kunnen geweld dan ook zien als negatieve agressie.

2.5.1 Geweld is negatieve agressie

Geweldpleging wordt gemakkelijker naarmate de ongelijkheid ten opzichte van de ander groter wordt. Het onderdrukken en vernederen van een ander is het scheppen van grote machtsongelijkheid. Dat wil zeggen dat naarmate er meer ongelijkheid ervaren wordt, doordat vertrouwen in de ander en psychisch-sociaal contact ontbreken, het plegen van geweld jegens die ander gemakkelijker wordt. Een geweldpleger ervaart deze macht over een ander als kracht. Het versterkt zijn zelfbeeld. Zo ervaart hij dat zelf en denkt daarbij dat anderen hem nu ook als krachtig en geweldig zien.

Als we de ander niet meer als medemens zien, maar als object of ding, is het gemakkelijker deze ander iets aan te doen. Des te meer als we deze 'objecten' of 'dingen' eigenschappen toedichten die als verwerpelijk gelden (diverse vijandsbeelden) of afstotelijk gevonden worden.

Geweldloosheid gaat uit van gelijkwaardigheid en is gericht op samenwerking. Ieder mens is verantwoordelijk voor zijn eigen zelf. Dat 'zelf' moet ervoor zorgen dat de mens geen instrument is dat slaafs orders opvolgt, maar zelf beslissingen neemt en daarvoor verantwoordelijk is.

> Het 'zelf' is te beschouwen als een samenbundeling van een reeks persoonlijkheidskenmerken en overtuigingen.

Onder geweld is te verstaan: opzettelijke, directe aantasting van het lichaam, de levensmogelijkheid of de bewegingsvrijheid van andere mensen, alsmede opzettelijke vernieling van andermans goederen. Iemand kan verschillende redenen voor het plegen van een inbraak hebben, zoals het willen stelen van interessante spullen of de eigenwaarde willen opkrikken. Met de inbraak zoekt iemand misschien zelfbevestiging, om onzekerheid en machteloosheid teniet te doen. Het stelen is dan eerder bijzaak dan doel. Een ander motief kan zijn een afkeer van de 'gevestigde maatschappij', uitmondend in het beschadigen van de welstand van anderen uit rancune of persoonlijke wraak.

Er wordt onderscheid gemaakt tussen lichamelijk geweld en psychisch geweld. Bij lichamelijk geweld gaat het altijd ook om psychisch geweld; omgekeerd is dat niet het geval. Psychisch geweld heeft wel fysiologische (lichamelijke) gevolgen. Psychisch geweld wil zeggen de ander vernederen, belachelijk maken (al dan niet in aanwezigheid van anderen), kortom een onaanvaardbare aantasting van het gevoel van eigenwaarde en een belemmering van de ontplooiingskansen van de ander.

Hieronder valt ook het dreigen met fysiek geweld. Geweld kent geen goede of slechte kant. Het is een wijze van reageren. Het gebruik van geweld, door wie dan ook, betekent meestal dat men zijn eigen standpunt tot het enige juiste verheft. Een spontaan of voorbereid gebruik van geweld is over het algemeen gebaseerd op de vaste overtuiging, of het gevoel, volledig gelijk te hebben en tegenover iemand te staan die volledig ongelijk heeft en bovendien vrijwel niet voor rede vatbaar is. Het dreigen met geweld wordt vaak voorafgegaan door manipuleren en provoceren. Dit kan heel berekenend en doordacht zijn. Vandaar dat we ook zouden kunnen spreken van een (criminele) strategie. We doelen hier op cliënten die dit gedrag als levensstijl hebben ontwikkeld.

Cliënten kunnen heel subjectief de verpleegkundigen als gewelddadig ervaren. Dit hangt samen met de machtsuitoefening, zoals het maken van afspraken en het opleggen van regels. Verpleegkundigen krijgen met de agressie van cliënten te maken.

2.6   Situatieschetsen

Uit de sfeer van de verstandelijk-gehandicaptenzorg

Anton is erg gespannen. Hij werd naar zijn kamer verwezen om daar maar cd's te gaan luisteren. Zijn kast puilt uit van de cd's, maar niemand mag er aankomen. Pogingen om samen met hem de kast op te ruimen mislukken.

Naar muziek luisteren ontspant hem. Maar ineens klinkt er een enorme klap. Twee begeleiders lopen naar zijn kamer en zien dat hij zijn cd-speler kapot heeft gegooid en bezig is de kast leeg te gooien.

Uit de sfeer van de sociaalpedagogische hulpverlening

Jacob (15 jaar) heeft een hele geschiedenis van ruzies. Vooral als er veel van hem wordt geëist, zoals schoolwerk en corvee, kan hij vervelend gedrag gaan vertonen tegenover de leiding. Bij een groepsleider stak hij plotseling met een aansteker diens baard in brand, een groepsleidster die hem wees op zijn corveetaken werd in haar borsten geknepen en verder gooit hij in zo'n stemming plantenbakken om, strooit suiker over de vloer, enzovoort. Toch heeft hij ook zo zijn goede momenten. Hij kan dan heel gezellig zijn en is bereid om een handje te helpen.

Uit de sfeer van de psychiatrie

Mevrouw B. is 42 jaar en erg depressief. Zij ligt steeds in bed met de dekens over haar hoofd getrokken. Ze wil met rust gelaten worden. Zij werd opgenomen na een suïcidepoging en vindt dat zij het recht heeft om over haar eigen leven en dood te beslissen.

Uit de sfeer van het algemeen ziekenhuis

Mevrouw L. is herstellende van een zware operatie. Ze heeft bezoek van haar broer en haar beide zoons. De verpleegkundige komt vertellen dat het bezoek afscheid moet nemen. Nadat hij het twee keer heeft gezegd, blijkt het bezoek er nog te zijn. Ze zeggen: 'We betalen onze ziektekostenpremie en het is onze moeder.' Mevrouw zegt dat ze beter kunnen gaan. Zij maken een vervelende opmerking tegen de verpleegkundige.

Uit de sfeer van geriatrie/algemeen ziekenhuis

Meneer F. moet naar bed gebracht worden. Hij wordt door een verpleegkundige begeleid naar zijn bed. Bij zijn bed aangekomen wil hij niet meer. 'Dat is mijn bed niet,' zegt hij en verzet zich nogal stevig. De man dementeert, waardoor zijn bed voor hem duidelijk een ander bed is.

2.7   Direct of persoonlijk geweld

Johan Galtung, onderzoeker van vredesvraagstukken, onderscheidt in het geweld twee vormen, te weten (Galtung, 1998):

- direct geweld ofwel persoonlijk geweld;
- indirect geweld ofwel structureel geweld.

Onder direct of persoonlijk geweld wordt verstaan: verbrijzelen, verscheuren, stelen (het gebeurt weleens dat een dementerende cliënt iets niet terug kan vinden, er dan van uitgaat dat het gestolen is en vervolgens het personeel van diefstal beschuldigt), verbranden, vergiftigen (de cliënt kan subjectief de medicatie als vergiftiging ervaren), iemand onthouden van lucht, onthouden van water, onthouden van voedsel en ontnemen van bewegingsvrijheid. Deze definitie vertaalt zich in verschillende uitingen van wat cliënten *subjectief* ervaren als direct of persoonlijk geweld. Deze uitingen staan in ▶ kader 2.4 weergegeven.

Kader 2.4 Direct geweld volgens cliënten

- (dreigen met) separatie/afzondering;
- gedwongen medicatie;
- financiële bepalingen;
- verwijdering uit de groep;
- niet mogen roken;
- het roken van anderen;
- geweld van medecliënten;
- pogingen tot chantage;
- verbale agressie;
- (seksuele) intimidatie;
- overmacht van de kant van personeel.

Ook verpleegkundigen krijgen te maken met uitingen die zij (subjectief) ervaren als direct geweld. Dit betreft zaken die cliënten hun aandoen, maar ook wat collega's elkaar, al dan niet bewust, aandoen. Deze uitingen staan in ▶ kader 2.5.

Kader 2.5 Direct geweld volgens verpleegkundigen

- dreigen met suïcide;
- (seksuele) intimidatie;
- machteloosheid;
- impulsief reageren;
- slaan, schoppen, knijpen, spugen, gooien, schelden;
- manipuleren en bedreigen;
- je privézaken proberen te betrekken in het contact;
- teamafspraken niet nakomen;
- uitspelen van collega's ('splitting');
- roddelen, vernederen;
- pakken op onduidelijke afspraken.

Veel van de hier genoemde subjectief beleefde ervaringen zijn niet los te denken van structurele factoren. Al deze factoren kunnen aanleiding geven tot het uit de hand lopen van conflicten.

2.8   Indirect of structureel geweld

Onder indirect of structureel geweld worden situaties verstaan die de mens in zijn levensmogelijkheid en bewegingsvrijheid aantasten of bedreigen:
- bepaalde onaanvaardbare gedragingen;
- alle gedragingen die in strijd zijn met de mensenrechten.

Structureel geweld zit ingebakken in onze samenleving en derhalve ook in elke organisatie. De samenhang van persoonlijk en structureel geweld typeert het spanningsveld waarin soms gewerkt moet worden. In dit spanningsveld kunnen conflicten gemakkelijk escaleren. Bijvoorbeeld: een cliënt moet gewezen worden op een bepaalde huisregel. Zelf vind je dat er niet zo zwaar aan getild moet worden. De cliënt maakt er moeilijkheden over. Je moet dan tóch wijzen op de handhaving van die regel. Het is een teamafspraak. Als jij door de vingers ziet dat een cliënt zich er niet aan houdt omdat jij die regel niet zo belangrijk vindt, loop je de kans dat jouw collega's je erop aanspreken.

Wat cliënten en verpleegkundigen als indirect geweld kunnen ervaren, staat in de ▶ kaders 2.6 en 2.7.

┌─ **Kader 2.6 Indirect geweld volgens cliënten** ─────────────

Factoren die als indirect of structureel geweld door cliënten worden ervaren zijn:
- de afdelings-/ziekenhuisregels;
- ziektebeeld;
- stigma;
- gebrek aan privacy;
- bewegingsbeperking;
- grootschaligheid;
- behandelingsafspraken;
- wachttijden;
- gesloten afdeling;
- niet adequaat management.

┌─ **Kader 2.7 Indirect geweld volgens verpleegkundigen** ─────────────

Enkele door verpleegkundigen aangegeven structurele factoren voor indirect geweld zijn:
- regels moeten toepassen;
- ondoorzichtige organisatie van het ziekenhuis;
- uitzend- en invalkrachten;

- mis-/dismanagement;
- weinig medezeggenschap;
- personeelstekort;
- onduidelijke afspraken.

2.8.1 Beroepshouding

Indien sommige van de hierboven genoemde persoonlijke en structurele factoren van cliënten en verpleegkundigen samenvallen, is er sprake van een verhoogde spanning, waarin conflicten gemakkelijk kunnen escaleren. Het is zaak ervoor te zorgen dat ongenoegen over de organisatie niet afgereageerd wordt op een cliënt die 'lastig' is.

2.9 Specifieke vormen van geweld

Geweld kent vele vormen en schakeringen. Het kan tegen verpleegkundigen gericht zijn of zich voordoen tussen cliënten onderling. In dat geval wordt van de verpleegkundige ook verwacht dat hij zal ingrijpen.

Sommige vormen van geweld hebben een bepaalde naam gekregen. Deze worden hieronder afzonderlijk toegelicht. Al verschillen de benamingen en vormen, wat telkens terugkeert is het feit dat het gaat om grensoverschrijdend gedrag. Het moment waarop grensoverschrijdend gedrag zich aandient, duidt erop dat de ander eigenlijk al over jouw grens heen is gegaan. Hét moment om vastberaden grenzen te stellen, dus! Dat wordt moeilijker, zoniet onmogelijk, als er geen 'face to face'-contact mogelijk is. In een face to face-contact wordt het gesprek bepaald door een inschatting en non-verbale communicatie. Vaak is er toch een zekere remming, iets wat doorgaans ontbreekt als bedreigingen geuit worden via sociale media. Iemand die daar boosheid en agressiviteit uit, kan zich met minder zelfbeheersing afreageren. Vaak zonder zich te realiseren welke consequenties dit uiteindelijk kan hebben.

2.10 Mobbing en discriminatie

'Mobbing' (pesten) en discrimineren staan dicht bij elkaar. Vandaar dat we het hier als één geheel aan de orde stellen. Dat we hierbij ook aandacht besteden aan het voorkomen van deze verschijnselen tussen collega's heeft te maken met het feit dat het tegen elkaar uitspelen van collega's soms door een cliënt begonnen kan zijn, of dat een eenmaal in gang gezet proces door cliënten wordt uitgebuit.

De essentie is dat iemand opvalt en 'gekozen' is om gepest of gediscrimineerd te worden. Waardoor iemand opvalt of 'gekozen' is heeft te maken met afwijkend-zijn, een afwijkende mening hebben of zich afwijkend gedragen ten opzichte van bepaalde in een groep geldende regels, normen en waarden. Als er echter een goede, positieve werksfeer heerst van respect voor elkaar, mensen in hun waarde laten en teamproblemen bespreekbaar maken, zal het ondanks verschillen niet gauw tot pesterijen komen. Frustraties en spanningen vormen wel de basis voor het kiezen van een katalysator of zondebok om de frustraties en spanningen op af te reageren. Het gekozen (collega)- slachtoffer kan ook bij toeval in dit proces terecht zijn gekomen. Dit gebeurt bijvoorbeeld als men iets voor de grap gedaan heeft en de bewuste collega reageert hier op een vreemde wijze op.

Zo kan een sfeer van psychoterreur ontstaan. De gevolgen hiervan kunnen onder andere zijn dat collega's (al dan niet via cliënten) tegen elkaar worden uitgespeeld, er een onwerkbare situatie ontstaat en uiteindelijk de uitstoting volgt, wat uitmondt in het zich ziek melden of het vertrek van een collega. Het spreekt vanzelf dat dit de werksfeer en daarmee de collegialiteit niet ten goede komt.

Cliënten kunnen zich ook jegens verpleegkundigen discriminerend of pesterig gedragen. Pesten en discrimineren komen ook voor tussen cliënten onderling, al is dit niet altijd duidelijk waarneembaar. Zo gauw een verpleegkundige signalen hiervan opvangt, moet er aandacht aan besteed worden.

Het proces dat aan pesten en discrimineren ten grondslag ligt, heeft een min of meer voorspelbaar verloop:

1. Er wordt een conflictueuze sfeer geschapen en iemand wordt 'uitgekozen' en wel of niet 'geschikt bevonden'.
2. Met de gekozene wordt een openlijk of verborgen conflict aangegaan. Er ontstaat groepsbinding bij de tegenstanders.
3. Het stadium van psychoterreur is aangebroken en de gekozene gaat fungeren als katalysator.
4. Afstoting en uitstoting vinden plaats via allerlei vormen van pestgedrag of discriminatie.
5. De gekozene (het slachtoffer) komt klem te zitten en zal weg willen uit deze pijnlijke en lastige situatie. Het vluchtgedrag kan zijn: automutilatie, (poging tot) suïcide, depressie en ziekmelding.

Mobbing en discriminatie kunnen het karakter hebben van seksuele intimidatie of daarin overgaan.

2.10.1 Beroepshouding

Het is ieders verantwoordelijkheid om bij te dragen aan een sfeer van collegialiteit en veiligheid. Signalen die wijzen op mobbing en discriminatie moeten bespreekbaar worden gemaakt of – voor zover het om collega's gaat – worden aangemeld bij een daarvoor ingestelde commissie binnen de organisatie.

Als je als verpleegkundige te maken krijgt met cliënten die het slachtoffer zijn van pestgedrag, voorkom dan dat je hierin meegezogen wordt. Dit risico is groot, als je meelacht. Het is, in plaats van mee te lachen, zaak je afkeuring te laten blijken over dergelijk gedrag. Laat niet merken dat je er geërgerd over bent, want daarmee kun je geprovoceerd worden door cliënten die je willen uitspelen. Dus wijs alleen het type gedrag af en kies geen partij. Vermijd het uitspreken van schuld, onschuld of een veroordeling van personen. Voorkom dat er daders worden aangewezen. Beschouw het als een signaal dat er aan de sfeer iets moet veranderen.

Het slachtoffer van de pesterijen/discriminatie moet overigens wel beschermd worden. De gepeste/gediscrimineerde cliënt kan het stadium bereiken dat het hem 'de strot uitkomt' en zich dermate in het nauw gebracht voelen dat er bij hem suïcidale gedachten ontstaan, dat hij ziek wordt of de neiging krijgt geweld te plegen jegens de belager(s).

2.11 Seksuele intimidatie

Beroepshalve verkeer je regelmatig in de intimiteitsruimte van de cliënt. Op jouw initiatief verkeert de cliënt dan ook in jouw intimiteitsruimte. Strikt genomen gaat het om de rol van de verpleegkundige en de rol van de cliënt als cliënt. De nabijheid wordt rolmatig bepaald. Gegroeid contact en betrokkenheid kunnen sfeerbepalend worden in de omgang met elkaar. Onbewust worden er zelfs grenzen verlegd, zowel in het uitspreken van een compliment als het geven van een schouderklopje.

Naarmate verpleegkundige en cliënt elkaar beter leren kennen, is het zaak als verpleegkundige alert te blijven op grensverleggend en jouw grens overschrijdend gedrag. Zo gauw je vindt dat er grenzen overschreden worden, dien je dat bespreekbaar te maken. Je stelt dan ook vast onder welke voorwaarden je beroepshalve met de betrokken cliënt kunt blijven werken. In situaties waarin je in het kader van thuiszorg, kraamzorg, woonbegeleiding of nazorg na een behandeling beroepshalve bij de cliënt thuiskomt, treed je als verpleegkundige rechtstreeks in de persoonlijke sfeer, de intimiteitssfeer van de cliënt.

2.11.1 Waar ligt de grens?

Een compliment krijgen voor je kunde en kennis van zaken is nooit weg. Een compliment krijgen voor je haardracht – kan dat ook? Mogelijk vind je dat het eraan ligt wanneer, hoe en in welke omstandigheden het gegeven wordt. Op het moment dat je merkt dat je dergelijke opmerkingen lastig vindt, omdat je niet weet wat je ermee moet of omdat ze in je gedachten blijven spoken, luidt het advies andermaal: maak het bespreekbaar!

Wees duidelijk voor jezelf en de cliënt hoe je omwille van de zorg met elkaar omgaat. Duidelijkheid is vooral zeggen wat je wél wilt in plaats van wat je niet wilt. Zeggen: 'Ik wil dat je van me afblijft' in plaats van: 'Ik wil niet dat je aan me komt' is krachtiger.

Een compliment over je zachte handen bij het aanraken van de huid, kan dat? Een opmerking dat je altijd zo opgewekt bent, zal weer anders overkomen dan dat je er zo lief of stoer uitziet. Wat betekent een opmerking dat je 'zo lekker slank bent'? Allemaal opmerkingen die best positief bedoeld kunnen zijn, maar wel de grens passeren van de beroepsrol en tamelijk persoonlijk worden. Als een mannelijke of vrouwelijke cliënt tegen jou als mannelijke verpleegkundige zegt het verpleegkundig beroep toch eigenlijk niks voor een man te vinden, kan dat een uitdaging zijn voor een goed gesprek. Het wordt anders als de cliënt zegt dat mannelijke verpleegkundigen waarschijnlijk 'mietjes' zijn. Wanneer kun je spreken van seksuele intimidatie?

2.11.2 De omschrijving

Seksuele intimidatie staat voor lastig worden gevallen met ongewenste, eenzijdig seksueel getinte aandacht, variërend van suggestieve opmerkingen en betasting tot aanranding en verkrachting of pogingen daartoe.

In de omschrijving ligt subjectiviteit besloten, want degene die seksueel geïntimideerd wordt, bepaalt of dat ongewenst is. Dat maakt het niet gemakkelijk, noch voor jezelf, noch voor de cliënt. Stemming en interpretatie, maar ook de met de cliënt opgebouwde relatie, spelen een rol bij het bepalen wanneer iets valt onder de omschrijving van 'seksuele intimidatie'. Vanwege deze subjectiviteit kan de neiging ontstaan de intimidatie maar te negeren, in de trant van 'misschien ligt het wel aan mijzelf'. Als de intimidatie niet heel erg duidelijk is, moet je er zelf uitkomen en nog maar afwachten of een leidinggevende of collega het serieus opvat. Misschien lachen ze er wel om. Maar jij zit ermee.

2.11.3 Man- en vrouwbeelden

Zowel vrouwen als mannen kunnen seksueel geïntimideerd worden. Vrouwen worden meestal door mannen seksueel geïntimideerd. Als vrouwen andere vrouwen op dezelfde manier benaderen, zal dat niet onmiddellijk als seksuele intimidatie worden gezien. Het wordt pas als seksuele intimidatie herkend op het moment dat de grens al ver overschreden is en bijvoorbeeld verliefdheid en seksuele aantrekkingskracht uitgesproken worden.

Mannen kunnen seksueel geïntimideerd worden door vrouwen en door mannen. Dat laatste gebeurt meestal door een man aan te vallen op zijn vermeende gebrek aan mannelijkheid. Dat geldt met name in verzorgende beroepen. Maar wat is mannelijk? Is een gynaecoloog een mannelijk beroep? Is een mannelijke verpleegkundige mannelijk? Alle mannen hebben overeenkomsten als man, maar wat is mannelijk? Alle vrouwen hebben overeenkomsten als vrouw, maar wat is vrouwelijk? Wat wordt door vrouwen mannelijk gevonden? Wat wordt door mannen zelf mannelijk gevonden? Zijn het beoefenen van een krachtsport en overvloedige lichaamsbeharing mannelijk? De conclusie kan zijn dat er verschillende mannelijke identiteiten bestaan. Mannen zijn niet zus of zo. En vrouwen evenmin.

Bij confrontatie met seksueel intimiderend gedrag is het zaak niet te vervallen in clichés als 'zo zijn mannen nu eenmaal' of 'alle vrouwen vinden …'. Het zijn gedachten die er al te gemakkelijk toe leiden om je bij een situatie neer te leggen en niets te doen. Seksuele intimidatie is grensoverschrijdend en ongewenst gedrag, waarop de persoon van wie het uitgaat aangesproken kan worden. Het is niet onvrouwelijk of onmannelijk om een grens te stellen in het omgaan met jou als verpleegkundige.

Alles wat hiervoor genoemd staat heeft nog betrekking op het kunnen oplossen en aanpakken van de intimidatie op gespreksniveau. Het wordt anders als het gaat om aanranding en verkrachting of pogingen daartoe.

Dan is het zaak om aangifte te doen bij de politie, het voorval te melden in de organisatie en te hopen op zo goed mogelijke medische zorg, opvang van collega's en leidinggevende. Ook mag verwacht worden dat er, indien gewenst, professionele hulp voor de verwerking beschikbaar is.

Meneer M. (48 jaar) is een cliënt die al jaren alleen woont en woonbegeleiding krijgt. Op het moment dat woonbegeleidster Saskia volgens afspraak langskomt, heeft hij de televisie aan en zit hij te kijken naar een pornofilm. Saskia kent meneer M. al langer en is met haar twintig jaar werkervaring wel een en ander gewend. Ze vraagt of de tv uit kan. M. reageert boos door te stellen dat het zijn huis is. Hij pakt Saskia bij de arm, wijst op de beelden en zegt dat dat natuurlijk is en dat zij het toch ook wel lekker vindt.

Saskia wil het contact met de cliënt wel behouden. M. zegt dat hij met haar over de film wil discussiëren. Ze weet van de problemen van M. Ze stelt hem nog een keer voor de keuze: 'Uit of ik ga nu weg.' M. draalt met het uitzetten. Saskia gaat weg. Hij probeert haar alsnog terug te roepen door te zeggen dat de tv nu uit is. Te laat, Saskia is vertrokken.

De volgende vragen gaan nu door haar hoofd: heeft ze te zwaar aan dit voorval getild? Zal ze het contact met M. kunnen behouden? Hoe moet het nu verder? M. hééft problemen met zijn seksualiteit; hoort het bij de begeleiding om het daarover te hebben? Saskia vraagt zich ook af of ze het voorval wel uitgebreid aan de orde moet stellen in het team. Ze heeft geen idee hoe erop gereageerd zal worden en het geeft een hoop gedoe. 'Misschien gewoon toch maar een notitie in het dossier', denkt ze.

Met veel tegenstrijdige gevoelens en gedachten gaat Saskia op weg naar de volgende cliënt.

Deze situatieschets geeft aan dat duidelijk zijn en grenzen stellen belangrijk is, maar dat het voorval toch blijft knagen en de kwaliteit van zorg het volgende contact kan beïnvloeden. Bang zijn voor 'het gedoe' kan er gemakkelijk toe leiden dat er niet over gesproken wordt. Het gevolg is dat het bij Saskia een rol blijft spelen, zeker in het contact met deze cliënt. Bovendien weet je nooit zeker op welke wijze de cliënt het voorval gaat gebruiken. Het is belangrijk dat dergelijke voorvallen bekend worden bij andere betrokkenen en dat er collegiale steun en opvang wordt geboden om twijfel over het eigen handelen op te heffen.

Als een cliënt zich tegenover een verpleegkundige seksueel intimiderend gedraagt, kan dit bewust gebeuren, maar het kan ook een gevolg zijn van een ziekelijke toestand. Bij dit laatste hoeft het niet om bewuste seksuele intimidatie te gaan, maar het blijft desondanks agressief-gewelddadig gedrag. Ter illustratie van een dergelijk voorval: een schizofrene man grijpt bepaalde vrouwelijke verpleegkundigen bij de borsten. Hij vond dat de oermoeder meer melk aan de wereld moest geven en dat hij de opdracht had daarbij te helpen.

Dit voorval had mogelijk niets te maken met seksuele intimidatie, ook al kon het wel zo worden uitgelegd. Wel valt het onder grensoverschrijdend gedrag en is er sprake van geweld jegens de verpleegkundige vanuit een waandenkbeeld.

Psychotische cliënten zitten veelal in de knoop met hun gevoelsleven en de daaraan gekoppelde psychosociale problematiek. Hun gedrag van meestal verbaal seksueel getinte uitingen kan opgevat worden als seksuele intimidatie. Maar net als bij de zojuist genoemde schizofrene man is er ook hier geen sprake van gerichte vernedering door seksuele intimidatie.

Bij cliënten met persoonlijkheidsstoornissen ligt dit anders. Bij hen is naast (onbeheersbare) invloeden vanuit hun innerlijke 'chemische fabriek' veelal wel behoefte om seksueel te intimideren. Dit hangt samen met hun behoefte aan machtsuitoefening via manipulatie, provocatie en bedreiging. Die gedragingen komen in ▶ hoofdstuk 3 aan de orde.

2.11.4 Intimidatie door een collega

Als zich seksuele intimidatie voordoet onder het personeel, is het zaak dit aan de orde te stellen. Het kan wellicht tussen de betrokkenen bespreekbaar worden gemaakt, het kan ook aanhangig worden gemaakt bij een vertrouwenspersoon (bedrijfsarts, maatschappelijk werker of personeelsfunctionaris) of bij de commissie die daarvoor in het leven is geroepen. Uiteindelijk voorziet de Arbowet (Arbeidsomstandighedenwet) erin dat er maatregelen getroffen kunnen worden.

2.11.5 Indirecte intimidatie

Seksuele intimidatie kan soms ook heel indirect worden uitgeoefend. Dat is het geval als er op 'die' manier in jouw aanwezigheid tussen cliënten of tussen anderen over jou gepraat wordt of via plaatjes en teksten die naar jou verwijzen.

Uit seksuele intimidatie voortvloeiende afwijzing (gezichtsverlies voor de ander) en niet ingaan op de verliefdheid of andere verlangens van de ander kan leiden tot gedrag dat lijkt op 'stalking' (belaging) of dat misschien al is.

2.11.6 Beroepshouding

Een reactie op ongewenste (verdachte) complimenten kan zijn: 'Dat je/u mij lief, schattig en sexy of iets dergelijks vindt, is prima, maar ik wil dat jij/u ermee ophoudt dat tegen mij te zeggen. Ik ben verpleegkundige en mijn werk is jou/u te … Niet meer en niet minder.'

Gebruik vooral zogenaamde ik-boodschappen en benoem daarbij zo veel mogelijk wat je wel wilt/vindt en kunt betekenen. 'Ik vind …' of 'ik wil …' is krachtig als begin van een zin.

Probeer de situatie eerst met de cliënt te bespreken en op te lossen. Wie weet is dat de kortste en gemakkelijkste weg. Het komt aan op jouw duidelijkheid, vastberadenheid en grenzen durven en kunnen stellen. Een andere reactievorm wordt besproken in ▶ paragraaf 5.10.

> Seksuele intimidatie tussen cliënten moet gemeld worden bij de eindverantwoorde-
> lijke behandelaar.

Mathilde Bos (2000) geeft in haar boek *Seksuele intimidatie in de zorg* bruikbare informatie over wat er kan gebeuren en de stappen die genomen kunnen worden ter ondersteuning van de verpleegkundige.

2.12 Belaging (stalking)

Belaging is de Nederlandse term voor het verschijnsel stalking. Stalking betekent: bespie-den. In de meeste gevallen gaat het daarbij om het bespieden van een bepaalde ander. Doorgaans zorgt de belager ervoor dat die ander het ook weet dat hij of zij bespied wordt. Dat kan zijn door op te vallen, bijvoorbeeld door steeds op hetzelfde tijdstip ergens te verschijnen en zichtbaar te zijn. Het kan ook door briefjes achter te laten of te sturen met een bepaalde boodschap, en regelmatig (mobiel) op te bellen.

> **Wet belaging**
> In het jaar 2000 trad in Nederland de Wet belaging in werking. De omschrijving van belaging in de wet luidt: '(…) Het wederrechtelijk stelselmatig opzettelijke inbreuk maken op een anders persoonlijke levenssfeer met het oogmerk die ander te dwingen iets te doen, niet te doen of te dulden dan wel vrees aan te jagen.'

Soms zoekt de belager direct contact, soms is er alleen sprake van indirect contact. Vaak is er wel contact geweest met degene die belaagd wordt. Als er geen sprake is van een eerdere, verbroken (liefdes)relatie, heeft de belager in veel gevallen in werkverband contact gehad met degene die belaagd wordt, zoals bij een opname in een ziekenhuis, bij woonbegelei-ding of in de thuiszorg.

De drijfveren van belagers zijn divers. Het kan gaan om aan te geven (heimelijk) ver-liefd te zijn op die ander, of afgewezen te zijn. De belager gaat fanatiek door om duidelijk te maken dat het serieus is. De drijfveer kan ook boosheid zijn; dat is het geval bij verbroken relaties. Hoe dan ook, belaging schept een dreigende en angstwekkende sfeer voor degene die er het object van is geworden. De belager kan op ieder tijdstip en op elke locatie op-duiken. Het belagende gedrag kan extreme vormen aannemen.

Hoewel de meeste belagers mannen zijn, zijn er ook vrouwen die hun object bestoken met briefjes en telefoontjes. Belagende mannen wachten eerder bij de auto op de parkeer-plaats of vertonen zich regelmatig in de nabijheid van de woning van hun object.

> Van belaging gaat provocatie en bedreiging uit.

2.12.1 Beroepshouding

Als je de indruk hebt dat jij object bent van stalking ofwel belaging, zorg er dan voor dat een te vertrouwen ander het weet. Meld het ook bij de politie. Zelf in contact treden met de stalker houdt een geweldsrisico in.

2.13   Manipuleren, provoceren en bedreigen

Hoewel op manipuleren, provoceren en bedreigen nader wordt ingegaan in ▶ hoofdstuk 3, geven we hier enkele essenties van dit gedrag weer. Ook dit gedrag is een vorm van geweld.

Vooral verpleegkundigen die op gestructureerde afdelingen werken, zoals gesloten afdelingen, ervaren vaak de nodige spanning. Immers, de afdelingsregels en afspraken dienen 'bewaakt' te worden. Dit biedt optimaal gelegenheid aan cliënten die willen manipuleren en provoceren, wat vaak resulteert in een dreigende situatie of een rechtstreekse bedreiging. De aanname is dat opgesloten zijn tegen de menselijke natuur indruist en dat de mens daarom strategieën zal ontwikkelen om zijn vrijheid te herwinnen. Het verkennen van de grenzen bij het verpleegkundig personeel is voor deze cliënten een uitdaging.

Manipuleren en provoceren zijn niet uitsluitend gekoppeld aan verblijf op een gesloten afdeling of beperkte bewegingsvrijheid. Het kan ook gaan om het afdwingen van hulp. Het tegen elkaar uitspelen van personeel om een zekere macht te ervaren, of anderen in verlegenheid te brengen, valt hier ook onder. Ook bij seksuele intimidatie is sprake van provocatie en bedreiging.

In ▶ hoofdstuk 3 wordt ingegaan op achtergronden van dit soort gedragingen en staan overwegingen beschreven voor het hanteren ervan. Voor alle duidelijkheid, bijna iedereen manipuleert of provoceert weleens, ook in therapeutische zin. In dit boek doelen we uitsluitend op mensen voor wie dit een dagelijkse, exclusieve levensstijl en overlevingsstrategie is geworden. Dit kan zo zijn gegroeid door opvoeding en socialisatie, zowel in het gezin van herkomst als in instellingen, of door veranderde levensomstandigheden, zoals bij verslaafden het geval is.

2.14   Mishandeling

Mishandeling betekent geweld plegen op iemand. Het begrip mishandeling wordt veelal gebruikt voor geweldpleging binnen de relationele sfeer, zoals vrouwenmishandeling en andere vormen van partnermishandeling. Kindermishandeling en ouderenmishandeling komen behalve in de relationele sfeer ook voor in instellingen.

Je kunt beroepshalve te maken krijgen met cliënten die mishandeld zijn en met hun mishandelaar(s). Dat kan de nodige spanning, frustratie en boosheid oproepen, vooral jegens de (vermoedelijke) dader.

Meestal gaat het om een vermoeden van mishandeling, waarbij de meegekomen en bezoekende gezins- of familieleden zich onwetend en veelal ontkennend opstellen. Voor de verpleegkundige betekent dit dat hij zowel een houding moet aannemen jegens de cliënt als jegens de (eventueel) op bezoek komende mishandelaar. Er wordt van de verpleegkundige verwacht zeer alert te zijn op signalen die wijzen op (kinder)mishandeling. Signalen zijn bijvoorbeeld verwondingen die niet in overeenstemming lijken met het verhaal over de oorzaak of met de leeftijd van het kind. Het opvallendste signaal is echter als blijkt dat veel tijd verstreken is tussen het tijdstip van het zogenaamde ongeluk en de komst naar het ziekenhuis. Er wordt van uitgegaan dat ouders bij een ongeluk onmiddellijk reageren, bezorgd zijn en zo snel mogelijk geholpen willen worden.

De verpleegkundige kan bij het vermoeden van kindermishandeling geconfronteerd worden met eigen boosheid en verontwaardiging, zeker als de mogelijke veroorzaker met het kind meegekomen is. Het kan moeilijk zijn die boosheid of verontwaardiging niet te laten merken. Toch is een neutrale opstelling heel belangrijk. Het gaat om het kind. Het kan in zo'n situatie helpen om een opmerking te maken dat je de toestand of wat gebeurd is erg naar vindt. Daarmee geef je alleen uitdrukking aan je eigen gevoel. Pas op voor enige vorm van beschuldiging. Er is alleen een vermoeden en met dat vermoeden moeten andere instanties aan de slag.

> Het is belangrijk op de hoogte te zijn van het protocol met betrekking tot signalering of vermoeden van kindermishandeling.

Een specifieke vorm van kindermishandeling is gerelateerd aan een syndroom: Münchhausen-'by-proxy'-syndroom. Hierbij gaat het om het toebrengen van letsel aan het eigen kind, waardoor de ouder (meestal de moeder) opnieuw de aandacht van artsen en verpleegkundigen op zich weet te vestigen. Het door de ouder toegebrachte leed wordt gebruikt als middel. Het manipulatieve in het gedrag van de ouder zit in het feit dat er steeds voor gezorgd wordt dat telkens andere beroepsbeoefenaren ingeschakeld worden.

Bij volwassen mishandelde cliënten moet vooral steun geboden worden en is het inschakelen van een medisch-maatschappelijk werker, een psycholoog of andere deskundige veelal gewenst. Dit geldt ook voor slachtoffers van huiselijk geweld, meestal mishandelde vrouwen. Alertheid op signalen is geboden. Als verpleegkundige moet je letten op het soort verwondingen en het verhaal van de cliënt. Psychosociale hulp is voor de cliënt belangrijk. Het kan een extra belasting voor de verpleegkundige zijn als de mishandelende partner, eventueel met kind en bloemen, op bezoek komt. Het kan frustrerend zijn als de vrouw na ontslag gewoon weer mee naar huis gaat alsof er niets gebeurd is. 'Waarom blijft ze bij die man, waarom gaat ze niet weg?' kunnen gedachten zijn waarmee de verpleegkundige achterblijft.

Bovenstaande geldt uiteraard ook voor mishandelde mannen. Mishandeling komt voor in zowel heteroseksuele, homoseksuele als lesbische relaties en is meestal structureel van aard.

> **Huiselijk geweld?**
> Een jonge vrouw en haar vriend komen naar de Spoedeisende Hulp. De vrouw is mishandeld en zegt ineens dat ze niet mee terug wil met hem, waarmee de vriend be-

doeld wordt. Hij reageert eerst verrast en daarna stelt hij dat ze met hem teruggaat. Hij zegt tegen de verpleegkundige dat hij haar terug wil en wordt steeds bozer.

De verpleegkundige staat ertussen. Wat te doen? Proberen hen apart te zetten? Beveiliging bellen? Politie bellen? Hoe dan ook, het zal even duren voordat er iemand is en daar moet je iets mee. Probeer beiden apart te zetten. Geef aandacht aan de man om hem te kalmeren. Zorg dat de beveiliging ingeschakeld wordt en bel de politie. De vrouw kan aangifte doen – wil ze dat niet, dan heeft de politie per regio een protocol 'huiselijk geweld'.

Veel mishandelaars in de gezinssfeer zijn zogenaamde probleemdrinkers. Naarmate iemand meer en langduriger veel alcohol heeft gebruikt, neemt de kans op agressief-gewelddadig gedrag toe. Alcohol beïnvloedt de waarneming en het beoordelingsvermogen. Een opwindingstoestand gaat gemakkelijk over in mishandeling. Een opwindingstoestand wordt doorgaans veroorzaakt door conflicten over geld en gedrag. Ook drugsgebruik en psychiatrische problematiek kunnen hierbij een rol spelen.

Ernstige persoonlijkheidsstoornis

Een cliënt ging vanwege zijn alcoholprobleem op aandringen van zijn vrouw naar een hulpverlenende instantie. De druk was groot: 'Hulpverlening of ik ga bij je weg.'

De psychiater vertelde de man dat hij leed aan een ernstige persoonlijkheidsstoornis, iets wat niet te genezen viel. De man vertelde zijn echtgenote dat hij ongeneeslijk ziek was en dat ze daar rekening mee moest houden.

De ongeneeslijke ziekte was tevens de verklaring voor zijn geweldsexplosies (mishandeling). En als vrouw laat je toch niet je ongeneeslijk zieke man in de steek?

Bovendien, als je ongeneeslijk ziek bent, drink je weleens wat om dat te verwerken.

Uiteraard gaat niet alle mishandeling binnen een gezin of relatie gepaard met drankmisbruik. En mishandeling resulteert ook niet altijd in lichamelijk letsel. Veel mishandeling bestaat uit structureel aanhoudende vernederingen.

Wolf in schaapskleren

Er komt een melding binnen van een ongeval en de ambulance vertrekt naar het opgegeven adres. Een vrouw is gewond geraakt. Aanwezige vrienden vertellen dat ze denken dat haar nek gebroken is en dat ze daarom de ambulance hebben gebeld. Ze zijn erg ongerust. De partner van de vrouw zit terneergeslagen op een stoel. De vrouw wordt samen met de partner vervoerd naar het ziekenhuis. Hij is zeer bezorgd, maar wordt gerustgesteld door de verpleegkundige. In het ziekenhuis aangekomen vertelt de vrouw van de trap gevallen te zijn. De volgende dag komt de partner met bloemen. Hij doet zich aardig, correct en charmant voor tegenover de verpleegkundigen en is bezorgd om zijn vrouw. Na enkele dagen verlaat de vrouw het ziekenhuis. De verpleegkundigen hebben zo hun vermoeden dat er meer aan de hand is. Er is geen bewijs voor mishandeling.

> De werkelijkheid: de man heeft de vrouw stelselmatig met het hoofd tegen de muur geslagen, getrapt, tegen de grond gegooid en op haar gestampt. Ze heeft blijvend letsel aan een knie overgehouden en worstelt nog steeds met rug- en nekletsel. In gesprekken geeft zij aan dat ze 'zichzelf kwijt is'. De zekerheden zijn weg en haar zelfvertrouwen en zelfbeeld liggen in duigen.

2.14.1 Beroepshouding

Bij eigen boosheid en verontwaardiging over de confrontatie met vermoede mishandelaars is het belangrijk niet openlijk partij te kiezen. Ook als de cliënt je de achtergrond van het letsel heeft toevertrouwd, blijf je dan toch neutraal opstellen, maar geef wel aan dat je de cliënt in contact kunt brengen met een medisch-maatschappelijk werker. Als een cliënt laat merken te balen over de opname van hem- of haarzelf, partner of kind, kun je laten weten dat jij het ook ellendig voor hem of haar vindt dat het zo ver is gekomen.

Het is aan de verpleegkundige om een vermoeden van mishandeling of toevertrouwde informatie hierover bespreekbaar te maken in het team en/of te melden.

2.15 Begripsbepaling: agressie, geweld en agressief-gewelddadige uitingen

Ondanks de verschillende benamingen die gebruikt worden om een ander psychisch en fysiek leed toe te brengen, blijft het gaan om agressieve energie die gewelddadig geuit wordt.

Een kind heeft agressieve energie nodig om te leren lopen. Een herstellende cliënt heeft agressie nodig om zijn grenzen te verleggen en weer aan de slag te kunnen. We spreken dan van doorzettingsvermogen. Dit zijn twee voorbeelden van het constructief gebruiken van agressieve energie. We definiëren agressie als levensenergie.

Het negatief gebruiken van deze agressie of levensenergie noemen we geweld.

Geweld kan heel subjectief worden ervaren, zelfs zonder dat de ander de intentie heeft gewelddadig te zijn (bijvoorbeeld bij gedwongen medicatie).

Geweld definiëren we als aanwending van destructieve kracht en antipathie jegens mensen om een bepaald doel te bereiken, of als doel in zichzelf. Strikt genomen zijn gewelddadige uitingen, acute geweldsituaties en negatieve agressie te beschouwen als agressief-gewelddadige uitingen.

Het onderscheid tussen geweld en agressie is mede van belang om te kunnen inschatten voor wie de lading ervan bestemd is, welke functie deze heeft en op welke wijze omvorming kan plaatsvinden. Bovenal gaat het om de vraag: 'Waar staat de agressie voor bij deze cliënt?'

2.15.1 Beroepshouding

Als een cliënt zich agressief-gewelddadig uit, zou je bijvoorbeeld de volgende vraag kunnen stellen: (naam cliënt krachtig noemen en vragend blijven) '*Weet je wel zeker dat je boosheid (agressie) voor mij bestemd is?*' (eventueel vraag herhalen).

Het kan namelijk gebeuren dat een cliënt zo veel leed heeft ervaren (zoals mishandeling of rouw) dat het uiten daarvan op jou gericht wordt. Het is dan zaak je eigen rol als verpleegkundige duidelijk te houden en een weg te vinden voor het legaal uiten van deze agressie.

Confrontatie met agressie of geweld is, hoe dan ook, op zijn zachtst gezegd lastig. Het komt altijd ongelegen en er is eigenlijk geen tijd voor. Toch zullen verpleegkundigen moeten luisteren naar de boodschap achter de agressie van de cliënt. We dienen ons af te vragen: 'Waarom gaat het op dit moment niet goed met de cliënt?', 'Welke oorzaken hebben geleid tot de agressie, machteloosheid en angst?' Afhankelijk van de aandoening waarvoor de cliënt is opgenomen, moet worden bepaald of hij hulp moet krijgen bij het reguleren van zijn eigen agressiehuishouding.

Provocaties, manipulaties en bedreigingen als levensstijl

3.1   Manipuleren, provoceren en bedreigen

Sommige mensen manipuleren, provoceren en bedreigen, soms als spel, soms als therapeutische interventie. Tot op zekere hoogte hoort dit bij het normale sociale verkeer, bijvoorbeeld het manipuleren van verlangens door reclame. Waar het in dit hoofdstuk echter om gaat, is het manipuleren, provoceren of zelfs bedreigen van mensen als levensstijl. Over het algemeen wordt dan gesproken van lastig gedrag. Hier volgen enkele voorbeelden.

Lastig gedrag op een psychiatrische afdeling
Meneer S. is opgenomen in een psychiatrische kliniek. Hij kan heel innemend en vriendelijk zijn, maar op andere momenten weer zeer dreigend. Dan eist hij van de verpleegkundige dat hij of zij allerlei afdelingsregels (bijvoorbeeld afspraken over tijd) voor hem niet laat gelden. Meneer S. probeert telkens weer grenzen rond eenmaal gemaakte afspraken te overschrijden. Hij is afkeurend tegenover vrouwen die hem regels op willen leggen en speelt ze graag tegen elkaar uit. Toch escaleert het zelden bij de vrouwelijke verpleegkundigen en juist wel bij de mannelijke. Omgaan met het gedrag van meneer S. is vermoeiend. Van tijd tot tijd laat hij weten dat hij je weet te vinden of je telefoonnummer kent. Zo heeft hij bij iedere verpleegkundige wel een privépunt. Hierdoor heeft hij een zekere macht over het personeel gekregen.

Mevrouw K.
Mevrouw K. is een eisende, dwingende vrouw. De vrouwelijke verpleegkundigen vinden haar claimend. Ze is herstellende van een aantal verwondingen na een verkeersongeluk. Ze heeft een klacht ingediend jegens een mannelijke verpleegkundige vanwege 'lichte seksuele intimidatie'. Collega's kunnen zich dat niet voorstellen. Waar of niet waar, in elk geval heeft ze hierdoor heel wat teweeggebracht.

Spoedeisende Hulp
Een provocerende opmerking van een wachtende bezoeker: 'Sloof je niet zo uit, het is maar een junk.'

Meneer A., een verstandelijk gehandicapte man van 45 jaar
Meneer A. behoort tot een hoogniveaugroep. Hij kan op een heel verkrampte manier zeggen: 'Ik vind jou zo lief.' Hij doet voornaam, waardoor hij door vreemden vaak overschat wordt. In de woongroep neemt hij een ietwat eenzame positie in. Hij heeft geen contact met de anderen. Hij bepaalt zelf wanneer hij wil eten of andere zaken uitvoert, met als gevolg dat er steeds strijd is over regels en afspraken. Vooral met de vrouwelijke begeleiding komt hij gemakkelijk in conflict. Dan gaat hij dreigen met slaan, met stoelen gooien, enzovoort. Het gaat echter vooral om veel verbaal geweld, waarbij hij dicht op je gaat staan.

Bezoek op de afdeling Chirurgie

Drie zoons bezoeken hun onlangs geopereerde moeder. De aankondiging van de verpleegkundige dat het bezoek afscheid moet nemen, raakt hen niet. Ze blijven ook na herhaald aandringen om te vertrekken zitten en maken de verpleegkundige belachelijk. Ze provoceren en zeggen dat dit goed voor moe is en dat zij ziektekostenpremie betalen.

Jacob

Jacob is 15 jaar en was thuis de zondebok. Hij ging naar een school voor moeilijk lerende kinderen. Zijn vader staat bekend als een hardwerkende man en heeft een bedrijfje in tractoronderdelen. Jacob bleek thuis niet te handhaven en werd naar een internaat gestuurd. Hij is vaak heel behulpzaam, maar verbergt dit steeds met machogedrag. Hij doet stoer. Als er andere jongeren bij zijn, laat hij graag zien dat hij zomaar een groepsleidster bij de borsten durft te pakken. Hij neemt het op voor anderen en lokt graag conflicten uit, die ook wel escaleren in geweld. Als Jacob zijn goede momenten heeft, spant iedereen zich in om het zo goed mogelijk te houden. Iedereen doet gezellig en aardig. Dat zijn dan tevens weer de momenten waarop Jacob vooral in seksueel opzicht grenzen overschrijdt en met de regels gaat sjoemelen.

Levensgeschiedenis van Sjoerd

Sjoerd is inmiddels 27 jaar. Zijn vader heeft een periode in de gevangenis gezeten wegens een gewapende overval op een benzinestation. Hierbij is geschoten en zijn er slachtoffers gevallen. Over deze periode werd thuis altijd gezwegen. Dit kon omdat Sjoerd 12 was toen zijn vader vrijkwam.

Sjoerd verbleef toen al regelmatig in diverse tehuizen. Zijn moeder vertelde over zijn vader dat hij op zee was en als kapitein voer op een groot schip. De moeder is een labiele, zwakbegaafde vrouw.

Sjoerd heeft na een verblijf in tehuizen een paar keer een inzinking gehad ten gevolge van alcohol- en drugsgebruik. Hij is daarvoor met een inbewaringstelling (IBS/collocatie) opgenomen geweest in de psychiatrie. Hij kon sterk ontremd gedrag vertonen en gooide met alles wat in zijn nabijheid lag.

Een poging om hem zelfstandig te laten wonen is mislukt. Een vorm van begeleid wonen ging een jaar goed. Zijn provocerende gedrag en zijn lichaamskracht maakten de situatie in huis onhoudbaar. Afpersing onder bedreiging met een mes leidde tot arrestatie en uiteindelijk tot plaatsing in een gesloten unit van een instelling voor verstandelijk gehandicapten. Zijn IQ is 60-70.

Hij is onlangs opgenomen geweest in het ziekenhuis voor een operatieve ingreep. Om onduidelijke redenen kregen zijn vader en moeder tijdens het bezoekuur ruzie aan het bed van hun zoon. Hierbij hoorde Sjoerd voor het eerst dat er altijd tegen hem was gelogen over de zeevaart en het werk aan de wal om dichter bij vrouw en kind te zijn. Sjoerd hoorde voor het eerst over de gevangenschap van zijn vader. Hij woont nu in een open woongroep en is gespannen en stil. Hij weigert mee te werken aan taken en

> opdrachten en kan sterk ageren. De stilte wordt de laatste tijd echter weer doorbroken door sterk provocerend gedrag. Hij loopt rond alsof hij het voor het zeggen heeft en dreigt medebewoners met fysiek geweld als ze niet doen wat hij hun opdraagt, bijvoorbeeld zijn taken overnemen en sigaretten stelen. De eerste bedreigingen aan het adres van de groepsleiding beginnen nu ook. Hij begint met chantage en manipulerend gedrag en men vermoedt dat hij achter de telefoonterreur zit ten aanzien van de partners van het personeel.

In deze voorbeelden zijn de in ▶ paragraaf 2.4 genoemde aspecten verlies, ontbering, aantasting en bedreiging herkenbaar.

Manipulerend, provocerend en bedreigend gedrag is lastig voor hen die het treft, het grijpt behoorlijk in in het veiligheidsgevoel van de verpleegkundige. Het kan het onderling uitspelen van collega's (manipuleren) betekenen, maar ook het pesten, kwetsen en vernederen (provoceren). Van bedreigen wordt onder andere gesproken in het geval van (seksuele) intimidatie, het bedreigen van de privésituatie (huis-en-haardbedreigingen) en bedreiging met een wapen. Hierbij moet in aanmerking worden genomen dat de spanningsbehoefte bij deze cliënten hoog is. Hun gedrag voorziet in deze behoefte. Opwinding en angst verwerken zij gemakkelijk en horen erbij.

Of iets als manipulatie, provocatie of bedreiging ervaren wordt is afhankelijk van subjectieve beleving. Het verschil tussen de begrippen laat zich niet exact omschrijven. Veel cliënten kunnen met manipuleren of intimideren beginnen en bij het uitblijven van het gewenste effect overgaan tot provoceren en vervolgens tot bedreigen en explosief geweld. In dit hoofdstuk gaan we vooral in op het provoceren.

Het niveau waarop de cliënt functioneert, is bepalend voor de stijl waarin hij manipuleert, provoceert of bedreigt. Bij verstandelijk gehandicapten met een laag niveau kan het, ter voorkoming van storend gedrag, telkens maar toegeven aan het kind (de cliënt) leiden tot claimend gedrag: een overlevingsproces waarin de cliënt er steeds op gericht is zijn zin te krijgen.

Naarmate het niveau hoger is, zal er meer sprake zijn van berekening, mogelijk koele berekening, die leidt tot wraak en afrekening in het criminele circuit.

3.2   Provocaties en structuur: een bron van spanning

Sterk gestructureerde afdelingen of therapievormen kunnen angst teweegbrengen, hetgeen doorgaans leidt tot agressief-gewelddadige uitingen. Bij de cliënten met de in dit hoofdstuk bedoelde levensstijl kan dit de vorm aannemen van provoceren. Te weinig structuur kan evenzeer angst oproepen, omdat het geen houvast biedt en daardoor onzeker maakt. De vraag is dan ook: hoe een compromis te bereiken tussen een teveel aan structuur en een gebrek aan structuur in de omgang met de cliënt.

Het vinden van een juist antwoord wordt bemoeilijkt door het subjectieve beleven van structuur, dat ook nog eens bepaald wordt door de dagelijkse stemmingswisselingen. Voor iemand die wil provoceren, of beter gezegd voor wie provoceren een kenmerk is van zijn eigen dagelijkse levensstijl, biedt de afdelingsstructuur de optimale mogelijkheden.

Immers, om te provoceren is een gunstige voorwaardenscheppende situatie nodig. Er moet iets te provoceren zijn – en dat kan in een omgeving met strikte normen, waarden en regels. De angst voor onvermijdelijkheden wordt omgezet in het uitdagen van die onvermijdelijkheden.

Allerlei min of meer blijvende, vaststaande zaken die een zekere houvast en een zekere structuur bieden, worden overschreden als uitdaging aan de mensen die ze moeten of willen bewaken. De provocerende heeft dan macht, een macht die de vorm kan aannemen van psychisch geweld, waarin vernederingen een wezenlijke rol spelen.

Mensen die opgesloten zitten, die er niet uit mogen maar dat wel willen, worden vindingrijk. Het 'opgesloten zitten' kan evenzeer betekenen dat men zichzelf subjectief als heel onvrij ervaart. Men zit klem in een moeilijke, pijnlijke situatie (intrapsychisch en/of interactioneel). Hierdoor kan manipuleren in de vorm van omkoperij een middel zijn om gunsten of vrijheden af te dwingen, bijvoorbeeld personeelsleden tegen elkaar uitspelen. Het proces kan heel subtiel zijn, tot het bedreigen van 'huis en haard' toe. Bijvoorbeeld: 'Ik weet waar je dochter naar school gaat.' Manipuleren kan overgaan in provoceren door kwetsbare plekken te zoeken bij het personeel.

Kader 3.1 Zwakke plekken

Als mensen je willen uitspelen, manipuleren, pesten of provoceren zoeken ze naar je zwakke plekken. Ken je die van jezelf? Zwakke plekken waar anderen je kunnen raken of macht over je proberen te krijgen, kunnen samenhangen met beroep, sekse, uiterlijk, manier van spreken, enzovoort. Bewust provocerende mensen zullen proberen het punt te bereiken dat je geïrriteerd c.q. emotioneel gaat reageren.

Eigen kwetsbare ofwel zwakke plekken (het zogenaamde zere been) zijn veelal terug te voeren op kleine en grote onverwerkte gebeurtenissen die zomaar, onbedoeld, door een ander geactiveerd kunnen worden. Die onverwerkte gebeurtenissen zijn meestal weer terug te voeren op verlies, ontbering, aantasting of bedreiging in het leven dat je tot dan toe geleid hebt. Bij velen leidt het raken van die kwetsbare plek doorgaans tot boosheid, woede ofwel agressie. Jouw kwetsbaarheid is iets waar je zelf iets aan moet doen. Dat het van jezelf is, blijkt uit het gegeven dat de een zich wél kwaad maakt als bepaalde dingen gezegd worden en de ander niet.

De conclusie is dat naarmate er meer regels, normen en afspraken met een bindend karakter zijn, of wanneer er meer sanctiemaatregelen bestaan, de kans op provocatie groter is. Gevolg: meer conflicten.

Een afdeling met veel structuur kan zo een 'lustoord' worden voor mensen die, om in hun dagelijkse levensbehoeften te voorzien, situaties en relaties of interacties 'moeten' (ver)storen.

Een cliënt die een verpleegkundige provoceert, is eigenlijk bezig die verpleegkundige een bepaalde identiteit op te dringen. Een identiteit die echter niet door de verpleegkundige geaccepteerd wordt. De verpleegkundige gaat zich ertegen verzetten. Dat is niet vreemd, want het doel van de bewuste provocatie is dat de verpleegkundige emotioneel reageert. Vindt de beoogde emotionele reactie niet plaats, dan zal de provocatie worden opgevoerd. Een boze reactie bevestigt dat de provocatie gelukt is.

De provocerende cliënt blijft de verpleegkundige nu benaderen overeenkomstig de opgedrongen identiteit. De cliënt heeft zijn macht getoond en dit geeft hem positieve zelfbevestiging. Hij kan iemand anders immers emotioneel raken.

Een cliënt die een verpleegkundige uitmaakt voor een mietje of een geile beer, zal hem vermoedelijk blijven aanspreken met seksueel getinte opmerkingen. Het subjectieve beeld is het referentiekader geworden. Dit is juist het machteloze of het boosmakende aspect in een dergelijke interactie. Ontsnappen aan het beeld waaraan iemand niet wil voldoen, is bijna onmogelijk. De provocerende heeft de ander in een dwangpositie gebracht, die niet te negeren is.

Zo is een excuus in de trant van 'sorry, ik zal je nooit weer een mietje noemen' een in stand houden van de provocatie. Het steeds weer zinspelen op de geplaatste belediging (als dit tenminste een kwetsbare plek is gebleken) is provocerend. Bovendien kan door provocatie iemand ook nog voor joker worden gezet in de ogen van derden. Deze derden kunnen zowel collega's als medecliënten zijn.

In hoeverre dit opzettelijk wordt uitgevoerd door de cliënten over wie het hier gaat, is de vraag. Het is afhankelijk van de mate van toerekeningsvatbaarheid, maar ook van de mate waarin sprake is van een overlevingsstrategie. Voor de bedoelde cliënten is het een levensstijl geworden. Een manier van zijn.

In hoeverre provoceren, bedreigen en manipuleren lukt, hangt voor een deel af van de mate van ingespeeld zijn op de categorie cliënten met een provocerende levensstijl. Vaak komt het moment waarop een provocatie zich voordoet, uit de lucht vallen en overrompelt het. Dit onberekenbare is een wezenlijk kenmerk van provocatie.

Indien de geldende afdelingsregels onder spanning worden gezet door iemand die ze provoceert, wordt het voor de 'bewakers' van die regels moeilijker. Nog moeilijker wordt de situatie, als het ook nog om regels (normen) gaat waaraan criteria voor normaal gedrag zijn ontleend. Een essentieel aspect van de provocatie is het opheffen van wat geldt als normaal. Nu hoeft dit op zichzelf niet erg te zijn. Het is goed om ingesleten regels van tijd tot tijd eens kritisch te bekijken op hun zinvolheid.

Bij de hier bedoelde cliënten gaat het er echter om door hun handelen en gedrag een ander in diskrediet te brengen of het leven of werken moeilijk zo niet onmogelijk te maken. Het effect van de provocatie is dat de identiteit van de ander in de interactie bedreigd wordt. De emotionaliteit die door het provoceren bij de ander teweeg wordt gebracht, wordt door de provocerende cliënt beschouwd als de winst, in de vorm van zelfbevestiging.

Met het overtreden van normen en regels maakt iemand zich schuldig. Soms neemt een provocerende cliënt de schuld op zich – overigens wel met het doel zich op het juiste moment van de schuld te ontdoen en deze op de ander te schuiven. Uiteraard gaat het erom zichzelf te bevrijden van de last van de geldende normen en regels en de eventuele schuld. De strekking is: 'Wat ik deed was niet goed, maar omdat hij …'

Degene die provoceert wil een conflict. Escalatie van het conflict is niet uitgesloten. De schuld van de eventuele escalatie ligt – of wordt gelegd – bij de ander. Mocht de provocerende cliënt mislukken in zijn of haar provocatie, dan ontstaat een tragisch dilemma: ophouden en voor joker staan of doorgaan met zwaardere middelen.

Voor de verpleegkundige is geen van de twee oplossingen op kortere of langere termijn prettig. Iemand die zichzelf voor joker voelt staan, zal op een beter moment opnieuw kunnen toeslaan. Iemand die doorgaat, maakt de hele interactie tot een bedreigende situatie die in geweld kan uitmonden. Dat is evenmin aantrekkelijk.

Nog complexer wordt de situatie door:

- de overige aanwezige cliënten en anderen;
- de mate waarin de visie op en omgang met de desbetreffende cliënt verschilt onder de collega's ('omkoperij');
- de mate waarin de 'neuzen' van alle behandelaren niet in dezelfde richting wijzen;
- de accommodatie en bouw van de al dan niet gesloten afdeling.

Als de verpleegkundige de strijd niet aangaat, vergroot dat de kans dat de provocateur na enkele pogingen afziet van verdere provocatie bij die verpleegkundige. Hoe een strijd niet aangegaan kan worden, komt in ▶ paragraaf 5.10 en verderop in het boek aan de orde.

3.3 Provocerende levensstijl als overlevingsstrategie

Een cliënt met een provocerende levensstijl beschikt niet over andere mogelijkheden om voor zichzelf op te komen en ongenoegens en onwelbevinden bespreekbaar te maken, om te buigen en op een positieve manier te kanaliseren. Hier ligt een taak voor de verpleegkundige. Provoceren is ooit een geschikte overlevingsstrategie gebleken voor de betrokken cliënt. Hiermee kon hij zich als machteloze staande houden in moeilijke situaties. Het is van belang de provocatie niet te verbieden of onmogelijk te maken of in het zojuist genoemde dilemma verzeild te raken. Er moet gewerkt worden aan betere sociale middelen, zoals het leren van sociale vaardigheden. De cliënt moet leren dat hij zich ook op een andere manier machtig kan voelen, al moet tegelijk worden benadrukt dat het niet eenvoudig is een op zichzelf effectieve levensstijl zomaar te veranderen.

De levensstijl is voor de cliënt een zekerheid geworden, die past bij zijn eigen zelfbeeld. Die levensstijl zal hij niet zomaar veranderen of laten beïnvloeden, want dat brengt zijn eigen zekerheden en eigen zelfbeeld in gevaar. De cliënt aanspreken op zijn misdraging betekent aantasting van zijn zelfbeeld én gezichtsverlies, waarop met name dit type cliënten nogal heftig kan reageren. Heel vaak zal hij niet eens begrijpen wat ermee bedoeld wordt. Aanspreken hoort bij een besef iets niet goed te doen of gewezen te worden op eigen verantwoordelijkheid. Het feit dat een ander dat doet, betekent voor hem even machteloos gemaakt te worden, wat voor deze cliënten moeilijk en veelal onaanvaardbaar is. Aanspreken is confrontatie met de ooit ervaren machteloosheid. De pijn van die machteloosheid opheffen gebeurt door het overschreeuwen met machogedrag en agressief-gewelddadig gedrag.

Uiteraard verschilt dit per persoon. Het is niet meer dan een globale typering van enkele kenmerken. Juist deze kenmerken bieden echter aangrijpingspunten voor het omgaan met provocaties. Hoe ontwikkelt een dergelijke levensstijl zich?

3.4 Levensgeschiedenis en de ontwikkeling van empathisch vermogen

In een normale opvoeding is er een zekere wisselwerking tussen de wil van de opvoeders en die van het kind. Bij de cliënten die in dit boek centraal staan, is het doorgaans anders gegaan. Vanaf de geboorte heeft onderdrukking plaatsgevonden van wat het kind zelf voelde en wilde. Er is een innerlijke leegte ontstaan, zij hebben geen affectie en geen liefde gehad. Het gevolg van deze innerlijke leegte, onderdrukking en ook onderwerping is dat het kind niet leert vertrouwen op zijn eigen gevoelens. Wat het wel leert, is de totale aanpassing of onderwerping. Het kind is afhankelijk van de opvoeders en is daarmee overgeleverd aan een permanent inconsequente 'opvoeding', waarbij gedrag de ene keer beloond wordt en de andere keer bestraft.

Een kind dat normaal wordt grootgebracht, ontwikkelt tussen het tweede en derde levensjaar het empathisch vermogen. Het ontwikkelen van empathisch ofwel invoelend vermogen heeft met imiteren te maken en verwijst naar de werking van de spiegelneuronen (zie ▶ par. 1.5). De stap van imiteren naar het meevoelen met een ander is niet zo groot. Sommige mensen trekken een enigszins krampachtig gezicht als ze toekijken hoe bij een ander met een naald een splinter verwijderd wordt uit een hand. Het is alsof ze het zelf ondergaan aan hun eigen hand. Ook de emoties die worden opgeroepen bij het zien van een aandoenlijke filmscène, zijn een vorm van meebeleven. Dit meebeleven is eigenlijk het invoelend vermogen, alsof het onszelf overkomt. We visualiseren die situatie voor onszelf en komen tot een gedachte in de trant van: 'O, wat erg.' Dit is de verbale uiting van ons gevoel; een gevoel dat ontstaat ten gevolge van een reeks complexe emotionele ervaringen, die weer terug te voeren zijn op diverse oorzaken, aanleidingen en redenen uit ons heden en verleden.

Dit meevoelen met en invoelen van een ander (het empathisch vermogen) kan omgezet worden in hulpvaardigheid. Empathisch vermogen is niet voor iedereen vanzelfsprekend. Het is geen automatische menselijke eigenschap. Empathisch vermogen is een gevolg van opvoeding en leren (imitatie). In een goede en normale opvoeding zal ieder mens een dosis empathisch vermogen ontwikkelen.

Bij mensen met een persoonlijkheidsstoornis ontbreekt het empathisch vermogen of is het slechts beperkt ontwikkeld. Ook mensen die aanvankelijk wel over empathisch vermogen beschikten, kunnen dit na een hersenletsel verliezen. Zoiets kan relaties en contacten uiteraard behoorlijk verstoren.

Er zijn grenzen aan het empathisch vermogen, anders zou het leven onleefbaar worden. Het is vergelijkbaar met het meemaken van iemand die een aangrijpend verhaal over zichzelf vertelt en heel verdrietig is. Net zo verdrietig als die persoon word je zelf niet, maar je raakt wel onder de indruk en een beetje verdrietig. De invloed van de spiegelneuronen en de samenhang ervan met het empathisch vermogen zijn op die manier herkenbaar.

Voor bepaalde mensen is het zien van de machteloosheid van iemand zo'n sterke spiegeling van hun eigen ervaren pijnlijke machteloosheid, dat het woede en mogelijk geweld oproept. Geweld dat zich richt tegen de machteloze ander ofwel zijn eigen spiegelbeeld. Vanwege die confrontatie moet de spiegel aan diggelen: een uiting van zelfhaat.

Mensen die aanvankelijk beschikten over een goed empathisch vermogen, gebaseerd op een goede opvoeding en normale ontwikkeling, kunnen dit niet alleen vanwege hersenletsel verliezen, maar ze kunnen het ook door andere omstandigheden verliezen of wegdrukken. Dat is het geval bij veel drugsverslaafden die vanwege hun behoefte aan middelen in staat zijn berovingen te plegen op bijvoorbeeld oude en invalide mensen. Het is hun individuele overlevingsdrift met drugs die sterker is dan het empathisch vermogen. Voor hen is het wel de zelfcontrole, maar fout aangewend.

Empathisch vermogen wordt doorgaans opgevat als een normale, menselijke en positieve eigenschap. Van psychopaten wordt gezegd dat het empathisch vermogen ontbreekt. De omschrijving van het begrip empathie als invoelen of inleven van wat een ander doormaakt, kan daarom verwarrend zijn. Sommige psychopaten weten heel goed hoeveel pijn en leed ze een ander kunnen aandoen. Ze kennen de pijn en het leed uit eigen ervaring.

Regelmatig slachtoffer zijn van affectieve verwaarlozing en kindermishandeling en het zien van mishandeling in het gezin kan een aanslag zijn op het ontwikkelen van een gezond wils- en gevoelsleven. Leegte, geleden pijn en leed leiden ertoe dat er in plaats van invoelend ofwel empathisch vermogen vooral behoefte aan machtsuitoefening ontstaat. Voor velen zal dit uitmonden in gewelddadigheid of het tegen elkaar uitspelen van willekeurige anderen of het vernederen van anderen.

Er wordt door sommige neurowetenschappers onderscheid gemaakt tussen kinderen met 'hete' agressie en met 'koude' agressie. De hete agressie is emotioneel geladen en leidt tot heftige reacties op een teleurstelling of provocatie. Kinderen met hete agressie nemen de emoties bij anderen doorgaans wel waar, in tegenstelling tot kinderen met koude agressie. Deze kinderen zijn berekenend; dat is merkbaar aan de lage emotionele activiteit. Zij hebben geen angst- of schuldgevoel over hun agressieve daad. Bestraffing heeft dan ook geen effect. Deze kinderen en jongeren zoeken doorgaans de spanning op. Zonder verandering in hun gedrag ligt een criminele of gewelddadige toekomst voor de hand. Bij hun opvoeding en leerproces wordt de totale wil, met alle tegenstrijdigheden en willekeur, van de opvoeders opgedrongen. De macht van de opvoeders is bepalend.

Maatschappelijk en opvoedkundig krijgt het kind een verwrongen beeld van de zogenaamde liefde van de ouders. In verhalen, televisiereclame en in de maatschappij wordt ervan uitgegaan dat ouders hun kinderen liefhebben. Dat is de norm. Het kind heeft zich als referentiekader een bepaald beeld gevormd van die liefde. Volledige aanpassing betekent zich geheel ondergeschikt maken aan die macht die liefde genoemd wordt en waarop het kind geen enkele invloed meer heeft. Dit ontwikkelt zich tot kwetsbaarheid. Die kwetsbaarheid mag niet geïnterpreteerd worden als (innerlijke) onzekerheid, maar als iets waar moeilijk mee te leven is. Het gevolg is dat de kwetsbaarheid gecompenseerd wordt door zich voor te doen als een sterke persoonlijkheid (o.a. door opgeblazen eigendunk en macho- of machagedrag). De kwetsbaarheid blijft, waardoor elke vorm van lichte kritiek, belediging en gezichtsverlies al als een provocatie wordt ervaren. Gewelddadige reacties zijn voor deze mensen het middel om respect af te dwingen en hun eigen zelfbeeld van sterke persoonlijkheid staande te houden. Gewelddadig gedrag levert daardoor een positieve ervaring op. Een leer- of therapieproces om dit gewelddadig gedrag af te zweren motiveert hen niet echt, omdat dan ook de 'positieve ervaring' weggenomen wordt.

Overmatig alcoholgebruik kan de gewelddadige reacties nog heftiger maken. De agressie wordt geprojecteerd op anderen. Het is in de beleving van zo iemand namelijk 'die ander' die het vervelende bij hem naar boven haalt. Dit leidt ertoe dat het gehele emotionele beleven in alle schakeringen die emoties hebben, afgesloten wordt ('freezen') om te overleven. De levenshouding is: 'je bent *voor* mij of *tegen* mij' – nuanceringen zijn niet of nauwelijks mogelijk. Het gevolg is dat het empathisch vermogen is afgesloten. Frustratie wordt verward met verdriet en liefde met seks. Tranen met tuiten huilen, niet vanwege verdriet maar uit frustratie. Gedwongen seks is, in zijn beleving, een uiting van intense liefde. Zo kunnen betrokkenheid, aandacht en zorg gauw verkeerd worden geïnterpreteerd.

De glimlach, die soms zo herkenbaar is, verbloemt veel geweld of machtswellust. Tijdens gesprekken wordt er meestal gepraat en geluisterd met duidelijk oogcontact. Door personeel wordt dat gemakkelijk ervaren als vertrouwenwekkend. De valkuil kan zijn dat er vertrouwd wordt op afspraken en beloften, wat kan leiden tot gemanipuleerd en geprovoceerd worden. De persoon met provocatie als dagelijkse levensstijl en overlevingsstrategie ervaart bijna geen schuldgevoel over de daad, wel fascinatie. Schuldgevoel is namelijk niet iets typisch menselijks, maar het is gekoppeld aan empathie. Dit houdt ook in dat de persoon wel aangesproken kan worden op zijn niet te accepteren gedrag, maar daarvoor elke verantwoordelijkheid zal afwijzen. Hij kan het ook als (tegen)provocatie en machteloosheid ervaren, waarop een gewelddadige reactie kan volgen. De schuld wordt, zoals gezegd, bij de ander of de omstandigheden gelegd. Het agressief-gewelddadig gedrag of het plegen van een geweldsdelict is niet gekoppeld aan enig gevoel voor het slachtoffer. Desondanks is er wel een besef van goed en kwaad. Een waaromvraag omtrent het niet te accepteren gedrag kan afgedaan worden met: 'Omdat ik er zin in had.' De gevolgen voor het slachtoffer doen er voor de cliënt niet toe.

Allerlei factoren kunnen, *zonder* dat er sprake is van een dergelijke voorgeschiedenis, evenzeer leiden tot soortgelijke gedragspatronen. Het langdurig verblijven in tehuizen kan ook resulteren in een meer egocentrische vorm van overleven. Dit geldt ook voor iemand die zich als drugsafhankelijke probeert staande te houden in de *scene* ('sien'). De mens is een soort chemische fabriek, en dat houdt in dat zich omstandigheden kunnen voordoen die een sterke persoonsverandering teweegbrengen. Verslaving wordt beschouwd als een hersenziekte en de persoon wordt drugsafhankelijk. De hersenen van een verslaafde zien er na het afkicken anders uit dan voor de verslaving. In hoeverre herstel mogelijk is, zal moeten blijken. Verslaving grijpt in op systemen in de hersenen die onder andere betrokken zijn bij motivatie en emoties (de rol van de amygdala). Het hanteren van het eigen gedrag is een probleem.

Ook groepscodes kunnen iemand over de streep trekken naar een gewelddadige levensstijl. Als de groep waar iemand bij wil horen, bepaalt dat het plegen van geweld nodig is omdat je dan een held bent en geen softie of schlemiel, dan wordt er een afweging gemaakt: 'wil je een held zijn of een schlemiel?'

Innerlijk niet geraakt worden wil niet zeggen dat er intrapsychische leegte is. Door hoofden spoken tal van complexen, angsten, ellende en frustraties. Een 'nee' in de zin van afwijzing als antwoord op een wens of een vraag roept bij sommige cliënten kwaadheid op. Het is gezichtsverlies dat alleen ongedaan gemaakt kan worden door macht te krijgen over de veroorzaker van deze 'kwetsuur'.

Geen schuldgevoel

G. bekende alles zonder omwegen. Van de angst en de paniek die hij met de overvallen teweeg had gebracht leek hij echter niet onder de indruk. 'Dan hadden die vrouwen maar niet bij een bank moeten gaan werken,' had hij zich tegenover de politie laten ontvallen. Hierover toonde de officier van justitie zich zeer verbolgen. Hij wees op onderzoek waaruit blijkt dat bankpersoneel na een overval vaak lange tijd lijdt onder gevoelens van onveiligheid, geheugen- en concentratieverlies en slaapstoornissen.

Zo heeft de overlevingsstrategie bepaald dat je niet jezelf iets aandoet, maar de ander die jou niet-goed-doet. Agressie die tot zelfhaat is geworden, waardoor het geweldpatroon te kenmerken valt als 'tegen zichzelf in de ander'. Als iemand hem irriteert moet er met die persoon worden afgerekend. Er is onvermogen tot zelfreflectie.

Op grond van het voorgaande kan de cliënt zich bij erkenning van de macht van de verpleegkundige daar soms gemakkelijk aan onderwerpen: een soort bevel-is-bevelhouding. Dat kan tegelijkertijd een valkuil zijn. De verpleegkundige kan met complimenten geprovoceerd worden, waardoor er ogenschijnlijk een goed contact ontstaat. Doet de verpleegkundige echter dingen die de cliënt niet bevallen, dan is het niet ondenkbaar dat de verpleegkundige te horen krijgt dat hij tegenvalt, niet zo is als de cliënt dacht, wat leidt tot het verbreken van contact.

De variatiebreedte loopt van claimend gedrag tot koele berekening. Bij dit laatste worden charme, gladde praatjes en leugens aangewend als dit leidt tot de beoogde winst.

3.5   Bedreigingen en burn-out

Proberen de cliënt te dwingen door met sanctiemaatregelen te dreigen of proberen met (over)macht een conflict in jouw voordeel te beslechten heeft risico's. Bedreigingen zijn energievretende momenten.

Het is belangrijk de bedreiging door een cliënt voor te zijn. Probeer preventief te werken en te voorkomen dat de situatie uitmondt in een slopende, bedreigende toestand. Het kan gebeuren dat dit niet lukt. In dat geval is het proces dat erop volgt min of meer voorspelbaar en is onder te verdelen in de volgende fases van wat er kan gebeuren, namelijk:

- **Fase 1. Keuzemogelijkheden**
De verpleegkundige en de cliënt komen terecht in een fase waarin keuzes moeten worden gemaakt. De keuzemogelijkheden hangen samen met de bedreiging. Dat wil zeggen dat de cliënt kiest om zijn bedreigende handelingen al dan niet voort te zetten.

Het zal er nu ook op aankomen welke alternatieven de verpleegkundige kan aanbieden om de omstandigheden te veranderen. Hierbij valt te denken aan de mogelijkheid tot onderhandelen.

- **Fase 2. Aankondiging sanctie**
Indien het ombuigen niet gelukt is en de cliënt dus voortgaat met zijn bedreigingen kan het volgende gebeuren: de verpleegkundige komt op de proppen met een sanctiemaatregel in de zin van: 'als je daar niet mee ophoudt, dan …'

Op dat moment moet de verpleegkundige in staat zijn de sanctiemaatregel te realiseren, of hij wil of niet: het moet kunnen. De verpleegkundige krijgt nu te maken met zelfverplichting; hij presenteert zich als een zelfverzekerd iemand met gezag. Dit gaat niet samen met een loze dreiging met een sanctiemaatregel die niet uitvoerbaar is.

Het kan gebeuren dat de dreiging met de sanctiemaatregel de cliënt afschrikt en dat die besluit af te zien van verdere dreigementen. Men moet zich echter wel realiseren dat deze afschrikking geen echte oplossing is. De kans is groot dat het gaat om een schijnaanpassing bij de cliënt.

- **Fase 3. Geloofwaardigheid op de proef gesteld**

Als we ervan uitgaan dat de bedreiging wordt voortgezet en dat ervan afzien of afschrikking geen sprake is, dan komt de geloofwaardigheid van de verpleegkundige in het geding. Immers, de geloofwaardigheid van de (ook dreigende) sanctiemaatregel moet door de verpleegkundige overgebracht kunnen worden. Dit is nodig wil er afschrikking of echt afzien plaatsvinden.

Het zal duidelijk zijn dat dit op zijn minst enig bluffen van de verpleegkundige vereist. De verpleegkundige kan in een dilemma verzeild raken: enerzijds een sanctiemaatregel aankondigen, anderzijds deze niet eigenhandig kunnen of willen uitvoeren, waardoor zijn geloofwaardigheid en betrouwbaarheid in de knel komen. De gevolgen die dat kan hebben luiden de vierde fase in.

- **Fase 4. Gevolgen**

Indien de aangekondigde sanctiemaatregel geen effect heeft gehad, kan dat voor de verpleegkundige tal van gevolgen hebben:
- verdere escalatie naar geweld;
- verwikkeld raken in de bedreigende situatie wegens gebrek aan uitvoerbare maatregelen;
- gezichtsverlies;
- verlies aan zelfvertrouwen;
- spanningen;
- burn-out.

De hier bedoelde cliënten zijn gewend aan het hanteren van (langdurige) spanningen. Hun leven is ervan doortrokken. Daardoor zijn zij beter berekend op de ontstane (bedreigende) situatie en zij houden er ook langer voldoende controle over. Dit geeft sommige cliënten een geweldige kick. Paniek voorkomen is voor de verpleegkundige dan van het grootste belang. Cliënten kunnen vaak langer spanningen hanteren dan veel verpleegkundigen. Toch dient juist de verpleegkundige in dit soort gespannen situaties zijn hoofd erbij te houden. Dit is de enige manier om escalatie, met alle gevolgen van dien, te voorkomen.

3.5.1 Beroepshouding

Hieronder volgen enkele zogenaamde handelingsalternatieven.

Om een goed plan te maken voor het omgaan met provocaties en bedreigingen is de overlevingsstrategie respectievelijk levensstijl van de cliënt een goed vertrekpunt. Daarin kunnen immers de aanknopingspunten liggen voor de aanpak, tenminste als men een bedreigende situatie tot een zo goed mogelijk einde wil brengen. Belangrijk daarvoor is niet uit te gaan van wat al te gemakkelijk voor normaal of vanzelfsprekend gehouden wordt (zoals opgeroepen reacties).
- *Tegenaanval*: dat geeft echter een groot risico op escalatie.
- *Weggaan*: daarmee is de cliënt niet weg en voor beiden betekent dit: het contact opnieuw beginnen. Weggaan kan wel zinvol zijn om het eigen lijf te redden.

— *Toegeven*: door toe te geven verwacht men van het gelazer af te zijn, maar daarmee is de kans groot dat het machtsspel leidt tot het opschroeven van eisen en dat men in een permanente slachtofferpositie terechtkomt. De vraag is of het werkelijk ging om de dreiging waaraan nu wordt toegegeven, of dat het de cliënt vooral was te doen om het succes van het machtsspel.

Eerder werd al gesteld dat degene die provoceert, beoogt dat de ander (de verpleegkundige) de greep op de eigen emoties bijna verliest. Hieruit valt te concluderen dat het beter is niet terug te provoceren, maar een beetje mee te doen. In de trant van 'niemand weet meer waar hij aan toe is,' en dergelijke clichés.

Mocht je elkaar niet kennen, stel je dan aan elkaar voor. Dit versterkt het gevoel van eigenwaarde bij de cliënt en geeft hem het gevoel te worden gerespecteerd.

Ga ervan uit dat de cliënt niet anders kan en nu klem zit in de situatie. Op grond van zijn zelfbeeld en daarmee samenhangende zelfverplichting mag hij voor zichzelf niet afgaan, maar alleen maar winnen (eventueel te zien als kicken). Benoem iets positiefs aan hem (ter versterking van zijn eigenwaarde).

Afstand nemen van eigen voor de hand liggende reacties als frustratie en kwaadheid is niet gemakkelijk, maar wel wenselijk ter voorkoming van nog meer frustratie door een provocerende cliënt. Beschouw de cliënt als een aspect van een probleemsituatie die opgelost moet worden. Dat betekent het gedrag van de cliënt objectiveren. Schep voor jezelf de maximale ruimte, waarbij jouw assertiviteit belangrijk is. Deze assertiviteit is niet slechts gericht op het nastreven van optimale ontspanning bij de cliënt, maar ook bij jezelf als verpleegkundige en eventueel andere aanwezigen.

Dit is misschien in strijd met je eigen opvatting, maar je wilt tenslotte dat het goed voor je afloopt – dat is je werkelijke belang.

In bedreigende situaties is de factor tijd zeer bepalend voor de goede afloop. Probeer dan ook vooral de situatie zo veel mogelijk te ontspannen door je eigen houding, en de tijd voor alles te nemen. Bedreigers nemen doorgaans de tijd voor hun actie, als er geen externe factoren zijn die hen onder druk zetten of voor paniek zorgen. Het is voor hen veelal een berekend strategisch proces. Eerder werd al gesteld dat deze cliënten in hun opvoeding door schade en schande geleerd hebben met spanningen en spannende situaties om te gaan.

Voor het handelen in dergelijke omstandigheden gelden de volgende punten.

— *Aandacht richten*. Je aandacht richten op wat je wilt bereiken en steeds nagaan wat je minimaal uit die situatie kunt slepen. Je moet er zeker van zijn dat wat je wilt, ook haalbaar is.

— *Hoofd erbij houden*. Je hoofd erbij houden en nagaan wat je fysiek ervaart. Het is van belang je gedrag onder controle te houden en de tijd te nemen, je te bezinnen, vooral als je merkt je zelfbeheersing te verliezen. Alle fysieke reacties kunnen erop wijzen dat je op het punt staat je zelfbeheersing te verliezen. Zorg er dus voor dat dat niet gebeurt en richt je aandacht op wat je wilt bereiken in de situatie. Ook de plotselinge gedachte 'wat doe ik hier?' is belemmerend in dit verband. Houd steeds contact met de omstandigheden waarin je verkeert.

- *Ga uit van minimale zekerheden.* Ga na wat je minimaal, maar met zekerheid kunt bereiken in de situatie. Dat maakt het gemakkelijker je te richten op de strategie. Het houdt je hoofd erbij, maar het geeft je ook zekerheid in je uitgangssituatie. Met andere woorden, elk winstpuntje op je minimale zekerheid heeft een positief effect op jezelf. Dit zal niet gemakkelijk zijn als je boos bent en voortdurend je zelfbeheersing dreigt te verliezen. Als je dat voelt opkomen, probeer dan even afstand te nemen door jezelf toe te spreken en je eigen motivatiestrategie te evalueren en bij te stellen, of na te gaan 'Wat wil ik met deze situatie of deze persoon bereiken? Dan moet ik nu …'
- *Je richten op hetgeen je wilt bereiken.* Probeer na te gaan hoe de motivatiestrategie van de ander eruitziet. Houd je eigen doel in de gaten. Het gaat om de beste oplossing, niet om de snelste (zie onder punt 1). Ga na wat de cliënt nodig heeft.
- *Angst, paniek en drama voorkomen.* Neem bij de ander angst, boosheid en achterdocht weg, maar voorkom ook paniekreacties en drama. Respect hebben voor je bedreiger streelt zijn eigenwaarde, hij krijgt aandacht. Dit zijn belangrijke punten in de hele strategie. Soms kun je op die punten iets bereiken door je te excuseren.
  Respect wil niet zeggen dat je zijn gedrag goedkeurt. Hij is iemand die zijn ego gestreeld wil hebben en is dus afhankelijk van jou. Het gaat niet om 'slijmen'. Complimenteer hem door te beschrijven hoe zijn aanpak jou in de problemen heeft gebracht. Je moet echter wel opkomen voor jezelf. Dat is niet strijdig met het tonen van respect. Opkomen voor jezelf is belangrijk, omdat je in alle opzichten moet voorkomen dat je gaat lijken op iets wat hij in zichzelf haat (bijvoorbeeld machteloos overgeleverd zijn). Het agressiepatroon is immers tegen zichzelf in de ander gericht (zelfhaat).
- *Verenigbare belangen nastreven.* Er zijn altijd wel verenigbare belangen om na te streven, hoe gek het in dergelijke omstandigheden ook mag klinken. Verenigbare belangen zouden kunnen zijn:
  - Werken op wij-gevoelens in plaats van 'ik' ten opzichte van 'jij/u', want dat baant de weg naar machtsstrijd. Pas echter op voor misverstanden: in bepaalde omstandigheden past het niet. Helpen bij het naar bed gaan is iets anders dan: 'Wij gaan naar bed'.
  - Schep een goede sfeer: streef ontspannenheid en een zekere gezelligheid na.
  - Denk aan het opkrikken van het gevoel van eigenwaarde van de ander.
  De cliënt mag geen gezichtsverlies lijden, noch tegenover zichzelf en zijn medecliënten, noch tegenover jou en jouw collega's. Je moet hem dus helpen, zodat hij er zo goed mogelijk van afkomt. Dit is meestal niet in strijd met je eigen belang.
- *Probeer gevoelens van hopeloosheid te voorkomen.* Als alles te lang duurt (en enkele minuten kunnen al een eeuwigheid duren), probeer dan paniekreacties te voorkomen door hem te bewegen iets anders te bedenken. Zeg niet wat hij moet doen, maar probeer hem iets aan te reiken om zelf andere oplossingen te bedenken. Je bent gevangene van elkaar en het reduceren van angst, paniek en hopeloosheid is belangrijk voor een zo goed mogelijke afloop.
  Pas op dat de cliënt niet klem wordt gezet tussen eigen zelfverplichtingen. Zorg er steeds voor dat er ruimte is of geschapen kan worden om de cliënt van zijn voornemen af te laten stappen.

Misschien kun je de cliënt subtiel twee keuzemogelijkheden voorleggen, waarbij de cliënt toch de indruk heeft zelf te mogen kiezen. Als hij daarin meegaat, zal hij datgene kiezen wat hem voordeel of winst oplevert. Zie hier echter van af als het de angst voor de gevolgen bij de cliënt vergroot.

— *Probeer de situatie om te buigen.* Misschien doen zich momenten voor om de hele situatie een andere betekenis te geven. 'Stel, jij en ik zouden nu samen in een café zitten, zonder dit allemaal, hoe zou dat zijn?'
  Neem de tijd, ook als de oplossing of ontknoping voorhanden is. Bedenk daarbij dat de cliënt de verpleegkundige op grond van bepaalde overwegingen de macht kan toewijzen. Dit komt erop neer dat hij de macht van de verpleegkundige aanvaardt. Werk de situatie dan zo rustig en goed mogelijk af.

— *'Ja' als versterking van de eigenwaarde.* Om de eigenwaarde (respect, aandacht, complimenten voor de aanpak) te versterken is het van belang de nadruk te leggen op het woordje 'ja'. Zorg ervoor dat de bedreiger gemakkelijk 'ja' kan zeggen op jouw voorstellen. Voorkom te veel momenten waarop 'nee' of 'ja, maar …' meer voor de hand zou liggen. Een kwestie van doordacht formuleren en vragen. (Uiteraard zijn de omstandigheden daar niet naar, maar toch proberen!)

— *Gezichtsverlies voorkomen.* Stel alles in het werk om gezichtsverlies van de cliënt te voorkomen, zowel tegenover de verpleegkundige, medecliënten en omstanders als tegenover zichzelf.

3.6 Dreigen met automutilatie

Voor sommige cliënten zal automutileren of dreigen daarmee een poging zijn om vrij te komen of iets te bereiken. Dit manipuleren van verpleegkundigen is eigenlijk het simuleren van gedrag om iets af te dwingen. Er zijn cliënten die hier heel ver in kunnen gaan. De winst van dit manipuleren door zelfbeschadiging kan leiden tot een bewust gehanteerde strategie en wordt dan provocatie. Het is dan geen automutilatie die direct samenhangt met een innerlijke gemoedstoestand, maar automutilatie als middel voor het binnenhalen van winsteffecten.

Pas er echter voor op automutilatie te gauw als manipulatie te zien. Je kunt je gemanipuleerd of machteloos voelen bij het zien van automutilatie, maar er kunnen ook diepere oorzaken aan ten grondslag liggen. Daar mag je niet aan voorbijgaan (zie ook ► par. 11.8).

3.7 Claimend gedrag

Een cliënt die jou voortdurend opeist, ervaar je algauw als bedreigend of manipulerend. Cliënten kunnen echter claimend gedrag vertonen, omdat ze weinig zelfvertrouwen hebben. Duidelijkheid verschaffen kan soms afdoende zijn, maar bij ernstige onzekerheid zal dit niet het geval zijn. Het is voor de verpleegkundige zaak na te gaan van welke aard het claimend gedrag is.

Gebrek aan zelfvertrouwen en zekerheden kan voor een cliënt aanleiding zijn zich letterlijk steeds zo dicht mogelijk in de buurt van een verpleegkundige te willen bevinden. Het lijkt erop dat hij denkt: 'Als ik mij maar net zo gedraag als de verpleegkundige, maak ik geen fouten en doe ik geen verkeerde dingen.' De verpleegkundige fungeert als een permanente plaatsvervangende zekerheid.

3.8 Essentieel in de gespreksvoering

De communicatie ter voorkoming van escalatie in het geval van provocaties en bedreigingen luistert heel nauw. Stembuigingen en toonzettingen spelen een belangrijke rol in het reguleren van spanningen. Hierbij spelen de volgende aspecten in de communicatie een cruciale rol (zie ◘ figuur 3.1):

- *Relationeel aspect*: op welke toon wordt er (tegen me) gesproken?
- *Expressief aspect*: op welke wijze ligt boosheid/angst/imponeren/maskeren in de communicatie besloten?
- *Appellerend aspect*: op welk aspect doe je een appel om te reageren op:
  - zelfmoordpogingen;
  - angstklachten;
  - huilpartijen;
  - automutilatie;
  - hulpeloosheid.

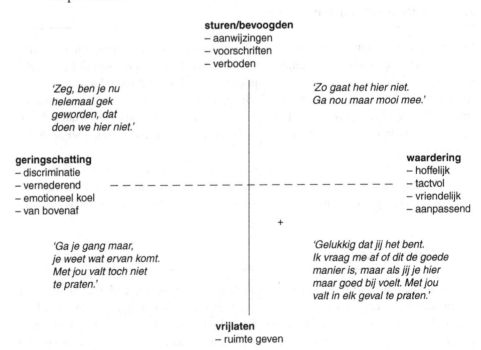

sturen/bevoogden
– aanwijzingen
– voorschriften
– verboden
'Zeg, ben je nu helemaal gek geworden, dat doen we hier niet.'
'Zo gaat het hier niet. Ga nou maar mooi mee.'
geringschatting
– discriminatie
– vernederend
– emotioneel koel
– van bovenaf
waardering
– hoffelijk
– tactvol
– vriendelijk
– aanpassend
+
'Ga je gang maar, je weet wat ervan komt. Met jou valt toch niet te praten.'
'Gelukkig dat jij het bent. Ik vraag me af of dit de goede manier is, maar als jij je hier maar goed bij voelt. Met jou valt in elk geval te praten.'
vrijlaten
– ruimte geven

◘ **Figuur 3.1** Model van Schulz von Thun.

Bijvoorbeeld:

'*Doe dat niet*' … en hij/zij doet het juist wel.

'*Doe dat*' … en hij/zij stopt ermee.

(De mate waarin de verpleegkundige de gedragingen en handelingen van de cliënt kent of kan voorspellen is voor het welslagen van belang. Het kan gaan om het nemen van risico's met verstrekkende gevolgen.)

Het benaderen van de cliënt dient vooral overeen te komen met het in ◘ figuur 3.1 aangegeven gebied tussen waardering en vrijlaten (aangegeven door +). Dit model is ontleend aan een psychologische analyse van menselijke communicatie volgens F. Schulz von Thun (1982). Aan de hand van voorbeeldreacties wordt de sfeer van een gesprek getypeerd.

3.8.1 Beroepshouding

Sterk samengevat komt het erop neer dat de verpleegkundige wat betreft provocerend gedrag in de communicatie de nadruk moet leggen op:

- wij-gevoelens in plaats van ik en jij;
- onderhandelen: bied een keuzemogelijkheid tussen twee haalbare alternatieven;
- de spanning niet opvoeren: houd het 'zo gezellig mogelijk';
- de voorspelbare gevolgen, tenzij de angst daardoor vergroot wordt of de hopeloosheid daardoor aangegeven wordt.

Er moet rekening mee gehouden worden dat de cliënt het niet aankan om gezichtsverlies te lijden en dus eventueel geholpen zal moeten worden bij zijn kick van overwinning (hoe bitter ook). Dit kan bijvoorbeeld door hem te vertellen dat er geen slachtoffers zijn gevallen dankzij hem. Of dat, hoe vervelend alles ook geweest mag zijn, er door zijn toedoen nu toch aandacht aan (…) besteed zal worden (ook al zullen het soms drogredenen zijn). Belangrijk is dat de cliënt geen gezichtsverlies lijdt en de tijd genomen wordt, ook als de ontknoping in zicht is.

Resumerend komt het *gespreksverloop* neer op de volgende aandachtspunten.

- Laat hem zijn verhaal doen. Luister steeds goed.
- Zeg nooit 'ja, maar …'; zeg: 'ja, en …'.
- Parafraseer, als teken dat je luistert en hem serieus neemt.
- Herhaal soms gewoon (vaak om tijd te winnen of je zelfbeheersing onder controle te houden) wat er van het eerste moment af is gebeurd en vermijd daarin aspecten te noemen die je zelfbeheersing te veel onder druk zetten. (Doe net alsof je opmerkingen als 'ik geef je nog een uur de tijd …' niet hoort en praat eroverheen. Als hij het niet meent, heb je hem niet in een lastig parket gebracht. Als hij het wel meent zal hij het herhalen.)
- Neem soms even een pauze en zeg niets. Dit mag de spanning echter niet verhogen. Het kan daarom soms beter zijn te zeggen: 'ik wil even nagaan of ik alles goed begrepen heb …' en dán te vertellen wat er gebeurd is.
- Zeg vaak: 'ja …'

- Zorg dat de verstandhouding ook persoonlijk wordt.
- Beschouw de ander als een volwaardig, gerespecteerd persoon.
- Zeg soms: 'als ik in jouw situatie ...'
- Schep een klimaat voor onderhandelen.
- Vraag om advies voor je eigen situatie.

Een belangrijk uitgangspunt in de communicatie is: als je wilt dat iemand die heel op-gewonden of verbaal agressief reageert rustiger wordt, moet je proberen zelf zo kalm en rustig mogelijk te blijven spreken, ook als er eerst meer opwinding ontstaat. Mensen die met elkaar communiceren, hebben namelijk de behoefte zich aan te passen aan het niveau van de communicatie. Als iemand juist kwaad reageert, roept dat vaak de neiging op om kwaad terug te reageren, in termen van 'dat laat ik me niet zeggen.' Het lijkt assertief, maar de kans dat het uit de hand gaat lopen wordt groter. Echt assertief is dat je zelf de leiding over de door jouw gewenste situatie wilt houden.

3.9   Persoonlijkheidsstoornissen

Het hiervoor besproken gedrag komt vooral voor bij mensen met een persoonlijkheids-stoornis. Wel moet er met nadruk op worden gewezen dat het kan variëren van een heel geringe, voor niemand lastige, tot een uiterst gewelddadige (criminele) vorm.

Mensen met een persoonlijkheidsstoornis hebben meestal een triest verleden. Som-mige cliënten weten daar gebruik van te maken als ze merken dat iemand anders, een verpleegkundige bijvoorbeeld, daar gevoelig voor is. Het is een valkuil waar je dan gemak-kelijk in kunt belanden.

Er bestaan verschillende vormen van persoonlijkheidsstoornissen. Twee typen worden hierna kort geschetst, omdat zij het meest passen binnen het kader van dit boek. Bij de andere vormen treden wel de besproken kenmerken op, maar die leiden doorgaans nau-welijks tot bedreigende situaties.

3.9.1   Borderlinepersoonlijkheidsstoornis ofwel emotieregulatiestoornis

Het merendeel van de cliënten met een borderlinepersoonlijkheidsstoornis (BPS) of emo-tieregulatiestoornis (ERS) is vrouw. Daarom wordt in deze paragraaf de vrouwelijke gram-maticale vorm gebruikt.

Cliënten die worden aangeduid als borderlinepersoonlijkheid zijn vaak geneigd tot zelfdestructie (automutilatie) en kunnen daar zeer ver in gaan. De wisselende emotionele toestand van deze cliënten is vaak een kwestie van uitersten. In gesprekken kan afwis-selend zowel erg cognitief als erg emotioneel gereageerd worden. Het lijkt op het steeds veranderen van de spelregels (zoals juist gemaakte afspraken, interpretaties en veronder-stellingen) tijdens het gesprek. Hierin schuilt een (veelal onbewust) manipulatief effect.

Mevrouw Sweel is herstellende van een operatie en haar ouders zitten naast haar bed. Als Christiaan, de verpleegkundige, binnenkomt om te vragen of het bezoek afscheid wil nemen, roept mevrouw Sweel dat ze Christiaan zo'n schat vindt, een echte lieverd, en dat hij het zeker wel goed vindt dat haar pap en mam nog even mogen blijven.

Christiaan reageert met: 'Fijn om te horen dat u me een schat vindt, maar de bezoektijd is over. U heeft nog drie minuten om afscheid te nemen.'

Mevrouw Sweel reageert nu met: 'Je doet wel lief, maar het is erg stom dat je zo reageert tegen mij, waar mijn ouders bij zijn.' De dagen daarna merkt Christiaan dat ze hem negeert, maar ook dat ze met collega's negatief over hem spreekt. Christiaan zou verliefd op haar zijn en zij moet hem van het lijf houden – 'Bij wijze van spreken', zegt ze erbij.

Het begrijpen van jezelf en elkaar in interactie is een activiteit van waarnemen, herkennen, reageren, spiegelen, onthouden, interpreteren en verklaren. Het is een mentaal proces. Dit mentaliserend vermogen is juist bij cliënten met een borderlinepersoonlijkheidsstoornis beperkt. Uit deze beperking voortvloeiend gedrag leidt vaak tot irritatie bij verpleegkundigen.

Suïcide of vooral pogingen daartoe zijn allerminst uitgesloten. Daarom zullen sommige cliënten met BPS/ERS vaak en regelmatig terugkomen op de afdeling Spoedeisende Hulp. Zij hebben er vooral behoefte aan om voortdurend aandacht te krijgen. Aandacht betekent immers: 'ik ben iemand.' De manier waarop die aandacht opgeëist wordt, is vaak zodanig dat de ander met een schuldgevoel opgezadeld kan worden als de aandacht onvoldoende is.

De verantwoordelijkheid voor de omstandigheden wordt zo gelegd bij een ander. De angst voor eenzaamheid is vaak dermate groot dat er claimend gedrag wordt uitgeoefend. Het wordt echter niet door de borderlineclïent geaccepteerd dat de geclaimde, bijvoorbeeld een verpleegkundige, zich met haar gedrag bemoeit.

De BPS/ERS-levenshouding wordt vooral gekenmerkt door een zich met overgave opdringen aan de zorg- en hulpverlening, onder het mom van 'zij moeten me helpen'. De angst om afgewezen te worden is groot, hetgeen gemakkelijk leidt tot boosheid, depressiviteit en angsten. Doordat dit het leven van borderlinepatiënten kenmerkt, komt het vaak voor dat zij (overdadig) alcohol en/of drugs gebruiken. Weglopen van huis, vechten, roekeloosheid in het verkeer, overbodig geld uitgeven en criminaliteit kunnen eveneens tot hun gedragsrepertoire behoren.

Bij de cliënte met een BPS/ERS valt op dat zij moeite heeft haar eigen leven te structureren. Eigenlijk heeft zij behoefte aan structuur, maar het ontbreekt haar aan het vermogen om de aangeboden structuur ook te accepteren. Het toetsen van de realiteit, ofwel het eigen corrigerend vermogen, wordt weleens omschreven als 'mistig'.

Zij worstelt met haar eigen zelfbeeld en haar stemmingen kunnen snel omslaan. Dit heeft te maken met de behoefte om de eigen angst en eenzaamheid te overstemmen, wat niet altijd lukt.

In relaties en interacties kan de spanning te groot worden, waardoor het contact snel verbroken wordt. Dit bemoeilijkt het maken van afspraken. De mate van angstbeheersing is gering, waardoor agressieve escalaties ontstaan. Zie ▶ kader 3.2 voor de kenmerken die personen met BPS/ERS vertonen. Een BPS/ERS kan samengaan met andere psychiatrische stoornissen.

Kader 3.2 Levensstijl BPS/ERS

De overlevingsstrategie of levensstijl van mensen met een BPS/ERS valt als volgt te typeren:
- het door zelfbeeldproblemen niet kunnen relativeren of op een goede manier verwerken van (gezichts)verlies;
- liegen, manipuleren en provoceren zijn nodig om zichzelf staande te houden;
- verantwoordelijkheid dragen voor het eigen leven lukt niet of nauwelijks;
- egocentriciteit en zich mysterieus en dramatisch uiten moeten het eigen zelfbeeld op peil houden;
- crimineel gedrag (ook tijdens de opname en behandeling) kan een gevolg zijn van het hiervoor genoemde;
- zorgverleners, hulpverleners en anderen worden heel zwart-wit ingedeeld in een categorie: ze zijn *voor* of *tegen* de cliënte;
- impulsiviteit en uitbarstingen van woede.

3.9.2 Beroepshouding

Blijf alert dat je niet door de cliënte met BPS/ERS in een 'reddersrol' wordt gemanipuleerd ('voor het karretje wordt gespannen') en verantwoordelijkheden van haar gaat overnemen. Het appel dat de cliënte doet in de trant van 'jij moet mij helpen, want jij bent deskundig,' is vaak groot en emotioneel. Wees duidelijk en geef jouw grenzen aan. Geef bij een verzoek om hulp, indien mogelijk, meerdere adviezen of keuzemogelijkheden en maak duidelijk dat de cliënte zelf moet kiezen. Stel vragen in de trant van: 'Hoe zou je dat kunnen oplossen?'

Het kan voorkomen dat de cliënte zich in dreigende taal uit, zoals: 'Als die zak niet ophoudt met …, dan zal ik …', of: 'Als je mij niet helpt, maak ik er een eind aan.' In zo'n geval kun je het beste reageren door de cliënte te laten inzien waarom ze eventueel verkeerde keuzes maakt. Stel vragen in de trant van: 'Is dat (vind je dat) een goede keuze?' Voorspel zo nodig de gevolgen van de (verkeerde) keuze. Blijf daarbij vragend in de communicatie.

Neem geen verantwoordelijkheid over. Daardoor kan er namelijk gemakkelijk een conflict ontstaan in de trant van: 'Jij zei, dat ik …' Om niet af te wijzen, kun je dit doen door te zeggen wat je *niet* voor de cliënte kunt betekenen en tegelijk aan te geven wat je *wel* voor haar kunt of wilt doen.

3.9.3 Antisociale persoonlijkheidsstoornis (APS) en psychopathisch gedrag

Het merendeel van de mensen met een antisociale persoonlijkheidsstoornis (APS) is man. Alle hiervoor reeds genoemde kenmerken van gedrag zijn in meer of mindere mate van toepassing op mensen met een antisociale persoonlijkheidsstoornis. De extreemste variant van het gedrag is bekend als psychopathisch gedrag. Iemand die dit gedrag vertoont, noemt men 'psychopaat'. Een psychopaat lijkt normaal, maar heeft een gedragspatroon dat onmaatschappelijk en gevaarlijk is. Er zijn mensen met dit gedrag die maatschappelijk heel succesvol zijn, maar er zijn er ook die niet succesvol zijn en meestal in de problemen komen. Gevangenisstraf of gedwongen opname in een psychiatrisch (forensische) kliniek is voor de laatste groep niet ondenkbaar.

Sommige deskundigen gaan ervan uit dat er mensen zijn die niet als psychopaat betiteld kunnen worden, maar wel als mensen met een antisociaal gedragspatroon (gedragsgestoord). Zij reageren vooral agressief-gewelddadig op dingen. Het gedrag van psychopaten wordt wel getypeerd in 'heet' en 'koud' agressief-gewelddadig gedrag. Beide typen onderscheiden zich zowel psychologisch als neurologisch (zie ook ► par. 3.4). Met de hete type wordt de impulsieve type bedoeld. Deze mensen voelen zich snel geprovoceerd en reageren daarop impulsief. De koude type is berekenend en probeert de ander te misleiden met charme en acteergedrag, zonder enig gevoel van empathie. Daarin zijn ze vaak bijzonder succesvol. Zelfs hulpverleners hebben niet altijd door dat ze misleid worden.

De succesvollen weten zich vaak te handhaven door mensen tegen elkaar uit te spelen. Zij hanteren verdeel- en heersmechanismen om zich staande te houden. Dat spel kan heel subtiel gespeeld worden, bijvoorbeeld door een manager. Vaak worden bepaalde personen op grond van status en geld als succesvol gezien, totdat blijkt dat zij dit bereikt hebben via malversaties. Onder de succesvollen zijn zakenlui die hun concurrenten met alle mogelijke middelen uitschakelen en politici die zich oprecht voordoen en ondertussen uit eigenbelang wetten aan hun laars lappen. Maar ook in een bedrijf of instelling kunnen zich psychopaten bevinden die de collega's in een goed functionerend team tegen elkaar uitspelen en er zo voor zorgen dat uiteindelijk iedereen een conflict krijgt met iedereen. En de psychopaat zelf staat dan lachend aan de zijlijn en wast zijn handen in onschuld.

Bij deze gedragskenmerken bepaalt de ernst van het gedrag of men spreekt van een antisociale persoonlijkheid of van een psychopaat. Visie, het al dan niet hanteren van de DSM-classificatie, en vertalingen uit buitenlandse literatuur zorgen voor veel onduidelijkheid in de beschrijving van de antisociale persoonlijkheidsstoornis. Zie ook ► kader 3.3.

Kader 3.3 Checklist psychopaat

Om te bepalen of iemand bestempeld kan worden als psychopaat wordt Psychopathy Check List gehanteerd. Deze telt twintig criteria op basis waarvan dit kan worden vastgesteld. Hier volgt een aantal van de kenmerken waaraan een psychopaat volgens deze lijst voldoet.

Een psychopaat:
- is innemend, charmant, weet in te palmen en is ofwel intelligent of slim;

- heeft behoefte aan spanning en gaat daarvoor conflicten aan en lokt ze uit;
- mist emotionele diepgang, eventueel te typeren als koelbloedigheid – hij kent nauwelijks of geen schuldgevoel over zijn daad/delict;
- heeft nauwelijks of geen inlevingsvermogen ofwel empathie (maar weet wel hoe hij iemand anders pijn en leed kan aandoen);
- zal geen verantwoordelijkheid dragen voor eigen gedrag (de ander draagt daarvoor schuld);
- is bekend met het plegen van geweld (vrouwenmishandeling, overval, aanranding verkrachting, moord);
- is in staat hele teams en organisaties kapot te maken via manipulatie en 'splitting';
- is zeer goed in staat om zorg- en hulpverleners telkens weer 'op het verkeerde been te zetten';
- is snel gekrenkt en denkt voortdurend dat hij wordt geprovoceerd door anderen die kritiek op hem hebben of het met hem oneens zijn.

3.9.4   Oorzaak psychopathisch gedrag

Inmiddels wordt verondersteld dat een oorzaak voor psychopathisch gedrag wellicht is gelegen in het gegeven dat een verstoring in de groei van de amygdala (amandelkern) is ontstaan door biologische en/of sociale factoren, zoals traumatische ervaringen. Het remmingsmechanisme met betrekking tot zelfcontrole kan daardoor haperen. De functie van de amygdala wordt uitgelegd in ▶ hoofdstuk 4. Onderzoek heeft aangetoond dat kinderen die hebben geleden onder geweld van hun ouders, ook zelf sneller zullen slaan. Het is mogelijk dat zij zich op zeker moment aangetrokken voelen tot bepaalde groeperingen die geweld niet schuwen. Door als het ware onder de vleugels te kruipen van bijvoorbeeld een criminele, religieuze of terroristische groepering, zijn zij ervan overtuigd dat hun geweldpleging gelegaliseerd is.

3.9.5   Beroepshouding

Hier volgen enkele tips om goed te handelen op momenten waarop je merkt geïntimideerd, gemanipuleerd, geprovoceerd of bedreigd te worden. Het kan ook zijn dat je merkt dat er van iemand een dreigende sfeer uitgaat.
- Praat in wij-termen in plaats van ik en jij/u.
- Houd het zo ontspannen en gezellig mogelijk.
- Bied de cliënt de mogelijkheid te kiezen tussen alternatieven.
- Onderhandel eventueel over de alternatieven.
- *Voorspel* de gevolgen in plaats van te *dreigen* met de gevolgen.
- Voorkom gezichtsverlies (machteloosheid) bij de cliënt.

Reageer gereserveerd op de vriendelijkheid, hulpvaardigheid en charme van de hier bedoelde cliënten.

Zij doen dit veelal heel berekenend om anderen zo te manipuleren. De ogenschijnlijk
positieve eigenschappen kunnen misleidend zijn.

Bij een verpleegkundige kan zich de volgende gedachte ontwikkelen: *Hij is wel een
aardige cliënt en als hij zo aardig is, zal hij ook wel betrouwbaar zijn. Hij wordt toch verkeerd
ingeschat door mijn collega's die vinden dat hij niet te vertrouwen is.* Kortom; er wordt op
grond van de charme van de cliënt van uitgegaan dat hij een persoon is met alleen maar
goede bedoelingen en positieve eigenschappen. Zorg dat je niet in deze valkuil stapt!

Negatieve en positieve koelbloedigheid
Mannen die gewelddadig zijn, volledige zelfcontrole tonen en zonder enige emotie
slachtoffers maken, blijken therapeutisch nauwelijks te beïnvloeden. Geweldpleging
vanwege verlies aan zelfcontrole gaat niet beslist op. Hoe gevaarlijker een man is, des
te minder fysiologische opwinding valt er te registeren in de zin van hartslag, transpiratie en pols. Dit blijkt uit onderzoek door Julia Babock en haar team van de University
of Houston (Journal of Abnormal Psychology, 2005;3).

Koelbloedig handelen mag echter niet uitsluitend als negatief beoordeeld worden. In sommige beroepen is koelbloedig handelen levensreddend en dus wenselijk,
noodzakelijk en nuttig. Koelbloedig kunnen handelen is niet hetzelfde als koelbloedig
gedrag als levensstijl.

3.10 Wat te doen met opdringerige (ex-)cliënten?

Het opdringerig gedrag van (ex-)cliënten is behalve claimend vaak ook nader te typeren
als intimiderend, belagend, manipulerend, provocerend of bedreigend (zie ▶ hoofdstuk 2).
Het kan gaan om cliënten met wie je beroepshalve binnen de werksetting niets te maken
hebt, maar die wel contact met jou zoeken in de vorm van: 'Kun jij me helpen hoe ik …'
enzovoort. Daarna blijkt dat hij vaker een praatje met je wil maken op een voor jou onaangename manier. Wat mogelijk is en waarmee je in zo'n geval rekening moet houden, wordt
hierna uitgelegd aan de hand van een ontmoeting met een ex-cliënt.

Je kunt soms op straat een ex-cliënt tegenkomen, die een gesprek met jou aanknoopt
in de trant van: 'Hoi, hoe gaat het met je? Met mij gaat het goed, maar nog problemen met
mijn werk …', enzovoort. Er is uiteraard niets mis met een dergelijke ontmoeting, maar als
hij jou na enige tijd eens uitnodigt om ergens iets te gaan drinken, kan het minder prettig
worden. Op het moment dat je denkt: 'Hoe kom ik van hem af?' wordt het zaak om uit
zelfbehoud het contact zo snel mogelijk te beëindigen, want daarna is je zelfcontrole in het
geding. Meestal lukt dat met het geven van een reden of het verzinnen van een smoes. Als
het niet lukt en de ex-cliënt toont zich bereid wel even mee te lopen, dan wordt de situatie
om van hem af te komen steeds lastiger. Een bijkomend nadeel is dat, mocht je de ex-cliënt
opnieuw tegenkomen, je dan meestal hoopt dat hij je niet ziet of dat je weer iets nieuws

moet verzinnen om ongestoord verder te kunnen. In feite heb je daarmee zelf je levensruimte (territorium) verkleind (zie ▶ par. 2.2). Aanspreken op zijn opdringerige gedrag
of kwaad reageren kan voor hem confronterend zijn, hem gezichtsverlies doen lijden: hij
kan zich afgewezen voelen en hij kan je dat betaald zetten omdat hij die machteloosheid
niet verdraagt (zie ▶ par. 3.3). In het ergste geval kan de ex-cliënt behoefte krijgen om echt
wraak te nemen. Een opdringerige ex-cliënt geen gezichtsverlies laten lijden, niet afwijzen,
je eigen levensruimte niet laten beperken en toch een eind maken aan opdringerig contact kun je bereiken door het opwekken van desinteresse bij de ex-cliënt. Hiermee wordt
bedoeld dat de ex-cliënt zelf afziet van (verder) claimend en intimiderend contact met
jou. Hij kiest uit zelfbescherming min of meer eieren voor zijn geld. Zonder dat overigens
sprake is van gezichtsverlies en afgewezen worden. Hoe dat werkt? Verzin een verhaal – of
zorg dat je voor zo'n geval al een verhaal paraat hebt – blijf doorpraten, eventueel van de
hak op de tak springend. Een voorbeeld:

Opwekken van desinteresse: verzin een verhaal

Inge komt regelmatig ex-cliënten tegen in de stad. Tijdens de opname probeerde de
inmiddels ex-cliënt Boris de charmeur uit te hangen. De manier waarop hij dat deed,
was eerder grappig dan storend. Hij zocht veelvuldig contact met enkele dames bij de
receptie, en met name de dames die qua leeftijd zijn moeder konden zijn vonden hem
leuk. Boris was ook erg gesteld op Inge. Hij vond haar een 'gezellige, goede verpleegkundige en wel in die volgorde'.

Hij wees Inge op een boek dat hij gelezen had en waarover hij erg enthousiast was.
Daar begon het mee. Hij kocht het boek voor haar. Cadeaus aannemen mag niet, dat
wist Inge ook, maar ze zou hem het boek teruggeven. Nog voor het zover kon komen,
had hij ook al een cd en bonbons voor haar gekocht. Inge wees hem erop dat zij geen
cadeaus van cliënten mocht aannemen. Niettemin bleef hij aandringen; het was voor
hem belangrijk anderen iets te kunnen geven. Ze vertelde Boris dat hij cadeaus mocht
blijven geven, maar dat die dan telkens voor de hele afdeling waren. Na een bos bloemen hielden de cadeaus op. Boris had uit zelfbescherming voor zichzelf gekozen, want
eigenlijk waren de cadeaus alleen voor Inge bestemd.

Boris komt Inge tegen op straat. Ze begroeten elkaar en Inge vraagt hoe het met
hem gaat. Ze denkt: 'Eigenlijk wil ik gewoon verder, maar ja, er is tenslotte al rottigheid
genoeg in de wereld, dan moet je niet vervelend tegen zo iemand doen.' Na wat over-
en-weergepraat wil Inge het gesprek beëindigen, maar dan stelt charmeur Boris, haar
bij de arm pakkend, voor ergens te gaan zitten. Als ze zegt dat ze verder moet omdat
ze op tijd ergens moet zijn, biedt Boris aan een eindje met haar mee te lopen. In haar
hoofd borrelt een verhaal op. Als ze dat vertelt, zal Boris zelf wel opstappen, denkt ze,
en ervoor zorgen dat hij haar de volgende keer niet te lang ophoudt. Ze begint het
verhaal over de vieze poepluiers van haar dochtertje, toen die aan de diarree was. Ze
blijft doorpraten en gaat over op steeds meer details.

Boris geeft aan dat hij maar eens weer opstapt en wenst haar het beste. Uit zelfbescherming heeft hij er uit eigen beweging voor gekozen om het gesprek met Inge te
beëindigen. En voortaan zal hij telkens wanneer hij haar ziet, denken aan …

Voor het opwekken van desinteresse is het vertellen van een weerzinwekkend verhaal niet de enige mogelijkheid. Voorbeelden van varianten zijn:

- continu vragen stellen zonder dat de eerdere vraag volledig beantwoord is;
- de ander vermoeien door steeds maar door te blijven praten;
- de ander te overspoelen met een volkomen oninteressant verhaal.

Innerlijke processen: het eigen structurerend systeem als zekerheid

4.1   Het eigen structurerend systeem

Ieder mens heeft door opvoeding en socialisatie kennis en kunde opgebouwd, soms door prettige en soms door minder prettige ervaringen. Hoe dan ook, deze ervaringen hebben geleid tot een aantal zekerheden. Ook de zekerheid dat je een aantal onzekerheden hebt is een zekerheid. Dit innerlijk proces van de mens functioneert als een eigen structurerend systeem, op grond waarvan de mens zich gedraagt en handelt. Door het opdoen van nieuwe ervaringen kan iemand nieuwe zekerheden ontwikkelen. Het structurerend systeem is tot op zekere hoogte veranderbaar.

Dit eigen structurerend systeem kan beschadigd raken door een ingrijpende, schokkende, zeer emotionele of traumatische gebeurtenis, zoals de confrontatie met geweld. Maar ook in zulke gevallen is herstel van de zekerheden meestal goed mogelijk. Hieraan wordt in ▶ hoofdstuk 8 aandacht besteed. In de nu volgende paragrafen wordt het innerlijk proces van de mens uitgelegd en in relatie gebracht met het omgaan met agressief-gewelddadig gedrag enerzijds en de oorzaken hiervan bij cliënten anderzijds.

Bij deze beschrijving van de afzonderlijke aspecten van het innerlijk proces van de mens moet echter steeds bedacht worden dat het gaat om aspecten die elkaar permanent beïnvloeden en dus niet op zichzelf staan. Telkens speelt dit proces zich opnieuw af. Ook als je een cliënt even niet gezien hebt en hem daarna weer ontmoet, treedt het proces opnieuw in werking. Beter gezegd, dan wordt deze ontmoeting opnieuw opgenomen in het doorlopende proces. Door allerlei oorzaken kunnen er ook stoornissen in dit proces optreden. Deze kunnen variëren van weinig ernstig tot zeer ernstig.

4.2   Waarneming, fysiologische processen en indrukvorming

Wat waargenomen wordt staat onder invloed van onder meer het beroepsmatig handelen en kleurt daarmee de waarneming. Als je jezelf de opdracht geeft heel snel een ruimte rond te kijken en alleen te letten op alles wat rood is, zal jou wat in die ruimte vierkant is zo goed als geheel ontgaan. Een ander voorbeeld waarin iets waargenomen wordt, is de context als in de letter- en cijfercombinatie in ◘ figuur 4.1.

Aan de hand van een voorbeeld geven we globaal aan wat er gebeurt als er in een bepaalde omgeving iemand verschijnt. Laten we die iemand A noemen. We ontmoeten A allereerst door de waarneming van zijn gezicht (gelaat). De eerste indruk die we van A krijgen is zijn gelaatsuitdrukking en lichaamshouding. Globale categorisering van gezichten gebeurt in 100 milliseconden. Waarnemingsprocessen gaan razendsnel. De signalen worden naar de amygdala gestuurd (zie ▶ kader 4.3). De amygdala wordt zeer sterk geactiveerd door bijvoorbeeld een angstige blik van de ander. Er wordt heel snel geïnterpreteerd en een conclusie getrokken over A. De amygdala staat in nauwe verbinding met ons sociale denken. Er wordt een beeld gevormd van A. Eerdere ervaringen, herinneringen en de invloeden van fysiologische processen spelen hierbij een rol. De beoordeling van A resulteert in een bepaald gedrag en handelen van ons jegens A. Dit al naargelang onze emotionele en mentale instelling. Indien A ons angst inboezemt, zullen we anders reageren dan

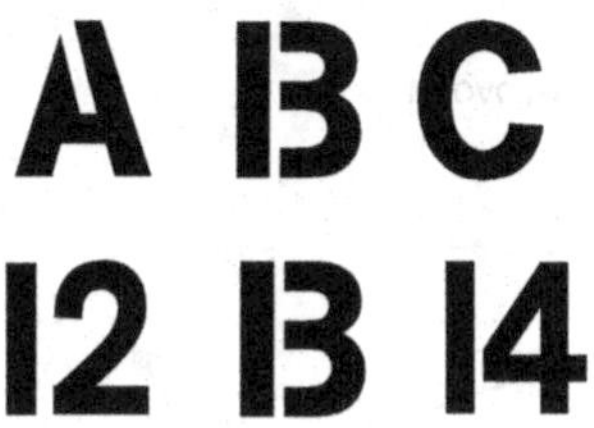

A B C
I2 I3 I4

▪ **Figuur 4.1**   B of 13?

wanneer A ons herinnert aan een goede bekende. Gevoelens spelen een belangrijke rol bij ons doen en laten. Uiteraard gaat het bij deze beeldvorming ook om wisselwerking.

In noodsituaties reageren we op de manier waarop we onszelf emotioneel en cognitief (opnieuw) 'geprogrammeerd' hebben. De mens is immers een cognitief wezen, wat inhoudt dat hij zijn handelen kan plannen. Plannen begint doorgaans met nadenken en gaat verder met het zich voorstellen van het handelen, voordat het wordt uitgevoerd. Het nemen van een besluit betreft het afwegen van rationele argumenten die als het ware 'aangeslingerd' zijn door de emotionele indrukken ofwel belevingen. Afhankelijk van elkaar spelen emotionele systemen (zoals zoeken, zorg, woede, angst, paniek, lust en spel) daarin een rol. Juist doordat gevoelens belangrijk zijn bij het nemen van besluiten, worden veel besluiten genomen zonder dat we ons daarvan bewust zijn of nog voordat het bewust wordt. In zulke situaties wordt gezegd dat er gehandeld is in een reflex of dat dit instinctief gebeurde.

Oordeel en vooroordeel als dwaalspoor
Bij de eerste indruk – die doorgaans correct is – kan het halo-effect een rol spelen. Dit kan ertoe leiden dat attractief uitziende mensen eerlijker, competenter en intelligenter ingeschat worden dan in werkelijkheid het geval is. Het kan een masker zijn. De eerste indruk van een agressief uitziende persoon noodzaakt om zo snel mogelijk iets meer van zijn of haar persoonlijkheid te weten te komen. Door toenaderen in plaats van ontwijken.

Fysiologische processen, zoals hormonale reacties, hebben een bepalende invloed op ons verdere gedrag en handelen. Reclame bijvoorbeeld maakt handig gebruik van de beïnvloeding van fysiologische processen bij de presentatie van bepaalde producten.

Kader 4.1 Fysiologische processen

Frontale kwab
In de hersenen is het de frontale kwab die de waarneming en het gedrag regelt. De frontale kwab, als zetel voor oordeel en zelfanalyse, zorgt voor:
- de wijze van (juiste) inschatting van een situatie;
- de gedragsflexibiliteit;
- het adequaat reageren in wisselende omstandigheden.

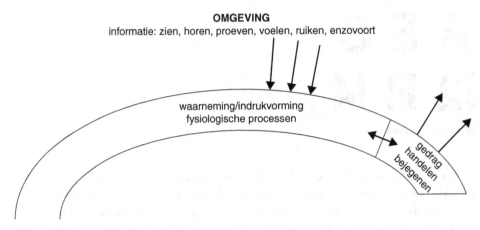

OMGEVING
informatie: zien, horen, proeven, voelen, ruiken, enzovoort

waarneming/indrukvorming
fysiologische processen

gedrag
handelen
bejegenen

◘ **Figuur 4.2**   Innerlijk proces: het oppikken van signalen.

> Een beschadiging aan dit deel van de hersenen kan impulsiviteit en antisociaal gedrag veroorzaken.
>
> *Het hart*
> Het hart (fysiologische reacties) reageert op de stimulans van de frontale kwab, met als gevolg hartkloppingen, trillen, vochtige handen.
>   Het hart wordt niet beschouwd als het centrum van de emoties, het is wel het orgaan waar de emoties het meest worden waargenomen. De activiteit van het hart wordt beïnvloed door psychische factoren, die zijn te merken bij (ont)spanning en gevoelens van sympathie/antipathie.

Fysiologische reacties beïnvloeden de emotionele ervaringen en deze kleuren weer de waarneming. Als je iemand ziet en je hebt in de gaten dat je bang voor hem bent, merk je dat aan jouw eigen fysiologische reacties. Vervolgens kan de beeldvorming van die persoon luiden: 'dat is een enge man.' Ons brein maakt echter wel steeds keuzes; heel veel van wat om ons heen gebeurt, wordt niet of maar heel kort opgepikt. In ◘ figuur 4.2 is dit deel van het innerlijk proces in schema gebracht.

Zo kan de eerste indruk van een cliënt al gekleurd worden door zijn dossier, nog voordat je de cliënt hebt gezien. Bijvoorbeeld de vermelding dat de cliënt dementerend is, zal het gedrag, de houding en het handelen van een verpleegkundige beïnvloeden. Een ander voorbeeld is een activiteitenbegeleider die nogal vaak gevraagd werd om te assisteren bij geweldsituaties waarin op het terrein wonende cliënten verwikkeld waren. Op een bepaald moment waren cliënten zo 'geprogrammeerd' dat zijn verschijning ook in ontspannen situaties spanning teweegbracht. Ook de cognitieve programmering van de cliënt gaat namelijk door.

Stel dat een cliënt bij een tweede opname met jou te maken krijgt. Ook dan tellen voor hem de eerder opgedane ervaringen. Bovendien spelen de opgedane levenservaringen van de cliënt een rol.

Opgedane levenservaring
Een 10-jarige jongen werd na een ongeluk opgenomen in een ziekenhuis. Hij was tijdens het spelen bij de buurman van de tractor gevallen. De jongen werd vervoerd met de ambulance. Dat maakte hem bang, maar de aandacht die hij kreeg maakte hem rustig. Bij het ziekenhuis aangekomen was de jongen enorm paniekerig. Rustgevende woorden van zijn moeder en hulpverleners hielpen niet. Achteraf werd duidelijk waarom. Toen hij 7 jaar oud was, had hij zijn vader weggereden zien worden met de ambulance. Nog dezelfde dag was zijn vader in het ziekenhuis gestorven. Voor hem waren ambulance, ziekenhuis en het missen van zijn vader ingrijpend geweest en dat bezorgde hem drie jaar later deze angst.

Een vrouw werd voor de tweede keer opgenomen op de afdeling Psychiatrie. Zij ontmoette dezelfde verpleegkundige als de eerste keer. Deze verpleegkundige had die eerste keer een behoorlijke tik in haar gezicht van deze vrouw gekregen, doordat ze in verwarde toestand om zich heen had geslagen. Vanwege vakantie en een ander rooster van de verpleegkundige is er bij de eerste opname niet meer over gesproken, laat staan dat het tot verzoening is gekomen. Wat voor indruk zal deze hernieuwde kennismaking bij cliënt en verpleegkundige teweegbrengen?

Belangrijk is bij cliënten steeds rekening te houden met het gegeven dat hun waarneming bepaald wordt door hun toestandsbeeld, handicap, stoornis of ziekte.

4.2.1 Beroepshouding

Wees je bewust van de invloeden die de indrukvorming van een cliënt kleuren.

Wees je ervan bewust dat het opnemen van verschillende informatie uit de waarneming door de cliënt en door jou kan leiden tot misverstanden en conflicten. De mens is immers niet in staat om alle informatie uit waarneming op te nemen. Er vindt een selectie plaats. Naast een aantal min of meer onbewuste zaken wordt de waarneming van een situatie of een persoon ook beroepshalve gestuurd.

4.3 Herinneringen en opgedane ervaringen

Waarneming, indrukvorming en fysiologische processen staan in direct verband met het geheugen: ze worden getoetst aan wat er in de herinneringen ligt opgeslagen. Naast informatie van buitenaf komt er ook informatie van binnenuit. Veel van onze waarneming is na twintig seconden weer verdwenen. Sommige ervaringen worden in de herinnering opgeslagen voor kortere of langere duur (zie ◘ figuur 4.3).

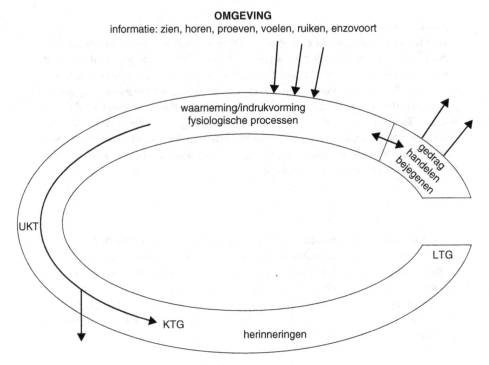

OMGEVING
informatie: zien, horen, proeven, voelen, ruiken, enzovoort

waarneming/indrukvorming
fysiologische processen

gedrag
handelen
bejegenen

UKT

LTG

KTG

herinneringen

◻ **Figuur 4.3**   Het innerlijk proces van de mens. UKT = ultrakortetermijngeheugen; KTG = kortetermijngeheugen; LTG = langetermijngeheugen.

In het geheugen, de herinneringen, ligt de informatie opgeslagen over het omgaan met overeenkomstige situaties in het verleden. Er vindt een soort automatische evaluatie plaats op grond van eerder opgedane ervaringen. Het gaat om het voorstellingsvermogen.

Als de Centrale Post Ambulancevervoer (CPA) een melding doorgeeft van een caféruzie waarbij iemand is neergestoken en er veel bloedverlies is, dan zal tijdens de rit ernaartoe het voorstellingsvermogen van het ambulancepersoneel al voorbereidend werk doen. De ambulancehulpverleners zullen zich al een beeld vormen van de verwondingen, de omstanders en hun eventuele lastige gedragingen vanwege alcoholgebruik. Dit voorstellingsvermogen is gebaseerd op kennis, kunde en opgedane ervaringen.

De beeldvorming kan ook gebaseerd zijn op verhalen van anderen. Dus, nog voordat er verpleegkundig gehandeld wordt, heeft men zich, razendsnel, al een beeld gevormd van de situatie. Dit op basis van beschikbare informatie over de situatie en enkele relevante geheugeninhouden.

In het geval van een confrontatie met een onaangename gebeurtenis of acute geweldsituatie zal een proces als volgt in werking worden gezet.

Is de te verwachten situatie qua inschatting (beoordeling) gunstig, dan zal er zelfverzekerd worden gehandeld. Is de inschatting daarentegen beladen met angst of afkeer, dan is de kans groot dat vermijdingsgedrag optreedt. Dit kan zelfs vluchten betekenen.

Als verpleegkundige dien je echter beroepshalve te handelen, ook als angst en afkeer een rol spelen. Daarbij komt het aan op de mate waarin wij onszelf ervoor geprogrammeerd hebben om ook dit soort lastige situaties met zelfverzekerdheid tegemoet te treden. Kortom, de inschatting of beoordeling van een te verwachten situatie bepaalt de motivatie voor ons gedrag en handelen.

Eerder werd al gesteld dat de diverse aspecten in het innerlijk proces elkaar permanent beïnvloeden. Cognitieve en fysiologische componenten treden gelijktijdig in werking en beïnvloeden elkaar via terugkoppeling. Zo zal een emotionele ervaring de beoordeling beïnvloeden, terwijl de fysiologische reactie weer de emotionele ervaring beïnvloedt. Deze beïnvloedt vervolgens weer de waarneming.

Angst en agressie hangen nauw samen met de herinneringen. Kunnen we altijd op onze herinneringen vertrouwen? Nee, indringende verhalen kunnen een suggestieve werking hebben en de herinneringen vervormen. Dit kan lastig zijn in therapieën als het gaat om (vroeg)kinderlijke ervaringen. Vaak herinneren we ons bepaalde gebeurtenissen op die manier die ons op dat moment het beste uitkomt. Er kan sprake zijn van valse herinneringen. Wij reconstrueren ons verleden: gebeurde het zo, of was het toch net even anders?

Valse herinneringen worden veroorzaakt door invloeden van gebeurtenissen in films, door dromen, fantasie en gesprekken over belevenissen van anderen. Deze gebeurtenissen worden opgeslagen als herinneringen, maar zijn iets anders dan zelf beleefde ervaringen. Valse herinneringen bevuilen als het ware onze eigen levensgeschiedenis. In die zin zorgt het brein voor levensgeschiedenisvervalsing.

4.3.1 Soorten geheugen

Bij geheugen wordt ook onmiddellijk gedacht aan vergeten. De hele dag door wordt aan veel dingen min of meer gelijktijdig gedacht. Het blijkt dat we gemiddeld zeven dingen tegelijk kunnen onthouden. Daarbij kan het gaan om verjaardagen, afspraken, het innemen van medicijnen, huishoudelijke taken, enzovoort. Dat onthouden geldt dan ook nog vaak met betrekking tot kinderen, vrienden en familieleden. Bij ouder wordende mensen lijkt dit soms af te nemen, maar dat hoeft niet het geval te zijn. Het proces van onthouden werkt wel langzamer.

Van al wat waargenomen wordt, zal het ultrakortetermijngeheugen na ongeveer twintig seconden de niet-relevante informatie weer 'wegfilteren'. De persoonlijk en beroepsmatig relevante informatie blijft. Ook blijft de informatie die diepe indruk heeft gemaakt. Dat is het geval bij informatie die een sterke emotionele lading heeft. Dit kan zowel om heel positieve (bijvoorbeeld verliefdheid) als om heel negatieve (schokkende) informatie gaan.

Deze niet-weggefilterde informatie wordt doorgesluisd naar het kortetermijngeheugen, waar het ongeveer twintig minuten tot enkele uren opgeslagen blijft. De lengte in tijd wordt bepaald door de mate waarin er steeds herhaling van de waarneming en gedachte plaatsvindt of de mate waarin de herinnering wordt opgeroepen vanuit het langetermijngeheugen.

Het opslaan in het langetermijngeheugen en het naar boven halen van herinneringen is een proces van programmeren (consolidering) en herprogrammeren (reconsolidering). Bijvoorbeeld de gedachte: 'Oh ja, wat stond er ook alweer? Nog even opnieuw kijken.'

Vanuit het kortetermijngeheugen gaat weer bepaalde informatie door naar het lange-termijngeheugen, waar het in principe opgeslagen blijft. Vanaf dat moment is de informatie vergeten in het kortetermijngeheugen. Deze opgeslagen informatie wordt echter elke keer dat het even in de aandacht komt weer beïnvloed door nieuwe informatie. Veel van deze zogenaamde opgeslagen informatie wordt ook steeds gebruikt bij alles wat we doen. Het is echter geen kwestie van volgorde, van 'ultrakort' naar 'kort' en ten slotte naar langeter-mijngeheugen. Veel informatie gaat onmiddellijk een plek zoeken in het langetermijnge-heugen en leidt tot reacties. In die zin is het proces hier vereenvoudigd weergegeven.

Dit opnieuw in de aandacht komen kan door associaties en hormonale reacties. Het zogeheten episodisch geheugen wordt dan geactiveerd. Dit episodisch geheugen is gevoe-lig voor vragen als 'wat …?', 'met wie …?', 'wanneer …?' en 'waar is iets gebeurd?'

Uiteindelijk kan hetgeen is opgeslagen als een bepaalde levensgebeurtenis, uitmonden in een verhaal dat niet meer overeenstemt met het oorspronkelijke voorval. Het wordt tel-kens weer bijgekleurd door nieuwe informatie. Dit is een probleem bij politieverhoren en intakegesprekken. Herinneringen worden steeds geconstrueerd en gereconstrueerd tot ze voor de betrokken persoon blijven passen. Dat betekent ook dat leeftijd en omstandighe-den invloed hebben op die reconstructie van herinneringen. Herinneren is teruggaan naar een bepaald moment. Dat moment kan opgeroepen worden door een geur, een woord, een plaats of een beeld. De associaties gekoppeld aan een indrukwekkende gebeurtenis kunnen dan een reeks van beelden teweegbrengen. Er worden dan levendige beelden op-geroepen die bij die gebeurtenis horen.

Dat kunnen prettige, minder prettige, vervelende en verschrikkelijke beelden zijn. Het gevolg is dat sterke emoties van angst of juist van geluk ervaren kunnen worden.

Kader 4.2 Het geheugen

In de hersenen is de hippocampus bepalend voor de ruimtelijke oriëntatie en gedach-ten over de toekomst. De hippocampus vormt de toegang tot het geheugen. Het gaat daarbij om het opslaan van informatie (inprenting) en het reproduceren ervan. Het geheugen wordt opgedeeld in het *declaratief geheugen* voor:

- feiten (semantisch geheugen);
- gebeurtenissen (episodisch ofwel autobiografisch geheugen);

en het *non-declaratief geheugen* voor:

- de waarden/gewoonten;
- de priming (herinneringen aan geuren, kleuren en geluiden met meer of minder subtiele invloed op het gedrag);
- de eenvoudige conditionering (stimulus-respons);
- het niet-associatieve gedrag (bijvoorbeeld traplopen).

Herinneringen aan levensgebeurtenissen (o.a. traumatische ervaringen) worden opge-slagen in het *episodisch* ofwel *autobiografisch geheugen*. Daarin wordt de autobiografie vastgelegd. Ervaringen zijn echter persoonlijk en ze worden dan ook geplaatst binnen een persoonlijk stramien. Hierbij gaat het om de grote lijnen en belangrijke details. Het gaat om antwoorden op vragen beginnend met wie, wat, waar, wanneer en hoe.

De antwoorden zullen aangepast (ook opgerekt) worden om bij de persoonlijke verwachtingen te passen. Waarheid en juistheid voor de persoon in kwestie kunnen daardoor (op den duur) gaan verschillen.

De aangeleerde kennis (de feiten) komen in het *semantische geheugen*. Het episodische en semantische geheugen worden samen het *declaratieve* ofwel het *expliciet geheugen* genoemd.

Het *non-declaratieve* ofwel *procedurele geheugen* staat voor het weten hoe bepaalde handelingen uitgevoerd moeten worden. In dit leerproces ligt de koppeling met angstsignalen en psychische stoornissen. Het procedurele geheugen wordt ook wel het impliciete geheugen genoemd. Het langst blijven de handelingen bekend waarmee men in de kindertijd vertrouwd is geraakt: fietsen, met mes en vork of stokjes eten, enzovoort. Het gaat om vaardigheden en reflexen die passen in de gewoonten. Het volgende gebeurt ook: een driejarig kind wordt gebeten door een hond. Het kind herinnert zich dat niet meer. Toch is het opgeslagen in het impliciete geheugen en bepaalt het de omgang met honden. Op latere leeftijd is iemand zich er dan niet bewust van waarom hij bijvoorbeeld bang is voor bepaalde honden. Schematisch ziet het proces van opslaan er als volgt uit (bron: Squire en Zola-Morgan, 1988).

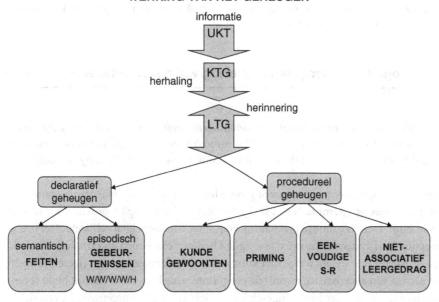

Iets herinneren betekent dat de herinnering uit het geheugen naar boven gehaald wordt naar het kortetermijngeheugen.

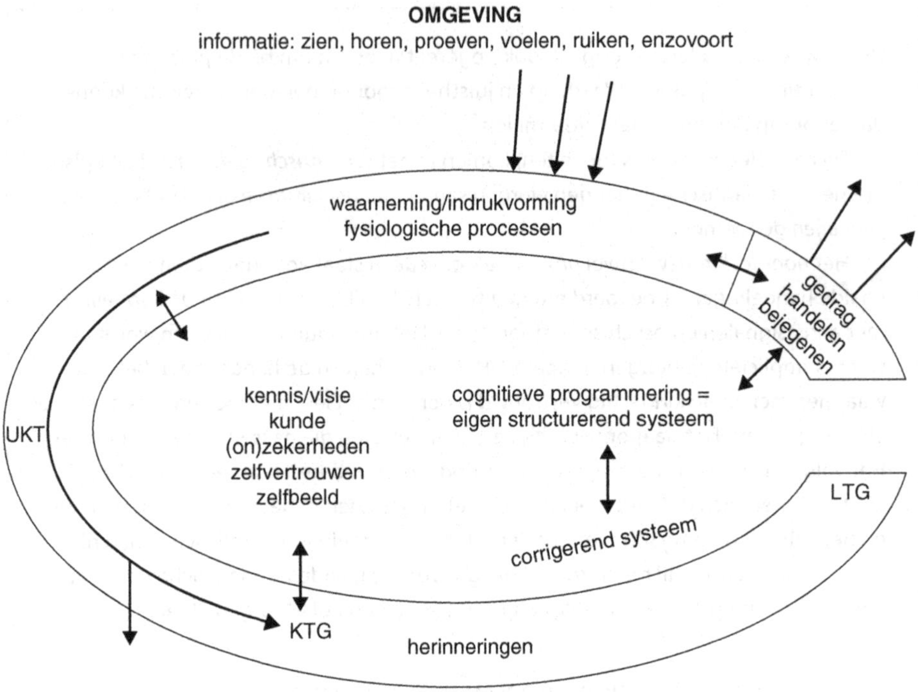

OMGEVING
informatie: zien, horen, proeven, voelen, ruiken, enzovoort

waarneming/indrukvorming
fysiologische processen

gedrag
handelen
bejegenen

UKT

kennis/visie
kunde
(on)zekerheden
zelfvertrouwen
zelfbeeld

cognitieve programmering =
eigen structurerend systeem

LTG

corrigerend systeem

KTG   herinneringen

◘ Figuur 4.4   Het innerlijke proces van de mens. UKT = ultrakortetermijngeheugen; KTG = kortetermijngeheugen; LTG = langetermijngeheugen.

4.4   Cognitieve (her)programmering van het structurerend systeem

'Wij kunnen ons bewustzijn plannen en programmeren en onze mentale (cognitieve)
en emotionele wereld waarin we willen leven, kiezen. Als noodsituaties zich voordoen
zullen we antwoorden uit die mentale en emotionele wereld' (Dorothy Samuel).

Eigenlijk is cognitieve programmering vergelijkbaar met het opslaan van bestanden op de
computer. Het programma is aanwezig. Het kan wel gewijzigd worden, maar de context
ervan blijft. Deze cognitieve programmering staat voor het eigen zelfbeeld. Het is je eigen
structurerend systeem, waarin al je mogelijkheden, zekerheden en onzekerheden vastlig-
gen. Je weet wat je wel en wat je niet kunt. Door opgedane ervaringen (leerervaringen) en
het nemen van zekere risico's wordt de programmering bijgesteld. Hieruit blijkt tevens dat
wanneer je iets verkeerd hebt ingeschat of er iets ernstig is misgegaan, dit een deuk kan
slaan in je zelfvertrouwen.

Cognitieve programmering zegt iets over opgedane kennis en vaardigheden, maar
ook over nieuwe mogelijkheden om je te ontwikkelen, te leren en te veranderen (zie
◘ figuur 4.4). 'Afleren' van verkeerd gedrag is niet mogelijk. Immers, afleren is ook leren
van iets wat je niet meer moet doen. Door leren kan wel bijstelling plaatsvinden van eerdere kennis die verouderd blijkt. Deze oude informatie wordt door nieuwe, betere over-
schreven, omdat die functioneler is.

Een confrontatie met een agressief-gewelddadige cliënt kan een aantasting betekenen van het zelfvertrouwen van de verpleegkundige, omdat hij deze uitbarsting totaal niet had verwacht. Door een goede verwerking (zie ook ▶ hfst. 8) kan dit zelfvertrouwen zich herstellen. Voor mensen in het algemeen geldt dat belastende ervaringen aanleiding kunnen geven tot een verhoogde emotionele kwetsbaarheid. Daarbij valt te denken aan emoties als gevolg van een echtscheiding, verlies van een baan, aanranding, een aanstaande operatie. Uiteraard brengen ziekteprocessen en toestandsbeelden nog heel andere ingrijpende veranderingen in het structurerend systeem teweeg. Een cliënt die lijdt aan de ziekte van Alzheimer wordt veelal door associaties vanuit de herinneringen beheerst. Het structurerend systeem van deze cliënt bestaat dan ook vaak uit reacties die niet met de actualiteit van de verpleegkundige te maken hebben. Zo kan een cliënt reageren op de verpleegkundige met de wens 'naar moeder' te willen. Als de cliënt hierin belet wordt, kan dit uitmonden in boosheid, waarbij het slaan van de verpleegkundige niet denkbeeldig is. In ▶ hoofdstuk 11 wordt verder ingegaan op de ziekte van Alzheimer.

Cliënten met sterk manipulerend en provocerend gedrag hebben deze levensstijl ontwikkeld, omdat zij steeds in interacties op zoek zijn naar bevestiging van hun eigenwaarde, hun zelfbeeld.

4.4.1 Beroepshouding

Hoe je om wilt gaan met de agressie van anderen en agressief-gewelddadige situaties, is niet afhankelijk van het moment alleen, je kunt in hoge mate jouw eigen instelling (cognitieve programmering) van waaruit je reageert bepalen.

Enkele uitgangspunten bij het bepalen van jouw cognitieve programmering:

- Bereid je voor op de agressie van de cliënt en je opstelling daarin.
- Kies een aangrijpingspunt (verlies, ontbering, aantasting, bedreiging, angst, machteloosheid, stress, enz.) voor de dialoog met de cliënt.
- Richt je op het minimale doel dat je jezelf gesteld hebt om met de cliënt te bereiken.
- Denk eraan dat de cliënt steeds op winstpunten gericht zal zijn.
- Neem de cliënt serieus: behandel hem of haar respectvol en krik zijn of haar eigenwaarde op.
- Structureer al pratend de chaos van de cliënt.
- Maak geen plotselinge bewegingen in spannende situaties: kondig aan wat je gaat doen.
- Straal rust en vastberadenheid (let op de toonzetting bij het spreken) uit en wees duidelijk.
- Geef eigen grenzen aan.

4.5 Het corrigerend systeem

Het corrigerend systeem betreft onder andere het vermogen dat iemand heeft om zichzelf te corrigeren. Bij dit corrigeren horen begrippen als zelfcontrole, zelfbeheersing en zelfdiscipline. Het gaat om de mate waarin men zichzelf in de hand kan houden en hoe men probleemsituaties het hoofd kan bieden ('coping'). Met *vermogen* wordt de energie (de motivatie) bedoeld, met *systeem* het arsenaal aan mogelijkheden waaruit gekozen wordt. Het geweten, de gehanteerde normen en waarden, geeft de grens aan van wat wel en niet kan. Wordt daarvan afgeweken, dan kan dit 'een slecht geweten' opleveren. Om daarmee om te gaan zal dit weer gecorrigeerd worden door argumenten en verklaringen. Hiermee is tegelijk de zwakte van het systeem aangegeven.

Het corrigerend systeem kent geen goede of foute correcties voor de persoon in kwestie. Het zorgt ervoor dat de persoon kan blijven functioneren. Omwille van het overleven op korte termijn (hier en nu) kan het corrigerend systeem oplossingen bieden die op lange termijn zelfs schadelijk zijn. Iemand kan om zijn problemen te vergeten steeds meer alcohol gaan drinken en eindigen als alcoholist. Hij heeft zich dan wel steeds gecorrigeerd.

Van nature is de mens geneigd tot impulsief handelen. Zelfcontrole vraagt echter om goed nadenken, de juiste afwegingen maken en, vooral, geen domme dingen doen. Het geeft gelijktijdig aan welke innerlijke strijd er zich soms kan afspelen als het gaat om 'de leiding houden over jezelf'.

Kader 4.3 Amygdala

In de hersenen zetelt de *amygdala*, ook wel *amandelkern* of amandel genoemd. De amygdala interpreteert de signalen (waarneming van gezichtsuitdrukking, manier van kijken en lichaamstaal), ontketent een reactie (gedrag) en is bepalend voor de mate van zelfcontrole ofwel het reguleren van emoties. De amygdala is belangrijk voor het signaleren van gevaar en het ontstaan van gevoelens als angst en agressie. De sterkte waarin wordt afgeleid uit de non-verbale communicatie van elkaar. Een tumor, drugsverslaving, bepaalde antidepressiva en hoofdletsels kunnen beschadiging veroorzaken aan de amygdala. Angst en agressie worden daar weer door bepaald.

Uit onderzoek blijkt dat er onderscheid te maken is tussen sociale angst en niet-sociale angst (Wiebke Schönbohm-Wilke, 2009). Dat is een conclusie naar aanleiding van onderzoek bij mensen met het Williams-Beuren-syndroom (WBS; ca. 1 op de 8000 geboorten). Deze patiënten raken niet of nauwelijks onder de indruk van het zien van woeste en geïrriteerde mensen, maar tonen wel een sterk verhoogde activiteit van de amygdala bij het zien van gevaarlijke situaties zonder mensen, zoals brandende huizen en neerstortende vliegtuigen. Als kind hebben ze alleen maar behoefte aan avontuur en uitdaging. WBS is het gevolg van een genetische stoornis in de sociale verhoudingen, veroorzaakt door een stoornis in de amygdala. Mensen met WBS zijn extreem behoeftig aan sociaal contact met mensen en zijn op bepaalde gebieden begaafd.

De samenhang tussen *frontale kwab, hippocampus* en *amygdala* is bepalend voor het autobiografisch geheugen (de herinneringen) en de wijze waarop de mens met zichzelf omgaat.

Het corrigerend systeem kan dus heel nadelig te werk gaan. Dat is het geval bij cliënten die hallucineren. Het corrigerend systeem zorgt er bij hen voor dat verkeerde inschattingen verwerkt worden, ongeacht of deze op zichzelf goed of fout zijn. Het gevolg is dan dat iemand zich vreemd gedraagt.

Vergelijk de volgende twee situaties met elkaar.

> **Meneer P.**
> Meneer P. verwacht om 10.00 uur bezoek. Ineens hoort hij geluiden en denkt: 'Daar zal hij zijn.' Hij gaat kijken omdat hij voetstappen en de scharnieren van de buitendeur hoorde. Hij constateert echter dat er niemand is.
>
> *1*
> Meneer P. corrigeert zichzelf nu met: 'Ik dacht dat ik iets hoorde, maar het was zeker de wind of het was bij de buren.'
>
> *2*
> Meneer P. corrigeert zichzelf nu met: 'Ik heb ze gehoord, die voetstappen en de buitendeur. Het zal die overbuurman wel weer wezen. Hij loopt hier maar in en uit en hij laat zich niet zien. Hij bespiedt mij.'
> De volgende dag komt meneer P. zijn overbuurman tegen, geeft hem een schop tegen zijn been en schreeuwt van alles naar hem. Daarna gooit hij de luidsprekers het raam uit en nog meer huisraad. Hem weerhouden van deze daden gaat met veel geweld gepaard. Meneer P. wordt immers gehinderd in het weer op orde krijgen van zijn eigen structurerend systeem. Hij heeft zichzelf wel gecorrigeerd, maar geheel in de lijn van zijn toestandsbeeld.

Het corrigerend systeem van iemand kan in goede banen worden geleid als de juiste zorg en begeleiding worden gegeven. Met andere woorden, het corrigerend systeem kan – tot op zekere hoogte – zelf gecorrigeerd worden door externe personen. Dit kunnen personen zijn uit het eigen sociale netwerk, maar ook hulpverleners of verpleegkundigen.

Het corrigerend systeem kan ook werken als een 'deksel op een pot', of beter gezegd als een 'deksel op een put'. Dat is het geval als iemand traumatische ervaringen heeft opgedaan en deze wegstopt (verdringt). Het corrigerend systeem zorgt er dan voor dat deze traumatische ervaringen niet naar boven komen. De deksel blijft erop. Wordt de druk te groot (door associaties, schuldgevoel of therapeutische druk) of neemt de weerstand af (ziekte en ouderdom), dan kan de onderdrukte lading de deksel als het ware naar boven drukken. Op dat moment kunnen allerlei vervelende zaken opborrelen. Het autobiografische geheugen, waarin de herinneringen aan levensgebeurtenissen opgeslagen liggen, begint 'op te spelen'.

4.5.1 Beroepshouding

In het geval van agressief-gewelddadige uitingen van een cliënt moet een beroep worden gedaan op het vermogen van het corrigerend systeem van de cliënt. Dit kan door in te spelen op:
— normen en waarden;
— belangen;
— psychologische en sociale winst;
— afspraken;
— de onderlinge samenhang hiertussen.

Hoe men ook naar het gedrag en handelen van een cliënt of verpleegkundige kijkt, ieder mens gedraagt zich en handelt op grond van de op dat moment beste keuze.

4.6   Gedrag en handelen

Voor een verpleegkundige gaat het erom met zelfvertrouwen en zekerheid de cliënt tegemoet te kunnen treden. Uit het voorgaande mag inmiddels gebleken zijn hoe belangrijk het is het eigen structurerend systeem steeds zo goed mogelijk op orde te houden. Dit is mogelijk door als men is gaan twijfelen over het eigen handelen, na te gaan welke kennis en kunde er nodig zijn om het eigen handelen te verbeteren. Het kan ook zijn dat er na een confrontatie met een zeer emotionele gebeurtenis (ingrijpend, schokkend of traumatisch) een beschadiging van onder meer het zelfvertrouwen is opgelopen.

Door met een collega de gehele gebeurtenis te reconstrueren en weer alles op een rij te krijgen, kan het zelfvertrouwen meestal worden hersteld. Dit geeft aan hoe belangrijk die collegiale ondersteuning is. De verpleegkundige dient zekerheid uit te stralen, want dat is wat de cliënten nodig hebben. Een opmerking als: 'Kom even rustig bij me zitten,' terwijl de verpleegkundige zelf trilt van de spanning, moet wel leiden tot verwarring, en ongeloofwaardig maken wat gezegd wordt.

Als we spreken over verpleegkundig handelen enerzijds en het verbeteren van het welbevinden van de cliënt anderzijds, hebben we het ook over beïnvloeding. Beïnvloeding grenst aan uitoefening van macht, maar betekent daarmee nog niet hetzelfde. Het is de bedoeling het hier niet te hebben over de beïnvloeding met medicatie, maar over de psychosociale beïnvloeding van de cliënt.

Onder *beïnvloeding* verstaan we het inwerken op de wil van een cliënt met als doel zijn handelen te verbeteren. Wij willen hem laten zien, hem leren, hoe hij op een gezonde, normale manier met conflicten, agressie en acute geweldsituaties kan omgaan. En vooral hoe hij zelf kan voorkomen daarin verzeild te raken. Beïnvloeding is iets anders dan 'gebieden'.

Kader 4.4 Gebieden

Gebieden wil zeggen: inwerken op de wil van de ander door machtsuitoefening. Inwerken op iemands wil kan gepaard gaan met fysiek (tegen)geweld of het dreigen daarmee. Op dat moment wordt de ander, de cliënt, van zijn vrijheid beroofd. Soms is het in het belang van de cliënt helaas onvermijdelijk van overmacht gebruik te maken. Daarbij is het belangrijk dat de middelen in overeenstemming zijn met het doel. Met andere woorden, om een ethisch doel te bereiken kunnen we geen onethische of immorele middelen gebruiken. Je kunt iemand niet met machtsvertoon en tegengeweld leren niet gewelddadig te zijn tegen verpleegkundigen. Het kan wel het effect hebben dat de cliënt zich niet meer gewelddadig opstelt tegenover de verpleegkundigen, maar dat is dan een gevolg van angst of afschrikking en niet van overtuiging.

Ieder mens is steeds in wording. Hij leert, ontwikkelt zich en verandert. Voor een verpleegkundige geldt dat hij verantwoordelijkheid draagt voor de positieve en negatieve beïnvloeding van het wordingsproces van zichzelf en de ander.

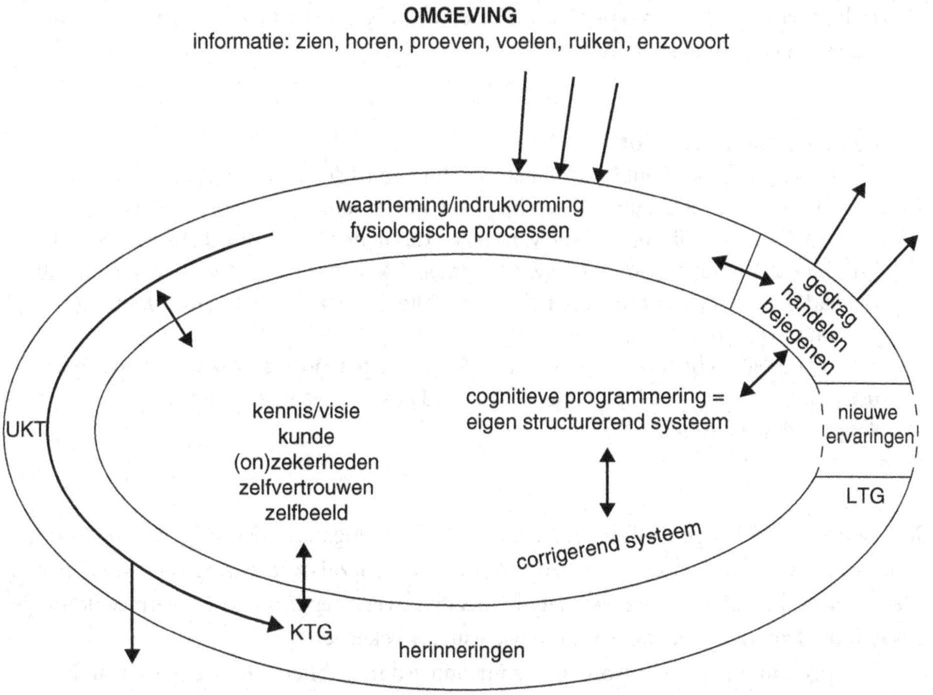

OMGEVING
informatie: zien, horen, proeven, voelen, ruiken, enzovoort

waarneming/indrukvorming
fysiologische processen

gedrag
handelen
bejegenen

UKT

kennis/visie
kunde
(on)zekerheden
zelfvertrouwen
zelfbeeld

cognitieve programmering =
eigen structurerend systeem

nieuwe
ervaringen

LTG

corrigerend systeem

KTG

herinneringen

◘ **Figuur 4.5** Het innerlijk proces van de mens. UKT = ultrakortetermijngeheugen; KTG = kortetermijngeheugen; LTG = langetermijngeheugen.

4.6.1 Beroepshouding

Voorbeeldgedrag is noodzakelijk bij het helpen van cliënten om zinnig om te gaan met hun emotionele energie. Hiermee wordt bedoeld dat de verpleegkundige zich moet inzetten voor het opdoen van positieve ervaringen met de cliënt. Dit kan door steeds weer de dialoog aan te gaan met de cliënt. Het doel voor de dialoog wordt bepaald door de vraag 'wat wil ik bereiken met deze cliënt?'

4.7 (Nieuwe) leerervaringen in de interactie

Ieder mens is uitgerust met de macht om te kiezen, om relaties aan te gaan, om veranderingen aan te brengen in de eigen persoonlijkheid en in anderen, en om zijn omstandigheden te beïnvloeden. Zich bewust zijn van nieuwe onbeperkte mogelijkheden voor innerlijke ontplooiing en uiterlijk handelen geeft een gevoel van vertrouwen en van zekerheid. Dit is de basis voor de vastberadenheid en de duidelijkheid die veel cliënten nodig hebben als voorbeeld en als houvast. Het is de verpleegkundige die dit uitstraalt en zeker nodig heeft in een acute geweldsituatie.

Alle in dit hoofdstuk besproken aspecten, samengevoegd in één schema, geven het beeld van het innerlijk proces van de mens (zie ◘ figuur 4.5).

In de interactie tussen verpleegkundige en cliënt geldt dat beiden nieuwe ervaringen met elkaar en door elkaar opdoen.

Interactie met de patiënt

Een pas opgenomen cliënt is helemaal overstuur en gedraagt zich nogal agressief-ge-welddadig. De verpleegkundige kan niet veel meer doen dan hem op een rustige toon toespreken en duidelijk uitspreken wat ze aan de cliënt ziet. 'Mijnheer De Vries' (noemt zijn naam bij herhaling, om goed over te komen), 'ik zie dat u zich ongerust maakt, dat u kwaad bent, dat u het druk heeft, dat er van alles omgaat in uw hoofd. Kunt u zeggen wat u zo ongerust maakt (enz.)?'

Er komt niet echt een antwoord, maar de geruststellende toon van spreken brengt rust bij meneer De Vries. Zijn gemoedstoestand paste zich aan aan de rust die de verpleegkundige uitstraalt.

Met beïnvloeden beogen we de cliënt tot inkeer te brengen, te overtuigen of op zijn gemoedstoestand in te werken. Als we in dat proces slagen, zal die ervaring voor de cliënt een nieuwe ervaring opleveren en wel met die specifieke verpleegkundige. De verpleegkundige zal zich dankzij het behaalde psychologisch succes zekerder voelen.

Pas opgenomen cliënten worden geconfronteerd met geheel nieuwe omstandigheden. Er worden nogal wat eisen gesteld, zoals contact aangaan met eventueel angstige en agressief geladen medecliënten. Dit kan leiden tot een gevoel van onveiligheid, wat paniek of woede in de hand kan werken. De angstige en mogelijk verwarde cliënt komt in een omgeving die hem vreemd is. Hij wordt lid van een groep die hij niet gekozen heeft en die hem vaak niet met open armen ontvangt. Door dit alles kan de cliënt zich steeds machtelozer, angstiger en hulpelozer gaan voelen. Conflicten of erger kunnen het gevolg zijn.

In een interactie speelt zich tussen de partijen een proces van beïnvloeding af. In dit proces gaat het om alle aspecten die hiervoor aan de orde kwamen. Het verloop van deze individuele processen in de interactie is bepalend voor de vraag of één of beide partijen zullen vechten, vluchten of onderhandelen. Schematisch kan men een interactie tussen twee personen weergeven zoals in ◘ figuur 4.6.

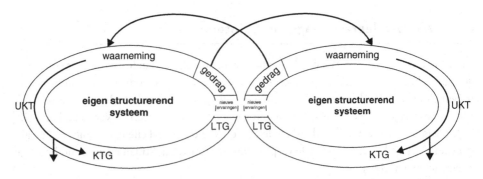

◘ **Figuur 4.6**   Het innerlijk proces van de mens. UKT = ultrakortetermijngeheugen, KTG = kortetermijngeheugen, LTG = langetermijngeheugen.

Nieuwe leerervaringen kunnen ook leiden tot beperkingen. Dan wordt geleerd dat men een bepaalde handeling of reactie beter na kan laten.

Vaak worden alleen zaken die op de afdeling zijn misgelopen, uitgebreid gerapporteerd. Willen we echter leren (en ook aan anderen laten weten) hoe het beste met bijvoorbeeld gewelddadige cliënt X kan worden omgegaan, is het goed in de verslaglegging ook aandacht te besteden aan zaken als:

— wat je gedaan hebt waardoor je nog net een ruzie of andere narigheden hebt kunnen voorkomen;
— welke strategie je gebruikt hebt om verdere escalatie te voorkomen;
— hoe je aan cliënt X kunt merken dat het de foute kant opgaat;
— welke goede dingen de 'gewelddadige' cliënt X gedaan heeft.

Kortom, het is van belang (ook) te vermelden hoe goed je het gedaan hebt of hoe goed de cliënt zich opstelde: *positieve verslaglegging* dus. Dat is van belang om van de cliënt geen monster te maken. Dat risico bestaat immers indien alleen de negatieve aspecten vermeld worden. Ieder mens, iedere cliënt heeft ook zijn goede kanten. Het is goed om ook collega's daarin inzicht te geven, net als in mogelijkheden ter voorkoming van narigheid.

Kader 4.5 Limbisch systeem

Enthousiasme en motivatie voor iets betekent (nieuwe leer)ervaringen opdoen. Er is een innerlijk proces aan de gang van gedachten, lichamelijke reacties en uitingen. Het systeem dat dit alles veroorzaakt, wordt het limbisch systeem genoemd (soort centrum voor emotionele intelligentie). De leerfunctie ligt in dit limbisch systeem besloten. Leren heeft te maken met eerder opgedane ervaringen die in het geheugen opgeslagen liggen, met waarneming en de toestand die nodig is om de mens voor te bereiden op actie.

Het limbisch systeem is een complex stelsel in de hersenen van de mens en wordt beschouwd als de plek waar emoties, motivatie en aspecten van het geheugen zetelen. De belangrijkste onderdelen van het limbisch systeem worden gevormd door de hippocampus (toegang tot het geheugen) en de amygdala (coördinator van de emotionele reacties en bepalend voor het gedrag). De hippocampus en amygdala verbinden waarneming en herinnering (geheugen) via vegetatieve endocriene (o.a. hormonale) stoffen, die op hun beurt spiergroepen aansturen voor de lichaamsbewegingen (motoriek). Dit komt onder andere naar voren in de communicatie.

Bij hoe en wat er geleerd wordt, speelt het limbisch systeem een essentiële rol. Het volgende speelt zich af op psychologisch vlak.

Indien de inhoud, beleving of betekenis van het nieuwe relevant is voor de persoon in kwestie, leidt dit tot een aanvulling of correctie van de kennis en kunde. Het bevattingsvermogen bepaalt welke plek de leerervaringen krijgen in het structurerend systeem. Hierbij speelt het corrigerend vermogen een rol als toetsing. Dat wil zeggen: is het nieuwe in vergelijking met bestaande kennis en kunde een verrijking of verbetering – met andere woorden, vergroot het de bekwaamheid en het probleemoplossend gedrag van de persoon? Uiteindelijk zal de uitwerking van dit proces de wijze van optreden (gedrag en handelen) bepalen.

Werkdruk, stress en onzekerheid kunnen aanleiding geven om op een krampachtige manier het eigen structurerend systeem van dat moment op orde te houden. Kennis, kunde en de zekerheid die er nog is, worden afgeschermd tegen nieuwe leerervaringen. Er is geen toegang meer door middel van, bijvoorbeeld, feedback. Er kan niets meer bij en er mag niets veranderen. Zo verging het ook Rik.

> **Rik (twaalf jaar verpleegkundige op Hematologie)**
> 'Hoewel ik het een en ander aan opmerkingen gewend ben, merkte ik dat ik er de laatste weken meer moeite mee had. Zelfs feedback van artsen en collega's kon ik moeilijk verdragen. Ik vatte alles op als kritiek, vooral als onrechtvaardige kritiek. Innerlijk werd ik steeds bozer. Het werd me duidelijk dat ik behoorlijk gestresst was, door de drukte in het werk en door privéomstandigheden. Ik kon er gewoon niets meer bij hebben. Symbolisch begon ik om me heen te slaan, om mijzelf te beschermen.'

4.7.1 Beroepshouding

Stel je open voor de ervaringen van anderen en voor feedback op jouw eigen handelen. Bespreek je onzekerheid.

Bepaal steeds voor jezelf wat je met een bepaalde cliënt wilt bereiken en welke nieuwe ervaringen je met die cliënt nodig hebt om tot een positieve hulpverlenings- of zorgrelatie te komen.

Door een positief verlopende interactie is er een gunstige uitwerking op de biologische processen in de *emotionele hersenen* van de ander. Dit limbisch systeem dat over een zelfregulerende genezende werking beschikt, zorgt voor een positief effect op het gedrag van die ander.

4.8 De agressief-gewelddadige interactie en de beroepshouding daarin

De integratie van nieuwe leerervaringen in het eigen structurerend systeem heeft ten doel de eigen deskundigheid te verhogen en zo tot optimale zorg-, hulp- en dienstverlening te leiden. Een acute geweldsituatie kan er ook toe leiden dat de leerervaring eerder het effect heeft van afschrikking, teleurstelling en woede. Iets waarvan niet onmiddellijk vaststaat in welke mate het een positieve uitwerking heeft op de beroepshouding. Collegiale steun, steun van leidinggevenden en coaching moeten ervoor zorgen dat uit de negatieve ervaringen uiteindelijk positieve effecten voortvloeien, zowel voor het welbevinden van de verpleegkundige zelf als voor het beroepsmatig handelen.

Teleurstelling en woede zijn heel normale reacties op agressief-gewelddadig gedrag. In die zin mogen deze emoties er zijn en dient er collegiaal ruimte voor geboden te worden. Ingehouden woede pleegt een enorme aanslag op de eigen energie. Lang woedend blijven is meestal niet mogelijk. Woedend zijn op een cliënt of een cliënt zelfs haten leidt er echter toe dat deze cliënt macht over de verpleegkundige krijgt. Het is namelijk onmogelijk om die cliënt te vergeten. Hij verdwijnt niet meer uit je gedachten. Dergelijke gedachten werken uit als een obsessie, waarmee veel tijd verknoeid wordt. Woede vraagt om regulatie of kanalisering. Woede-uitbarstingen hebben een stimulerende, prikkelende werking. De boosheid blijft langer bestaan, ondanks afreageren. Je 'woede koelen' is dus betrekkelijk. Het onderdrukken van woede is niet de bedoeling, het afreageren op de cliënt past niet in het kader van professionaliteit. Wat rest is de energie omzetten in activiteiten en ondertussen alle gedachten zo goed mogelijk de vrije loop te laten. Dit stadium is waarschijnlijk nodig voordat ook maar op enige wijze sprake kan zijn van verzoening of de acceptatie van een excuus. Goede collegiale steun helpt relativeren en verwerken.

In een agressief-gewelddadige interactie is meestal sprake van een strijd van winnen en verliezen, een strijd die beslecht wordt op het niveau van het conflict zelf. De strijd verliezen leidt tot het onderdrukken of verdringen van energie, die uiteindelijk ergens weer een uitweg zoekt.

Het is belangrijk de energie te gebruiken op een hoger plan dan dat van het conflictniveau door gebruik te maken van geweldloze methoden. Op hoger niveau (bijvoorbeeld de dialoog) is er ruimte waar de energie van beide partijen zich kan samenvoegen (door Freud ook wel sublimatie genoemd).

Bovendien kan de energie zich vermeerderen door het prettige gevoel van een ontmoeting, een dialoog waarin men samen zoekt naar een oplossing voor het probleem.

Kader 4.6 Erich Fromm

'We moeten zelf hopen, niet wanhopen, maar we moeten ook hoop kunnen geven aan iemand die wanhoopt. En als iemand de hoop verliest, wil dat nog niet zeggen dat alle hoop verloren is' (Fromm, 1968). Voor Fromm is hoop een psychisch correlaat van leven en groeien. Het verliezen van hoop, het teleurgesteld zijn, kan een mens leiden tot uitingen van vernielzucht en geweld. Hij wil niet meer scheppen, niet meer geraakt worden, niet meer voelen. Hij wil alleen anderen raken. Hij is niet meer in staat tot een ontmoeting die vertrouwen zou kunnen wekken. Er is dus sprake van destructie als keerzijde van de hoop. Er is volgens Fromm vastberadenheid nodig – een vorm van positieve onbevreesdheid – die berust op een volledig ontwikkelde persoonlijkheid; de persoonlijkheid van een mens van wie gezegd kan worden dat hij het leven liefheeft en vrijstaat tegenover zijn verlangens.

4.8.1 Beroepshouding

Zorg voor collegiale ondersteuning door ruimte te bieden om emoties te uiten.

Zorg voor een teamcultuur waarin het uiten van emoties ten gevolge van aangedaan leed beschouwd wordt als een normale reactie op een abnormale situatie.

4.9   Falend corrigerend systeem

Herseninfarcten en sommige (verkeers)ongelukken kunnen hersenletsel veroorzaken en stoornissen ten gevolge hebben waardoor mensen zich anders gaan gedragen dan vóór het gebeurde. Dit 'anders gedragen' kan bestaan uit het vertonen van onbeschoft gedrag, vloeken en tieren. Ook ouderen kunnen soms bijzonder ontactische opmerkingen maken over bijvoorbeeld het uiterlijk van iemand. Vaak schrikken ze achteraf zelf van wat ze gezegd hebben. De zelfcontrole ofwel het corrigerend systeem faalt in zulke situaties. Ze zeggen (via een associatie) wat hen als het ware voor op de tong ligt.

De mens staat als een soort chemische fabriek onder invloed van neurochemische processen. Door een ongeluk kan dit verstoord raken, waardoor plotseling opkomende impulsen iemands gedrag kunnen bepalen. Het corrigerend systeem faalt ten opzichte van wat wordt gezien als normaal functioneren. Dit leidt tot onberekenbaarheid en dus tot onaangepast, ongeremd sociaal gedrag, waaronder woede-uitbarstingen en achterdocht. Dit is zowel voor de persoon die het betreft als voor zijn omgeving erg vervelend en belastend.

Het gaat om verstoring van het hele proces van aansturing van behoeften, de kennis en de vaardigheden om situaties in te schatten en daarop gedrag en handelen af te stemmen. De cliënt verkeert in grote onzekerheid. Zijn probleemoplossend gedrag en handelen zijn gebrekkig. Woede-uitbarstingen kunnen ook samenhangen met de ontstane communicatiestoornissen. Zich niet meer goed kunnen uitdrukken en niet meer begrepen worden is een ingrijpende ervaring.

Overgeleverd zijn aan opkomende impulsen betekent confrontaties met agressief-gewelddadig gedrag. In hoeverre het falend corrigerend systeem van buitenaf – door dagprogramma's en afspraken – in positieve richting ondersteund kan worden, zal moeten blijken. Het ondersteunen van het corrigerend systeem wil zeggen dat de cliënt hulp krijgt om op een maatschappelijk acceptabele manier zichzelf onder controle te houden. De nagestreefde zelfcontrole heeft met gedrag te maken.

Zoals reeds eerder is gesteld, is zelfcontrole als eigenschap niet vanzelfsprekend goed of fout. Als maatschappelijke norm geldt dat wie zich correct gedraagt, een goede zelfcontrole heeft. Om een goed geplande inbraak te plegen, is echter eveneens veel zelfcontrole nodig. Zelfcontrole is met het leven gegeven. Hoe die controle van het dagelijkse doen en laten van iedereen plaatsvindt, is afhankelijk van de besliskunst in de hersenen. Bij die besliskunst in de hersenen wordt gebruikgemaakt van datgene wat in het geheugen voorradig is aan (leer)ervaringen en levenservaring (o.a. herinneringen). Zelfcontrole betekent niet dat altijd goede beslissingen genomen worden – soms wel voor de persoon in kwestie, maar niet in maatschappelijk opzicht; soms wel op heel korte termijn, maar met nadelige gevolgen op langere termijn, bijvoorbeeld trek hebben in een bepaald soort gerecht, maar dat niet nemen vanwege het hoge vetgehalte. Het maken van die keuze is afhankelijk van kennis van zaken. Zelfcontrole stuurt de zelfbeheersing.

4.9.1 Beroepshouding

De agressieproblematiek van cliënten vraagt in eerste instantie niet om beteugeling van hun gedrag door de verpleegkundigen. Agressieve reacties in de interactie kunnen voortvloeien uit het ontbreken van de nodige kennis of het inzicht bij de cliënt omtrent de gevolgen van zijn gedrag. De cliënt heeft begrip, hulp en zorg nodig om met zijn agressie om te leren gaan. Dit is soms mogelijk door zijn eigen corrigerend systeem te ondersteunen. Dit vraagt geduld (zelfcontrole en zelfbeheersing) van de verpleegkundige.

4.10 Agressie en de stoffen in het lichaam

Eerder hebben we de mens vergeleken met een chemische fabriek. Agressie en de uiting hiervan in positieve of negatieve zin worden bepaald door allerlei stoffen in het lichaam. Met sociale vaardigheden alsmede de gewetensfuncties wordt dit chemisch proces beheerst en gereguleerd. Soms kunnen de chemische processen zo overweldigend zijn, dat de mens niet anders kan dan via een aanloopfase tot een explosie komen. Zo blijken gedragsstoornissen, impulsief gedrag en een enorme behoefte aan sensatie en drugsgebruik terug te voeren te zijn op een zogenaamde lage serotoninespiegel. De stof serotonine schijnt een regulerende invloed te hebben: allerlei vormen van 'storend gedrag' worden erdoor voorkomen.

Zowel alcoholmisbruik als drugsgebruik, afzonderlijk of gecombineerd, kan leiden tot momenten van explosief geweld. We benadrukken hier 'kan', want het *hoeft* niet het geval te zijn. Het ligt onder meer aan de hoeveelheden die gebruikt worden, de soorten en de rol die agressie en geweld in de opvoeding van de cliënt hebben gespeeld. Door alcoholgebruik opgewekte agressiviteit kan bijvoorbeeld gedempt worden als het gebruik gepaard gaat met cannabis, maar de combinatie van alcohol en cocaïne kan de agressiviteit langer doen aanhouden. Verder spelen zaken als de persoonlijkheidsstructuur, de stemming van de cliënt op dat moment, zijn verwachtingen en gehanteerde normen en waarden een rol.

Veel drugsgebruikers (ook wel drugsafhankelijken genoemd) zijn voor hun wijze van overleven gedrag gaan vertonen zoals beschreven in ▶ hoofdstuk 3. Manipuleren, provoceren en soms zelfs bedreigen zijn verworden tot hun levensstijl. In dit hoofdstuk is hierop niet verder ingegaan.

Escalatiemomenten die samenhangen met verslavingsproblematiek worden veroorzaakt door de opwindingstoestand, waarin iemand niet meer precies weet wat hij doet. Hij is zijn 'verstand kwijt', wordt dan gezegd. De behoefte veroorzaakt een hoge mate van nervositeit, omdat het dagelijks leven er voortdurend om draait aan geld en middelen te komen, waardoor ook weer sociale problemen ontstaan. Deze situatie is voor de cliënt dermate moeilijk dat agressief-gewelddadig gedrag een vanzelfsprekende reactie is. Een reactie die de situatie echter op geen enkele wijze daadwerkelijk verandert. Voor sommigen kan het roeseffect de stap tot geweldpleging in groepsverband vergemakkelijken. Bij overmatig alcoholgebruik kan één verkeerd woord al voldoende zijn voor ruzie.

Als een meningsverschil escaleert

5.1   Agressie en communicatie

Hoe gaat de cliënt om met eigen agressie? Ieder mens is uniek. Ook in het omgaan met eigen agressie als levensenergie laten zich verschillen zien. Cultuurverschillen, opvoeding en persoonlijkheid spelen hierbij een rol. Toch brengen bepaalde ziekteprocessen, toestandsbeelden en stoornissen op elkaar lijkende vormen van agressieve uitingen of agressief-gewelddadig gedrag met zich mee. De intensiteit kan verschillen en het maakt uit of de cliënt zich verbaal goed kan uitdrukken of niet. En dat houdt tevens in dat verpleegkundigen hierop kunnen inspelen, waardoor conflicten voorkomen kunnen worden of juist uit de hand lopen. Want ondanks technische en sociale veiligheidsmaatregelen bepaalt vooral het gesprek met de cliënt of een meningsverschil een conflict wordt en uiteindelijk uitmondt in een agressief-gewelddadige situatie.

Kader 5.1 Hulpvraag

De cliënt doet met zijn gedrag een appel op de verpleegkundige. Dit appel ontkennen is een vorm van geweld. Het appel, dat de verpleegkundige meestal via het gezicht (de gezichtsuitdrukking) kenbaar wordt gemaakt, is een vraag om antwoord. De cliënt vraagt om hulp bij het weer op orde brengen van zijn leven. Het is een hulpvraag om tot zingeving te komen.

Sommige cliënten hebben conflictgedrag, agressie of geweld nodig om zich te kunnen uitdrukken of om gehoord te worden. Zo kunnen we dergelijke uitingsvormen beschouwen als een verhaal over onwelbevinden, een stuk van zijn levensverhaal. Dit verhaal kan verschillende functies hebben voor de cliënt, te weten:

- *een appellerende functie*: de vraag om aandacht voor iets, een vraag om antwoord, een hulpvraag;
- *een presenterende functie*: een onthulling over gedachten, verlangens, gevoelens; vaak verhult de vraag ook iets van de werkelijkheid van de cliënt; de presentatie staat ergens voor, maar is wel een vraag om aandacht;
- *een anticiperende functie*: het gaat hier om een vooruitziende blik, een oriëntatie op mogelijk handelen waarvoor de cliënt kan komen te staan en waardoor hij mogelijk gespannen is.

Voor de agressieve uitingen en agressief-gewelddadige gedragingen van de ene cliënt valt meer begrip en tolerantie op te brengen dan voor die van de andere cliënt. Het criterium hiervoor ligt in de last en de gevolgen die dat gedrag teweegbrengt voor de cliënt zelf en voor anderen. Sommige cliënten zijn dermate overgeleverd aan impulsen, dat zij heel veel hulp nodig hebben om er een zekere controle over te krijgen.

5.2   Communicatie als wezenskenmerk van geweldloos verweer

Een Amsterdamse psychiater zei eens, sprekend over de samenhang tussen agressie en communicatie, dat agressie een extreme vorm van communicatie is en isolatie (separatie) een extreme vorm van communicatieverhindering.

Het maken van lawaai is voor veel mensen een manier om zich steeds bewust te zijn van hun bestaan en niet alleen te zijn. Dat te verhinderen is een totale ontkenning van de persoon en betekent grote eenzaamheid.

Kader 5.2 Paul Watzlawick

Paul Watzlawick is een van de leidende theoretici op het gebied van de communicatietheorie. Van hem zijn de begrippen 'oplossingen van de eerste en tweede orde' afkomstig. Vooral de oplossingen van de tweede orde bieden goede handvatten voor geweldloze weerbaarheid en therapeutische interventies. Diverse van de in dit hoofdstuk en elders in dit boek gebruikte begrippen op het terrein van communicatie zijn ontleend aan de communicatietheorie van Watzlawick en zijn collega's (Watzlawick et al., 2001: oorspronkelijk verschenen in 1974).

Communicatie is een wezenskenmerk van de geweldloze weerbaarheid en daarom evenzeer een wezenskenmerk van het verpleegkundige of hulpverlenende beroep. Onder communicatie wordt verstaan: 'het proces waarin boodschappen verplaatst worden van een bron naar een ontvanger'.

Essentiële elementen in het communicatieproces zijn: de bron, de boodschap, de kanalen en de ontvangers. Hierbij gaat het om alle verbale en non-verbale boodschappen waarmee een persoon kan inwerken op een ander. Deze boodschappen kunnen bestaan uit geschreven en gesproken taal, muziek, de beeldende kunsten, drama enzovoort. Anders gezegd: al het menselijk gedrag is communicatie.

De ene mens neemt de ander waar, vormt zich een indruk, voelt daar iets bij en komt tot een conclusie waarop bepaald gedrag en handelen volgen.

De mens kan niet niet-communiceren. Met andere woorden: als zich op een afdeling een acute geweldsituatie voordoet, dienen we de gedragingen van de daarbij betrokkenen te beschouwen als signalen (boodschappen) van hun 'bevinden' (wel- of onwelbevinden).

De cliënt geeft uitdrukking aan zijn onwelbevinden en de verpleegkundige zal een bij hem passend gedrag vertonen als reactie op de specifieke situatie. De houding die de verpleegkundige aanneemt, beïnvloedt die situatie in hoge mate. Door zijn houding kan hij bijvoorbeeld zowel strenge en stugge als warme en uitnodigende signalen (boodschappen) overbrengen. Zijn gedrag, zijn handelen, moet in overeenstemming zijn met zijn houding. Als de verpleegkundige de cliënt vraagt even rustig bij hem te komen zitten, moet hij ook zelf rust uitstralen. Het gaat er dus om dat de verbale communicatie en het non-verbale gedrag met elkaar in overeenstemming zijn. Is dat niet het geval, dan ontstaat er een situatie waarin wat de verpleegkundige zegt niet klopt met het gedrag zoals de cliënt het waarneemt of interpreteert. Dat kan bij die cliënt onzekerheid/angst oproepen. Naar aanleiding van de interventie van de verpleegkundige kan de cliënt zich bezinnen en tot inkeer komen en bijvoorbeeld niet tot agressief-gewelddadige uitingen overgaan. De interventie van de verpleegkundige kan echter ook afschrikking teweegbrengen, bijvoorbeeld vanwege aangekondigde sanctiemaatregelen. Als de cliënt dan kiest voor schijnaanpassing, levert dat meestal frustratie op bij de cliënt. Dit kan tot gevolg hebben dat die zich op een collega-verpleegkundige afreageert, waardoor alsnog een escalatie kan volgen. Een cliënt dwingen iets te doen of juist na te laten is eerder uitstel van geweld dan het voorkomen ervan. Inkeer en overtuiging bij de cliënt proberen te bereiken is beter dan de cliënt tegen zijn zin te dwingen of af te schrikken. Daarbij komt dat 'gedwongen worden' een vorm van geweld is met de mogelijkheid tot escalatie.

Het uitgangspunt dat alle gedrag communicatie is, houdt tevens in dat er toch communicatie plaatsvindt, ook als er geen wederzijds begrip ontstaat. Van wederzijds begrip is in acute geweldsituaties meestal geen sprake. Maar ook bij mislukte communicatie is er communicatie, want de mens kan niet niet-communiceren.

Om te ontkomen aan de persoonlijke inzet die met communicatie gepaard gaat, ondernemen mensen echter vaak vluchtpogingen binnen de communicatie:

- Diskwalificatie van de communicatie (bijvoorbeeld door grappen te maken, van de hak op de tak te springen). Dit ontlokt aan anderen weleens de opmerking: 'Er is met hem/haar geen serieus gesprek te voeren!'
- Voorwenden van symptoomgedrag (bijvoorbeeld slaap, dronkenschap). De boodschap is dan eigenlijk: 'Als ik niet zo slaperig zou zijn, zou ik best met je willen praten, maar helaas …'

In ▶ hoofdstuk 6 komt dit uitgebreid aan de orde.

In communicatie gaat het om een samenspel tussen twee aspecten:

1. het verbale ofwel het inhoudsaspect of digitale aspect, dat wil zeggen: *wat er gezegd wordt*;
2. het non-verbale ofwel het betrekkingsaspect of analoge aspect, dat wil zeggen: *hoe iets gezegd wordt*.

In onze verbaal ingestelde samenleving kunnen we ons nauwelijks voorstellen dat de mens slechts voor ongeveer 7% afgaat op hetgeen in woorden wordt gezegd. Onder het inhoudsaspect (digitale aspect) valt onder andere het mededelen van de regels. Het spreekt voor zich dat dit op verschillende manieren kan gebeuren. We komen dan bij het betrekkingsaspect (analoge aspect) in de communicatie.

Het analoge aspect betreft de non-verbale gedragingen ofwel de non-verbale communicatie. Globaal blijkt de mens zich voor 38% te oriënteren op de wijze waarop iets gezegd wordt (bijvoorbeeld snelheid van spreken) en 55% van de menselijke oriëntatie heeft te maken met de 'uitstraling' van de ander, met inbegrip van gebaren. Hier is de werking van de eerder besproken spiegelneuronen herkenbaar (zie ▶ par. 1.5).

Gebaren zijn een onderdeel van de verbale uitdrukking. Voordat iets verteld wordt, is er een brij van woorden en beelden in het hoofd. De combinatie van het verbale en de gebaren zorgt ervoor dat er enige systematiek in de uitdrukking plaatsvindt. Zelfs in een telefoongesprek ondersteunen de gebaren het gesproken woord, terwijl de ander die niet kan zien. Het feit dat ook blinde mensen dezelfde gebaren gebruiken in een gesprek, geeft aan dat bepaalde gebaren bij de taal horen. Sommige gebaren zijn echter wel cultuur- of groepsgebonden. De indruk dat mensen uit zuidelijke landen meer gebaren gebruiken, blijkt niet te kloppen. Het verschil zit erin dat de mensen in zuidelijke landen de gebaren meer vanuit hun schouder- en armgewricht maken, terwijl de noordelijke mens de gebaren meer maakt vanuit de handgewricht. Een erg agressief gebaar in de communicatie is de wijzende vinger.

Onder non-verbale communicatie vallen ook de min of meer verbale uitingen als schreeuwen, gillen, (ongearticuleerde) klanken en stembuigingen. Het analoge aspect heeft betrekking op de relatie waarin iets gezegd wordt. Het geeft aan hoe de inhoud (het digitale aspect) in de relatie van de met elkaar communicerende personen dient te worden opgevat. Het analoge aspect omvat het volgende:

- Het *expressieve*: de wijze waarop iets gezegd wordt, maar ook de snelheid van spreken. Langzaam spreken brengt meer ontspanning teweeg dan snel spreken. De woorden zijn dan vaak niet eens zo doorslaggevend: je kunt iets heel goed bedoelen, maar er kan toch ergernis in je stem doorklinken, of angst. Vergelijk bijvoorbeeld de volgende zinnen door de klemtoon verschillend te leggen:
  - *Dat* heb je deze keer goed gedaan.
  - Dat heb je *deze keer* goed gedaan.
  - Dat heb je deze keer *goed* gedaan.
- Het *relationele*: de toon van spreken, zoals beveltoon, betuttelend of bevoogdend, waarderend of minachtend of keuzevrijheid biedend. Bij de behandeling van provocaties komen we hierop terug.
- Het *appellerende*: een appel doen op gedragingen (bijvoorbeeld het huilen, automutileren en dreigen van cliënten of het wijzen op de eigen verantwoordelijkheid door de verpleegkundige).

Een probleem bij de analoge communicatie kan de dubbelzinnigheid zijn. Zo kan iemand een glimlach opvatten als een teken van vriendelijkheid, maar evengoed als een uiting van minachting.

Analoge en digitale communicatie bestaan niet naast elkaar, maar vullen elkaar aan.

5.2.1 Metacommunicatie

Veel meningsverschillen en ruzies worden uitgevochten op het digitale (inhouds)niveau, hoewel er op dat niveau geen onenigheid bestaat. De oplossing van het probleem ligt dan juist op het niveau van de zogenaamde metacommunicatie. Metacommunicatie is het praten over hoe men met elkaar communiceert en waarom dat zo gaat.

Op dat niveau gaat het om antwoorden op de volgende twee vragen:
1. Hoe ziet de ander zijn relatie met mij?
2. Hoe zie ik mijn relatie met de ander?

Bij metacommunicatie past een opmerking als: 'Je gebruikt lieve en aardige woorden,' (het digitale niveau) 'maar ik hoor aan de toon waarop je het zegt' (het analoge niveau) 'dat je kwaad bent op mij. Ik wil nu eindelijk weleens weten hoe jij mij ervaart' (vraag om de metacommunicatie). Heel vaak wordt dit soort zaken niet uitgesproken, maar bepalen ze wel de sfeer van het gesprek. Onbewuste processen, gekoppeld aan de indruk die men van elkaar heeft, spelen hierbij een rol.

Onenigheid tussen mensen is te wijten aan verwarring tussen inhoud en betrekking, dus tussen het digitale en het analoge aspect van de communicatie. De indrukvorming op grond van wat iemand uitstraalt in zijn toonzetting en gebaren, is niet in overeenstemming met wat hij met zijn mond zegt. Dat leidt tot verwarring, omdat niet duidelijk is wat nu de werkelijke boodschap is.

De wijze waarop de verpleegkundige en cliënt met elkaar in relatie staan en de toon waarop gecommuniceerd wordt, kan symmetrisch of complementair zijn. Dit kan elkaar ook afwisselen. Een symmetrische relatie kenmerkt zich door zo groot mogelijke gelijkwaardigheid van bepaalde aspecten van de relatie. Een complementaire relatie wordt daarentegen gekenmerkt door een gevend en een ontvangend of een dominerend en een ondergeschikt individu. Het geven van een opdracht is dus complementair, want het vooronderstelt een (evt. morele) gezagsverhouding.

Drie situatieschetsen waarin het *complementaire* tot uitdrukking komt.

Marja

Marja is een nieuwe cliënte. Aanvankelijk was ze erg rustig, maar sinds enkele dagen begint ze 'klierig' gedrag te vertonen. Ze scheldt steeds de anderen uit. Toch verlangt ze naar huiselijkheid en vrienden.

Nadat verpleegkundige André dit gedrag van Marja een tijdje heeft aangezien, zegt hij: 'Als jij je zó gedraagt, hoe moeten anderen dan te weten komen dat je best een toffe meid bent?' (Dus niet: 'Als jij je zo gedraagt, dan …')

Elzo

Elzo is een 32-jarige cliënt. Hij vindt dat verpleegkundigen zich overal mee bemoeien en gedraagt zich nogal provocerend tegenover hen. Zo ook nu, tegen verpleegkundige Jiska.

Zij hoort Elzo's provocaties een tijdje aan en bouwt de situatie als volgt voor zichzelf (complementair reagerend) af: 'Verpleegkundigen zijn lastige mensen, ze hebben vaak last van zichzelf én maken het anderen lastig. En daar worden ze ook nog voor betaald. Maar, zeg het me als je iets met me wilt bespreken.'

(Dus niet: 'Doe niet zo vervelend …' Een dergelijke opmerking is misschien assertief, maar drukt je wel sterker in de slachtofferpositie.)

Peter

Peter is erg gesteld op zijn nieuwe schoenen. Hij woont in een laagniveaugroep. Hij loopt wat chaotisch en druk over de binnenplaats. (Heeft niets te maken met schoenen uitproberen.) Dit is meestal het begin van een boze bui met automutilatie.

De groepsleider loopt in rustig tempo met Peter mee en begint complimenten te maken/aandacht te geven aan de nieuwe schoenen en leidt zo de aandacht af om ze aan iedereen te laten zien.

5.3   Onenigheid

Een klacht, een meningsverschil of onvrede met de behandeling dient klantgericht en dus klantvriendelijk te worden afgehandeld. Toch ligt een conflict op de loer vanwege de verschillende belangen, visies en machtsposities. Waar een conflict zich aandient, kan de zaak uit de hand lopen en omslaan in een acute geweldsituatie. In de interactie tussen verpleegkundige en cliënt is de verbale en non-verbale communicatie bepalend voor de mate waarin de situatie al dan niet escaleert. Cruciaal daarbij is de invloed van de vier in ▶ hoofdstuk 2 genoemde gevoelsaspecten.

5.3.1   Wie heeft er gelijk? (verliesaspect)

Bij een meningsverschil tussen een cliënt en een verpleegkundige staat het gelijk van de een tegenover het ongelijk van de ander, nog zonder te weten wie er gelijk heeft en of ze wellicht allebei gelijk of ongelijk hebben. Gaan we ervan uit dat de cliënt vindt dat hij gelijk heeft, dan komt het aan op de mate waarin hij bang is voor gezichtsverlies. De mate waarin de verpleegkundige ervaart dat zijn bekwaamheid in het geding is, kan de spanning in het gesprek verhogen. Over en weer kunnen gedachten en gevoelens over niet-competent zijn, een slechte onderhandelaar zijn, de zin niet krijgen, zich machteloos voelen en angst voor de gevolgen de spanning verhogen.

Het verliesaspect in de communicatie kan een machtsstrijd doen ontstaan. Pogingen doen om de machtsstrijd te winnen betekent doorgaans toename van agressiviteit, meestal ten gevolge van toename van gezichtsverlies voor beide partijen. In dit stadium van een gesprek ontwikkelt zich doorgaans een situatie waarin de ene persoon als het ware een pakketje met problemen en beschuldigingen naar de ander toeschuift. De ander accepteert dat niet en schuift het pakketje terug. Dit kan een paar keer zo heen en weer gaan. Het *pakketje schuiven* kan doorbroken worden als één partij besluit het pakketje elders op tafel te parkeren, duidelijk maakt dat dit pakketje het probleem vertegenwoordigt en de vraag stelt: 'Wat kunnen we er samen aan doen om *dat* probleem op te lossen?'

Gebeurt dat niet, dan gaat het verder als hierna is weergegeven.

5.3.2   Ik heb er recht op! (ontberingsaspect)

De vaste overtuiging ergens recht op te hebben en dat niet te krijgen roept de gedachte op onrechtvaardig behandeld te worden. Vanuit de optiek van de cliënt kan dat zijn dat het niet overeenkomt met zijn verwachtingen en dat hij het oneens is met de behandeling of bejegening. Er is machtsongelijkheid gecreëerd, doordat er een beschuldigende toon in zit tegenover de ander als persoon, verpleegkundige of vertegenwoordiger van het beleid. Indien de daaruit voortvloeiende machteloosheid niet aanzet tot 'zich erbij neerleggen', zal het aanzetten tot meer druk uitoefenen, met toename van agressiviteit.

5.3.3 Daar heb je niets mee te maken! (aantastingsaspect)

Op het moment dat beledigingen of woorden als 'waar bemoei jij je mee?' of 'daar heb jij niets mee te maken!' een rol gaan spelen, is afbakening van het territorium in het geding.

Dat kan het geval zijn als een cliënt de met de opname gepaard gaande regels heeft overtreden of als de cliënt de bemoeienissen van behandelaren niet verdraagt omdat hij gedwongen is opgenomen en zich verdedigt. Het is een poging om machteloosheid te voorkomen en daarmee zelf de touwtjes in handen te houden. Spreken met stemverheffing kan soms al gepaard gaan met non-verbale reacties in de vorm van wijzende vingers of aanraking. Belediging of intimidatie met daarbij een eerste fysieke aanraking kan het begin zijn van verdere handtastelijkheden, eventueel uitmondend in geweld.

5.3.4 Ik weet je te vinden! (bedreigingsaspect)

Bedreiging met woorden kan vele vormen aannemen, variërend van 'als jij …, dan zal ik …' tot bevelen. De bedreiging wordt ingrijpender als er gedreigd wordt met een wapen of aantasting van de privésituatie. Bedreiging heeft een gijzelingachtig karakter. Degene die dreigt heeft de machtspositie genomen om degene die bedreigd wordt in de positie te brengen van machteloze met veel onzekerheid. Het blijft immers onduidelijk óf de bedreiging uitgevoerd wordt, wanneer, en hoe, of dat het er juist om gaat de bedreiging te gebruiken als een machtsspel om de ander in angst te laten leven. Het hoeft geen levensbedreigende situatie te zijn. Het kan evengoed gaan om openbaarmaking van vervelende zaken, het uitoefenen van telefoonterreur en dergelijke. (Er zijn mensen die geweld niet uit de weg gaan, maar juist opzoeken voor hun behoefte aan spanning. Zij kicken op geweld.)

5.3.5 Machtsstrijd

Al deze aspecten kunnen afzonderlijk, maar ook gelijktijdig, een rol spelen wanneer een meningsverschil een conflict wordt en uitmondt in agressiviteit.

Bij verbale agressie en bedreiging met woorden en/of wapens is er een machtsstrijd, waarbij het belang van de aanvaller gericht is op het winnen van die machtsstrijd en bereiken van een gesteld doel. Aanvaller en aangevallene worden in de interactie gevangenen van elkaar, waarin noch de aanvaller noch de aangevallene zich machteloos wil voelen of gemaakt wil worden. Machteloosheid en angst hangen nauw met elkaar samen en vormen de aanzet tot actie, maar ook tot agressie en geweld.

5.4 Escalatie

Een op zich onbelangrijk voorval kan leiden tot een conflict en kan vervolgens escaleren tot een acute geweldsituatie. Het kan gaan om:

- situaties die meestal al langer bestaan en waarin personen elkaar goed kennen;

— situaties waarin ten minste een van beide partijen subjectief het idee heeft dat hij acuut en ernstig wordt bedreigd met geweld jegens zijn lichaam of persoon en dat tegengeweld de enig overblijvende mogelijkheid is om dat gevaar af te wenden;
— situaties waarin het conflict eigenlijk toevallig is ontstaan of door een van beide partijen onbedoeld tot stand is gebracht (Steenstra en Bogaards, 1978).

Wat kun je doen als je eenmaal in een conflict of een acute geweldsituatie verzeild bent geraakt?

1. Je kunt gaan argumenteren, onderhandelen, je verbaal verweren (dat wil zeggen: proberen op een zakelijke manier tot een vergelijk te komen).
2. Je kunt je onderwerpen, toegeven, vriendelijk blijven (dat wil zeggen: hopen de ander gunstig te stemmen in de hoop op mededogen door de beslissing aan de ander over te laten).
3. Je kunt proberen de ander te dwingen door het dreigen met en/of het gebruiken van geweld (dat wil zeggen: met (over)macht proberen het conflict in jouw voordeel te beslechten; Steenstra en Bogaards, 1978).

Met het principe van geweldloosheid in de hand zijn alleen 1 en 2 als gedragsmogelijkheden aanvaardbaar. Het eerste ligt min of meer voor de hand; het tweede behoeft toelichting. Bewuste onderwerping is namelijk gekoppeld aan de bereidheid leed te dragen ter wille van de eigen principes (geen geweld te willen gebruiken) en ter wille van de ander. Dit leed wil zeggen: de ander niet provoceren, maar de houding aannemen dat je je volgend opstelt. Door jezelf op te leggen te 'volgen' houd je de leiding over jezelf. Je neemt immers zelf de beslissing de ander maar even zijn zin te geven, in de hoop dat bij de ander de overtuiging postvat dat er goede bedoelingen in het spel zijn.

Als een gesprek steeds meer een verschil van mening wordt, is het zaak te voorkomen dat het verder uit de hand loopt. Dat betekent voorkomen dat er steeds meer op de persoon gespeeld wordt. Het conflictpakketje wordt als het ware tussen de personen over de tafel naar elkaar toegeschoven. Het kan dan handig zijn het gesprek even te stoppen en het conflict zo te formuleren dat beide partijen het herkennen en erkennen als het conflict of probleem waar het om draait. Het wordt dan uit de persoonlijke (eventueel elkaar beschuldigende) sfeer gehaald. Symbolisch wordt het conflictpakketje elders op tafel geplaatst. Dat kan in de vorm van een kopje, papiertje of paperclip, enzovoort. Beide personen kunnen nu zeggen wat zij van het probleem vinden. Hoe zij ertegenaan kijken en wat zij als oplossing zien. Mogelijk komt het tot consensus of een compromis en kunnen afspraken gemaakt worden (zie ◘ figuur 5.1).

> Meneer H. zal opgenomen worden in een zorginstelling. De verpleegkundige legt uit hoe de procedure is. Er moet een aantal vragen beantwoord worden op een formulier. Meneer H. wordt achterdochtig en wil niet dat het formulier ingevuld wordt. Als de verpleegkundige de noodzaak van het invullen aangeeft, wordt meneer erg bedreigend naar hem. Er is sprake van een zeer achterdochtige man. De verpleegkundige probeert het gesprek uit de sfeer te halen van een conflict tussen hun beiden.

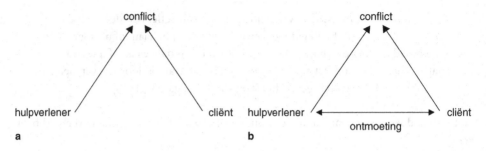

▣ Figuur 5.1   Conflict niet persoonlijk laten worden (a) en afspraken maken in overleg (b).

Een bedreigende, agressief-gewelddadige situatie is een stressvolle situatie. Het komt aan op alertheid en zelfcontrole. De fysiologische reacties die in je eigen lichaam merkbaar worden, maken ons duidelijk dat we aan de grenzen zitten van onze mogelijkheden. Met andere woorden, ons eigen structurerend systeem met alles wat we daaronder verstaan staat onder spanning. Het komt erop aan of er voldoende mogelijkheden beschikbaar zijn om de moeilijke situatie het hoofd te bieden. Dit wordt *coping* genoemd. Er wordt onderscheid gemaakt tussen probleemgerichte coping en emotiegerichte coping. Met probleemgerichte coping wordt bedoeld dat het probleem als uitdaging aangepakt wordt. Loopt het goed af, dan levert dat psychologisch succes op. Het effect van dit psychologische succes voegt dan een nieuwe leerervaring toe aan het eigen structurerend systeem (kennis en kunde, zelfvertrouwen en zelfbeeld). Gaat het *niet* goed, dan varieert het effect van kritisch nagaan waarom het zus of zo is gegaan tot een beschadiging van het zelfvertrouwen. Om niet te gaan twijfelen aan eigen kennis en kunde is het uiteraard van groot belang de gebeurtenis te analyseren, ervan te leren en tot verwerking te komen. Het gevoel verloren te hebben (verliesaspect) moet verwerkt worden ter voorkoming van nadelige gevolgen omtrent eigen zekerheden.

Van emotiegerichte coping is sprake als men iets doet waarbij men zich persoonlijk beter gaat voelen. Het is mogelijk dat de situatie de eigen draagkracht op dat specifieke moment te boven ging. Belangrijk is echter om tot de conclusie te komen dat je zelf, in die situatie binnen die omstandigheden, het beste gedaan hebt wat op dat moment binnen je mogelijkheden lag (het werk van het corrigerend systeem).

Op verwerking en collegiale steun wordt in ▶ hoofdstuk 9 nader ingegaan.

5.4.1 Beroepshouding

Twee richtlijnen die van fundamentele betekenis zijn voor een ontmoeting:
- Bekritiseer de daden van je cliënt-tegenstander/-ster, maar zeg niet dat hij/zij slecht is.
- Luister naar wat je cliënt-tegenstander/-ster zegt. Daaruit kun je opmaken hoe je kunt reageren om geweld te voorkomen of te verminderen.

5.5   Volgen en leiden

In principe speelt de agressor of gewelddadige cliënt in de communicatie een leidende rol. De cliënt verwacht dat de verpleegkundige volgend zal zijn. Anders gezegd, de cliënt verwacht van de verpleegkundige een reactie van angst, verzet of het uitvoeren van hetgeen de cliënt wenst. Dat de verpleegkundige doet wat de cliënt zegt. Neemt de verpleegkundige evenwel het initiatief, dan kan hij leidend worden en de cliënt volgend.

De symmetrische en complementaire communicatie kan bij leiden of volgen een rol spelen. Zo zien we een escalatie van symmetrische communicatie als twee mensen bij een deuropening staan en uit beleefdheid elkaar voorrang willen geven: 'na u.' Men wil elkaar steeds overtreffen. Een beleefd machtsspelletje: wie is er bepalend?

Van verstarring van complementaire communicatie is sprake als in een bepaalde relatie de ene persoon altijd leidt en de ander altijd volgt. Hieruit kunnen we concluderen dat in een goede relatie volgen en leiden elkaar als symmetrische en als complementaire communicatie afwisselen. In complementaire communicatie zit een element van commanderen, een bevelsaspect, zoals: 'doe de deur open' in plaats van: 'zou je de deur open willen doen?'

Hoewel bij geweldloosheid het streven gericht is op symmetrische communicatie, zullen bepaalde geweldloze verweertechnieken alleen effect hebben als de verpleegkundige leidend en krachtig complementair kan zijn. Het symmetrische (de ontmoeting) komt dan vooral aan de orde in de afrondende fase ofwel het gesprek achteraf.

In acute geweldsituaties is het belangrijk 'je hoofd erbij te houden'. Dat wil zeggen, te streven naar optimale controle over je angst, je spanning en je planning van doen en laten. Dan heb je immers overzicht over de situatie en de leiding over je gemoedstoestand. Dat wil nog niet zeggen dat je ook de leiding hebt over de situatie. Vanuit de positie van leiding hebben over jezelf kun je je volgend opstellen (eigenlijk de slachtofferrol op je nemen). Tevens heeft de verpleegkundige dan de gelegenheid om vanuit een slachtofferrol de situatie weer te beheersen, dus tot een leidende rol daarin. Dat is belangrijk als de aanvaller zijn hoofd er niet meer bij heeft ('over de rooie is', 'z'n hoofd verloren heeft'). Hij kan dan onberekenbaar bezig zijn. Vergelijk twee mensen in een fysieke krachtmeting. Beiden krijgen ze tijdens de worsteling een rood hoofd van inspanning. Hoe het zal aflopen is vooral afhankelijk van beider kracht en uithoudingsvermogen. Stel dat B besluit (omdat hij zijn hoofd erbij houdt) A de ruimte te geven. B geeft al dan niet lichte tegendruk, afhankelijk van de vraag of B de bedoeling heeft A enige energie kwijt te laten raken. B wordt nu (op grond van eigen keuze) weggedrukt, door de ruimte gedrukt. Voor A zal de lol er gauw af zijn, want het gaat hem juist om de krachtmeting. Hij merkt evenwel dat zijn inspanning zinloos is. Maar intussen is hij wel degene die zich het meest vermoeid heeft. Eventueel kan B overwegen tegen A te zeggen dat hij 'best sterk is,' tenminste als A een type is dat gevoelig is voor zo'n compliment.

Deze techniek noemen we 'sollen'. De verpleegkundige laat met zich sollen op fysiek niveau, omdat hij ervoor gekozen heeft niet op verstandsniveau met zich te laten sollen. Op een soortgelijke manier kun je ook reageren op vernederingen, dus bij psychisch geweld. Wat er in dit 'sollen' gebeurt, is dat de verpleegkundige complementair is in de relatie, maar aan de cliënt ruimte geeft om in de communicatie weer symmetrisch te worden.

Denk in dit verband eens na over deze reactie van een verpleegkundige op gewelddadig optreden van een cliënt: 'Dit is zinloos. Je bent veel sterker dan ik. Dat weet je ook wel. Dus houd hier maar mee op.'

Wie zit aanvankelijk in de slachtofferpositie? Wie is volgend en wie is leidend geworden in de communicatie? Wie is sterker, de cliënt of de verpleegkundige? Wie heeft er gewonnen en wie verloren? De antwoorden op deze vragen worden geheel bepaald door de mate waarin fysieke kracht een hogere, een gelijke of een lagere waardering krijgt dan psychische kracht.

Het gaat nu over oplossingen die anders, van een andere orde, zijn dan de dader/aanvaller verwacht. De relatie of betrekking (metacommunicatie) verandert. Dit worden oplossingen van de tweede orde genoemd (Watzlawick et al., 1994: oorspronkelijk verschenen in 1974). Daarover gaat het in ▶ hoofdstuk 6.

5.6   Omgaan met cultuurverschillen

Cultuurverschillen leiden gemakkelijk tot misverstanden en conflicten. Er kan niet eenvoudig gezegd worden dat bijvoorbeeld Marokkanen, Turken en mensen met nog weer een andere achtergrond zus of zo zijn. Zelfs tussen Nederlanders, in een klein land als het onze, bestaan cultuurverschillen. In Nederland bestaan uitspraken als: 'Limburgers zijn ...', 'Friezen zijn ...', en 'Rotterdammers zijn ...' Omgaan met cultuurverschillen gaat hier slechts over enkele algemeenheden om rekening mee te houden (zie onder Literatuur *Zakboekje communicatie hulpverlening allochtonen*).

Ieder mens krijgt van huis uit een bepaalde opvoeding mee en toetst dan de eigen normen en waarden in de samenleving. In veel culturen bepaalt de (familie)groep wat wel en niet mag en wat goed en fout gedrag is. Kinderen moeten zich zo gedragen als de groep verlangt. Veel mensen van niet-Europese afkomst hebben daardoor vooral 'angst om gepakt te worden' als criterium ontwikkeld (opvoeding als overlevingszaak). Dit kan ook te maken hebben met politieke motieven, zoals aan een dictatuur of aan een corrupte overheidsdienaar willen ontsnappen. De houding is vaak dat alleen eigen familieleden betrouwbaar zijn. Terwijl binnen Europa vooral angst ontwikkeld wordt voor het begaan van fouten (opvoeding als gewetenszaak).

Veel heeft te maken met de familiebanden als sociale controle en bewakers van de wet. Het kan zelfs zover gaan, dat bepaald gedrag de ene keer als fout bestempeld wordt en het kind ervoor gestraft wordt, terwijl hetzelfde gedrag een andere keer als goed gezien wordt.

Sociale controle heeft betrekking op de gedragingen van alle betrokken familieleden of groepsleden. De dramatische gebeurtenissen die met het uithuwelijken te maken hebben zijn hier een voorbeeld van. We kunnen hier alleen in algemeenheden spreken. Geen mens is gelijk aan een ander. Uiteraard zijn er mensen die enerzijds vanwege opvoeding en socialisatie veel hebben opgenomen uit de cultuur van hun afkomst en zich door opleiding en werk tevens normen en waarden hebben eigengemaakt uit de cultuur (samenleving) van verblijf. Er kan ook angst bestaan voor de sociale controle van de (familie)groep. Dit is met name het geval als men probeert 'in te burgeren' in de samenleving van verblijf. Denk aan (jonge) mensen die zich los proberen te maken van traditioneel vaststaande, door familie, religie en ouders aangegeven rollen. Hierbij valt te denken aan het uitgehuwelijkt worden en geweld door eerwraak.

Gedrag is niet alleen een kwestie van cultuur of religie. Intelligentie, persoonlijkheid en aangeboren en aangeleerde mogelijkheden bepalen het gedrag van iemand evenzeer.

Indien blijkt dat in één cultuur bepaalde gedragingen overheersen, dan mag men aannemen dat dit algemeen geldende gedragsregels zijn.

Jongens worden bijvoorbeeld opgevoed voor een vertegenwoordigersrol in de familie. Dit betekent dat een jongen voor zichzelf moet kunnen opkomen, maar ook voor een groep. In beide gevallen is vooral de eigen eer in het geding. Maar ook kan hij het respect dat hij geniet, winnen of verliezen. In het omgaan met een cliënt die deze waarden hanteert, kan ingespeeld worden op de schade die hij aanricht voor zijn familie of groepsgenoten. Het goed vervullen van de 'vertegenwoordigersrol' levert respect en eergevoel op. Als de man spreekt wil dat niet zeggen dat hij zijn eigen mening verkondigt. Hij praat namens de groep. De man in de vertegenwoordigersrol moet schande en schaamte voorkomen, want anders valt schande over de hele groep en moet de groep zich schamen.

Bij mensen van Surinaamse afkomst, met name bij creolen, ligt dit geheel anders. Bij hen is het vooral de vrouw die spreekbuis is: namens haarzelf, de kinderen en de man.

5.6.1 Communicatie en cultuurverschillen

Het is moeilijk om een antwoord te geven op de vraag in hoeverre men rekening dient te houden met cultuurverschillen. Wel is het goed om na te gaan of cultuurverschillen geleid hebben tot een conflict. Hierbij valt te denken aan het uitvoeren van rituelen en het dragen van symbolen uit religieuze overwegingen, maar ook aan zaken die voorouderverering en voedsel betreffen. Het raadplegen of inschakelen van deskundigen hiervoor kan zinvol zijn. Een andere norm hanteren of handhaving van een bepaalde regel kan leiden tot een conflict.

Een opmerking die vaak uit machteloosheid gemaakt wordt - 'jij discrimineert' - is een bekende reactie. Maar die kan ook als middel gebruikt worden om de ander machteloos te maken of te provoceren, omdat er vaak een gevoelig punt mee geraakt wordt. Je kunt er als volgt op reageren: 'of je nu … (noem wat gezegd is, bijvoorbeeld zwart), of … (noem een kenmerk van jezelf als tegenovergestelde, bijvoorbeeld wit) bent, doet er niet toe … (enz.)'. Dit is veel beter dan de ander ervan te willen overtuigen dat je niet discrimineert, want dan blijkt de provocatie geslaagd. De procedure is: benoem het verschil om het gelijk daarna te diskwalificeren. Hieronder volgen enkele punten om rekening mee te houden.

- **Gebiedende wijs als communicatiestoornis**

Een andere taal leren is voor veel mensen niet eenvoudig. Zeker niet als de taal een grammatica heeft die anders is dan je gewend bent. Over die mensen gaat het hier. Bij de pogingen die nieuwkomers doen om Nederlands te spreken kan gemakkelijk ergernis ontstaan, omdat gesproken wordt in de gebiedende wijs. Velen hebben moeite met de werkwoorden in de Nederlandse taal. Veel (oudere) vrouwen, die binnen een beperkte kring doorgaans in hun oorspronkelijke taal zijn blijven praten, spreken als het ware een vereenvoudigd

Nederlands zonder werkwoorden. Het klinkt onaardig, het klinkt dwingend en wordt gemakkelijk als respectloos ervaren. Als het zo opgevat wordt, is de kans groot dat er weinig klantvriendelijkheid valt te verwachten van de verpleegkundige. Toch is het probleem meestal een taalprobleem en zijn de gebiedende wijs en commandotoon niet beslist boos bedoeld. Soms ook wel en dat is helaas niet altijd duidelijk. Zoiets moet opgemaakt worden uit de context en met name uit de non-verbale communicatie.

Het is een vorm van communiceren vanuit een eigen taal die anders is opgebouwd. Wijzen naar een stoel en zeggen: 'Jij zit', klinkt anders dan: 'Gaat u zitten.' En toch is er voor de persoon in kwestie doorgaans sprake van dezelfde beleefdheid. Wijzen met de gebiedende toon: 'Helpen', kan dezelfde intentie hebben als: 'Kunt u mij helpen?' Ook al vind je het gedrag van de ander respectloos, bepaal zelf hoe jij wilt overkomen (klantvriendelijk, respectvol, waardig). Het is tenslotte het beeld dat de ander van jou krijgt. (Zie ook hierna bij 'Grenzen stellen'.)

■ **Meningsverschillen en conflicten**

Bij een meningsverschil hebben vooral Nederlanders veelal de gewoonte om onmiddellijk de ander te confronteren. Nederlanders willen dat ook het liefst. Veel mensen van niet-Europese oorsprong confronteren elkaar niet en het is dan ook niet slim om dat te doen als je iets wilt bereiken. Probeer eerst een contact op te bouwen, eerst een algemeen praatje te maken, voordat je aanstipt waar het eigenlijk om draait. Het gaat bij meningsverschillen vaak om 'gladstrijken' en die situatie moet je een beetje aanvoelen. Als het moeizaam gaat en de standpunten verharden, werkt het beter met een neutrale bemiddelaar als tussenpersoon, iemand die het vertrouwen geniet bij beide partijen.

Maak er in het geval van conflicten een tweegesprek van. Met andere woorden, om eventueel gezichtsverlies voor de ander te minimaliseren is het beter te voorkomen dat anderen kunnen meeluisteren. Indien een meningsverschil of conflict niet opgelost kan worden, neigt men tot directe confrontatie. Agressief-gewelddadige uitingen om de eigen eer te redden kunnen het gevolg zijn.

■ **'Ja' is beleefd**

Mensen die zijn opgevoed met andere cultuurpatronen dan de Europese beantwoorden een aan hen gestelde vraag gemakkelijk met 'ja'. Doorvragen is dan belangrijk. Hierdoor kan getoetst worden waar het 'ja' voor staat. Door een vraag met 'ja' te beantwoorden kan iemand willen laten merken niet dom te zijn of daarvoor door te gaan. Een vraag met 'ja' beantwoorden kan ook betekenen dat men beleefd wil overkomen.

Een al te snel en gemakkelijk 'ja' op een gestelde vraag betekent vaak dat de vraag niet begrepen is. Leg eventueel met gebaren uit wat er wordt bedoeld. 'Ja' kan veel betekenen, zoals:
— ik heb het begrepen;
— ik ben het met u eens;
— ik doe wat u zegt;
— ik heb u gehoord.

'Nee' zeggen wordt vaak als onbeleefd beschouwd en wordt dan ook minder gauw gezegd.

- **Slecht nieuws**

De beste manier van slecht nieuws brengen is over het algemeen om zo snel en direct mogelijk te zeggen wat er aan de hand is. Echter, buiten Europa wordt deze directe communicatie niet als juist ervaren. In veel andere culturen wordt zeer indirect gecommuniceerd. Indirect wil zeggen dat men via omwegen duidelijk maakt wat er aan de hand is. In elk geval probeert men schrik, verdriet en boosheid bij de ontvanger van het slechte nieuws te voorkomen.

In sommige culturen is het niet vanzelfsprekend om persoon en zaak van elkaar te onderscheiden. Door het brengen van het slechte nieuws kan degene die ermee komt nu ook als slecht of als boodschapper van het slechte worden gezien. Deze persoon, de 'leedaanzegger', wordt geïdentificeerd met het slechte nieuws. Het is dan belangrijk om het slechte nieuws zo zacht en voorzichtig mogelijk aan te laten komen. Zowel bij het brengen van slecht nieuws als bij het brengen van goed nieuws is het zaak het gesprek te beginnen met iets algemeens en alledaags.

- **Oogcontact tijdens het gesprek**

Langdurig oogcontact wordt in veel culturen beschouwd als onbeleefd. Dit kan gelden in allerlei situaties, zeker wanneer status- of leeftijdsverschil een rol speelt. Het is een teken van respect om niet rechtstreeks in de ogen van de ander te kijken; dit in tegenstelling tot wat in Nederland als respectvol wordt beschouwd.

- **Grenzen stellen**

Het is van groot belang er niet voortdurend van uit te gaan dat je begrip moet hebben voor allerlei culturele verschillen. Je moet duidelijk aangeven wat *wel* en vooral wat *niet* kan of mag, of wat juist gebruikelijk is. Ook eigen grenzen aangeven of verwoorden is belangrijk. Informeer de ander over de gang van zaken en wat daarin kan en niet kan.

- **Afspraken en tijd**

Veel conflicten gaan over afspraken en tijd en daarmee over de mate van vertrouwen in elkaar. In de westerse samenleving is de factor tijd een belangrijk iets. Men dient zich vooral aan het tijdstip van afspraken te houden. In veel andere culturen is de factor tijd veel minder bepalend voor het dagelijkse leven. Dit betekent dat het omgaan met tijd en afspraken voor veel niet-westerse mensen een opgave kan zijn. In hun opvoeding was dat niet ingepast. Velen hebben een grote weerstand tegen het dragen van horloges. Mogelijk werd in hun leven vroeger alles bepaald door de loop der dingen. Een cliënt/patiënt uit een andere cultuur die zich niet goed aan tijd en afspraken houdt, mag niet onmiddellijk worden gezien als iemand die manipuleert. Familieleden en vrienden zijn voor hen vaak belangrijker dan het eigen (ziekte)probleem. De dokter en de afspraken zijn daaraan ondergeschikt.

5.6.2 Beroepshouding

Het is een onmogelijke opgave om met alle cultuurverschillen van alle cliënten volledig rekening te houden. Rekening houden met de hiervoor genoemde punten kan wellicht voorkomen dat er conflicten ontstaan op grond van verschillende omgangsvormen en verwachtingspatronen. Of het nu om goed nieuws of om slecht nieuws gaat, een inleidend algemeen praatje is belangrijk voor het leggen van contact en het openen van een gesprek.

Spreekt de man namens de groep, dan zijn zijn eer en respect in het geding voor de hele groep en is het zaak hem niet in het nauw te drijven, maar een en ander goed met hem te regelen. Het kan gebeuren dat hij 'ja' zegt en desondanks niet doet wat hij zegt. Dit omdat 'ja' vriendelijk is en hij bovendien niet dom wil lijken. Dan heeft hij het niet begrepen. Geef met gebaren aan hoe het wél moet.

5.7 Aandachtspunten in gespreksvoering bij dreigende conflicten en klachten

Indien er een conflict dreigt, houd dan tijdens gesprekken rekening met de volgende algemene aandachtspunten:

- Versterk niet de vier aspecten (verlies, ontbering, aantasting en bedreiging), maar streef naar evenwicht en oplossing.
- Denk in bedreigende situaties aan iets wat je gaat doen als 'alles' achter de rug is.
- Voorkom paniek of angst bij de aanvaller.
- Voorkom 'nee' of een afwijzing te moeten verkopen als de sfeer al gespannen is. Dit doe je door iets wat je niet voor de ander kunt doen te koppelen aan wat je wél voor hem of haar kunt of wilt doen.
- Vermijd in de onderstaande reacties het 'ja, maar …'. Deze reactie roept namelijk vaak (meer) ergernis op bij de ander.

Hierna volgt een reeks praktische aandachtspunten voor gespreksvoering bij dreigende conflicten en klachten.

- Een klacht van een cliënt is vanuit de optiek van de cliënt waar, juist en correct. *Voorbeeldreacties*: 'Vanuit uw/jouw gezichtspunt klopt dat,' of: 'Ja, dat is jouw/ uw mening, en dat respecteer ik. Wat ik kan doen is het volgende …'
- De behoefte om in een gesprek gelijkwaardig te zijn kan de toon beïnvloeden. Als de cliënt kwaad is en jij laat je meegaan, dan escaleert het. Als je vriendelijk blijft (de leiding houdt over jezelf) zal de cliënt op den duur inbinden. Blijf praten zonder stemverheffing, ook als de aanvaller daardoor eerst meer opgefokt raakt, maar laat duidelijk blijken dat je luistert (want hij/zij wil gehoord worden).
- Reageer niet te gauw op de boosheid, geef eerst de ruimte en luister. *Voorbeeldreactie*: 'Ik begrijp uw boosheid/klacht/ongenoegen. Wat kan ik voor u/jou doen/betekenen?' (vervolg) 'Ik kan niet … voor u doen, wel kan ik … voor u doen.'
- Ontken de emoties van de cliënt niet en word zelf niet emotioneel. Houd jezelf in toom.
- De emotionele lading hangt altijd samen met eergevoel, gezichtsverlies voor zichzelf en/of anderen, verspilde energie, verloren tijd, verspild geld, enzovoort.
- Escalaties dreigen op het moment dat de schuld afgeschoven wordt op de ander (wie heeft de leiding, wie bepaalt, wie heeft gelijk, enz.).
- Handhaaf de gelijkwaardigheid ofwel het sociaal evenwicht door klantvriendelijk en klantgericht te zijn tijdens het gesprek. Door zorg uit te spreken bijvoorbeeld, maar

ook door aan te geven wat je doet en hoe je dat doet (procedure). *Voorbeeldreactie*: 'O, dat is erg vervelend. Ik stel voor het volgende te doen … (enz.)'

– Voorkom gezichtsverlies bij de cliënt zo veel mogelijk. Dit kan door het pijnlijke zo voorzichtig en indirect mogelijk te formuleren. *Voorbeeldreactie*: 'Begrijpelijk, erg vervelend, wat ik kan (we kunnen) doen is het volgende …' (Let op: het gaat hier niet om het slechtnieuwsgesprek).

– Formuleer wat er aan positiefs is ten aanzien van de cliënt zo direct mogelijk. *Voorbeeldreactie*: 'Prettig dat we deze oplossing voor u hebben.'

– Behandel de cliënt steeds met respect, dat wil zeggen respecteer de zienswijze van de cliënt en neem het vertrouwen in de cliënt als uitgangspunt.

– Laat zo veel mogelijk merken dat je het probleem van de cliënt gehoord en goed begrepen hebt, door te reageren met 'hm', 'ja', 'oh' en dergelijke, of door het geheel in eigen woorden te herhalen.

– Om gezichtsverlies bij de cliënt te voorkomen is apart gaan zitten een mogelijkheid. Verder kun je hem om even op adem te komen, indien nodig, een kop koffie of iets dergelijks aanbieden.

5.8 Situatieschetsen

Meneer J.

Meneer J. is 54 jaar en gehuwd. Op een dag verliet hij een hotel, stak over en werd aangereden door een auto. Meneer J. heeft enkele dagen in coma gelegen. Hij is geopereerd omdat schedelbotstukjes moesten worden verwijderd. Zijn rechterbeen is nagenoeg verbrijzeld. Ondanks alles is hij weer redelijk opgeknapt. Wel was hij veeleisend voor de verpleegkundigen. Meneer J. vond dat hij recht van spreken had. Tenslotte heeft hij, zoals hij het zelf zei, 'jarenlang hoge premies betaald'. De verpleegkundigen vonden hem een lastige, klagerige man en waren blij met zijn vertrek naar een verpleeghuis voor verdere revalidatie.

Ook hier was zijn gedrag erg onaangenaam. Via het verpleeghuis, waar hij onbeheersbare agressieve buien vertoonde, kwam hij terecht in een psychiatrisch ziekenhuis. Ook daar is zijn gedrag veeleisend en scheldt hij vaak op de verpleegkundigen. Hij ziet ze als dienstboden, die hem beter moeten helpen. De mannelijke verpleegkundigen vindt hij maar halfzachte wezens. Hij wil dan ook niets met hen te maken hebben. Meneer J. blijkt jarenlang autohandelaar te zijn geweest en stond bekend als 'de bink'. Nu loopt hij mank en voelt zich vaak machteloos. Wel is hij altijd keurig gekleed. Hij is gesteld op mooie kleren.

Zijn echtgenote heeft verteld dat hij zijn gezin verwaarloosde en zijn geld verbraste. Zij wil hem niet meer thuis hebben, hoe het ook verder afloopt. Een sociaal-psychiatrisch verpleegkundige neemt contact op met de echtgenote en komt te weten dat de 25-jarige zoon de zaak heeft overgenomen en Lena, de dochter van 30 jaar, alleen contact heeft met haar moeder en niet meer thuis komt. Lena was onderwijzeres, maar kreeg vijf jaar geleden een auto-ongeluk. De beschadigingen waren zo ernstig dat zij is opgenomen in een instelling voor verstandelijk gehandicapten.

Lena

Lena is 30 jaar. Ze is een dochter van de hierboven beschreven autohandelaar J. en zijn vrouw. Op haar 25ᵉ kreeg Lena een auto-ongeluk, waaraan ze zeer ernstige beschadigingen heeft overgehouden. Tot aan het ongeluk werkte ze als onderwijzeres op een basisschool. Ze was een prettige collega en de kinderen mochten haar graag.

Ze wordt begeleid naar het ziekenhuis voor een aantal röntgenfoto's, die in verband met een gebroken arm moeten worden gemaakt. Hoe dit is gebeurd, is onduidelijk. Als de radiologisch laborant haar ophaalt, zegt ze dat een groepsleider haar van de trap heeft geduwd, omdat hij kwaad op haar was. Het is bekend dat Lena door haar probleemgedrag de groepsleiding het bloed onder de nagels vandaan kan halen.

De samenhang tussen neurobiologische factoren ten gevolge van het ongeluk van meneer J. en zijn gedrag is een gegeven. Hersenbeschadigingen kunnen een persoonsverandering teweegbrengen, waardoor de huidige persoon geheel afwijkt van hoe hij/zij vroeger was. Dit geldt ook voor Lena.

Voor de verpleegkundigen in een algemeen ziekenhuis, verpleeghuis, psychiatrisch ziekenhuis en in de zorg voor verstandelijk gehandicapten zijn er veel momenten waarop zij in de slachtofferpositie terechtkomen. In welke mate dit een last voor hen betekent, hangt af van diverse factoren. Voor alle hier bedoelde verpleegkundigen geldt dat er sprake is van aantasting van de eigen persoon of als verpleegkundige.

Als er spanning ontstaat tussen, bijvoorbeeld, de neiging om woedend uit te vallen en de beroepshouding, dan is dit een stressmoment. Het ligt eraan wat de mogelijkheden zijn om vanuit de slachtofferpositie toch de leiding te houden over jezelf én over de situatie. Collegiale steun, in de vorm van begrip en erkenning, kan helpen door moeilijke situaties heen te komen. Op het moment dat zich iets voordoet, staat de verpleegkundige er echter meestal alleen voor. Ondanks de slachtofferpositie mogen het zelfvertrouwen en het zelfbeeld niet ondermijnd worden.

5.8.1 Beroepshouding

Bedenk: 'de agressieve uitingen of bedreigingen hebben niets met mij te maken, ik ben toevallig in de buurt' (tenzij er aanleiding is om aan te nemen dat ze wél specifiek gericht zijn tegen jou).

Stel grenzen en wees duidelijk. Zeg niet wat je *niet* wilt, maar maak duidelijk wat je *wel* verlangt van de cliënt. Het verschil zit 'm in de kracht en de duidelijkheid. Ter vergelijking: 'ik wil niet dat je aan me zit' tegenover: 'ik wil dat je van me afblijft'.

5.9   Worstelen met wraakgevoelens

'De beste manier om je op iemand te wreken is niet te worden zoals hij' (Marcus Aurelius, 2ᵉ eeuw na Christus).

Agressief-gewelddadige uitingen kunnen een gevolg zijn van lang opgekropte boosheid, die uitmondt in 'zinnen op wraak'. Vandaar dat we hier het begrip 'wraak', als agressiepatroon, nader toelichten.

De schuld aan iets of iemand toeschrijven is voor sommige mensen die zich in een moeilijke situatie bevinden een normale reactie of verwerkingsstrategie. Normaal is ook dat mensen zowel hun eigen aandeel als de externe factoren kunnen onderscheiden en kunnen relativeren. Op het moment dat mensen gaan worstelen met wraakgevoelens is er echter geen sprake meer van relativeren of verwerkt hebben van gevoeld leed. Verlies lijden, een aangetast eergevoel, veel hebben moeten ontberen aan aandacht en affectie, het kan een opeenstapeling zijn van ellende waardoor er bij iemand wraakgevoelens postvatten. Wraakgevoelens hebben als intentie: 'Ik ben niet zomaar iemand en wat jij mij hebt aangedaan, pik ik niet. Ik zal je duidelijk laten merken dat jij me dat niet kunt aandoen.'

Wraak(zucht) kan worden beschouwd als een zeer heftige menselijke hartstocht. Behoefte aan wraak kan iemand lang bezighouden. Voor sommigen is daadwerkelijk wraak nemen nodig om tot innerlijke rust te komen. De behoefte aan wraak is dan zó sterk dat die absoluut om bevrediging vraagt.

Verschillende culturen hanteren verschillende normen en waarden als het gaat om wraak. Binnen bepaalde culturen kent men de zogenaamde eerwraak. Het uitgangspunt hierbij is dat het geleden gezichtsverlies alleen teniet kan worden gedaan door wraakneming of afrekening. Deze vorm van wraak wordt als vanzelfsprekend beschouwd en niet als verkeerd. Wraak nemen zit in de cultuur ingebakken. Dit wil overigens niet zeggen dat de wetgeving in die cultuur deze wraakneming toestaat. Het gaat in zulke gevallen meestal om het redden van de familie-eer. Binnen die gedachtegang kan de eerwraak zelfs worden beschouwd als een moedige daad. De spanning die dit proces van zinnen op wraak oplevert, kan tot grote woede leiden jegens het systeem dat iemand belemmert in het werken aan eerherstel voor hemzelf of zijn familie.

Het verschil in opvatting omtrent wraak komt ook in de rechtspraak in verschillende landen tot uiting. Een zogenaamde crime passionnel (bijvoorbeeld wraak uit hartstocht vanwege een overspelige partner) wordt in sommige landen gezien als moord en in andere landen als iets wat weliswaar niet goed te keuren is, maar wel begrijpelijk. Er gelden gezien de verzachtende omstandigheden dan ook mildere straffen. Voorts zijn er landen waar een dergelijke moord omwille van de familie-eer of persoonlijke eer tot de cultuur behoort. Zulke verschillen in normen en waarden kunnen we tegenkomen tijdens een ziekenhuisopname naar aanleiding van een (familie)ruzie, mishandeling in het gezin, echtscheiding of een conflict in verband met uithuwelijking van een dochter. Jaloezie en afgunst zijn triggers voor wraakgevoelens.

Iemand die ooit slachtoffer is geworden van geweld, kan behoefte hebben om wraak te nemen. Zo kan een slachtoffer van veel ellende door zijn wraakbehoefte een dader worden. Er wordt aangenomen dat een kind dat veel geslagen is, ooit zal terugslaan. Een echtgenote kan bijvoorbeeld door haar man mishandeld worden, omdat hij boos is op vrouwen in het algemeen. De achterliggende oorzaak kan dan zijn het niet goed verwerkt hebben van de vele afwijzingen door andere vrouwen, of verdrongen boosheid op zijn eigen moeder. Wraakgevoelens kunnen ook voortvloeien uit een posttraumatische stressstoornis, zoals bijvoorbeeld bij oorlogshandelingen het geval is.

> **Kader 5.3 Wraakgevoelens**
>
> Eerder zeiden we al dat wraakgevoelens lang kunnen duren. Ook een lange gevangenschap zal ze niet uitdoven. De gedetineerde met wraakzucht weet heel goed wat de consequenties van daadwerkelijk wraak nemen kunnen zijn. Dit zal hem als hij de kans krijgt er echter niet of nauwelijks van weerhouden om wraak te nemen. Iemand ervaart zichzelf als een machteloos gemaakt slachtoffer. Deze machteloosheid kan zo'n krenking betekenen van de eigenwaarde, dat het laten lijden van iemand anders nodig is (wraak dus) om de eigenwaarde (in de vorm van macht) terug te winnen. Wraakgevoelens kunnen lange tijd gekoesterd worden en blijven voortwoekeren in de gedachten van degene die zint op wraak.

5.10 Reageren op belediging, krenking en dergelijke uitingen

Dichtklappen of sprakeloos zijn, het is geen prettige situatie en al helemaal niet als je juist de behoefte voelt om duidelijk te laten merken dat je de belediging niet pikt. Beheerst worden door de gedachte 'wat moet ik zeggen?', terwijl je innerlijk kookt van woede is voor velen een zeer frustrerende ervaring. Toch is het, met enige oefening, mogelijk hier een effectieve manier van reageren van te maken. Er zit veel kracht in weinig doen als het gaat om weerbaar zijn. Als je zelf maximaal effect kunt bereiken met een bepaalde manier van reageren, heb je er zelf ook de minste last (stress en pijn) van.

Hoe een belediging geïnterpreteerd wordt, is afhankelijk van de relatie, de toestand van die persoon, maar ook van je eigen stemming. Onafhankelijk hiervan kunnen verschillende manieren van reageren effectief zijn. Ze worden hier apart besproken.

5.10.1 Zwijgend aankijken ... en dan weggaan of overgaan op een ander onderwerp

Waar het om gaat is het volgende (zie ook ▶ par. 1.8.1).

Blijf iemand die jou beledigd of gekwetst heeft, neutraal gericht aankijken en blijf zwijgen, ongeacht hoe die ander daarop reageert. Door deze zwijgende houding houd je zelf de leiding over je eigen doen en laten. Het effect van zwijgend aankijken zit 'm in de kracht die ervan uitgaat. In de eerste plaats voor jezelf, maar ook voor de ander omdat hij zich geen raad zal weten met de situatie. Hij wordt mogelijk in verlegenheid gebracht, weet niet wat hij moet zeggen, omdat hij merkt dat zijn opmerkingen niet het effect hebben dat hij ermee beoogde. Misschien zal hij nu ook zwijgen en zal de situatie niet verder escaleren. Er valt onder die omstandigheden niets meer te zeggen. Op een later moment kan een normaal gesprek gevoerd worden. Het leereffect van dit zwijgend aankijken van de beledigende ander kan zijn dat hij het wel uit zijn hoofd laat jou nogmaals te beledigen.

Als je het zwijgend aankijken moeilijk vindt, kan het uitspreken van enkele woorden helpen. Denk daarbij aan:

'Zo, zo!'

'Ach, ach!'

'Nou en?!' (zonder provocerende toon)

Belangrijk is woorden te kiezen die bij jezelf passen en bij de houding alsof het er niet toe doet wat er gezegd wordt. De kracht zit in het uitspreken van de twee woorden achter elkaar. Daarmee ondervang je het nare gevoel van sprakeloosheid. De non-verbale communicatie in het hoofdschuddend of schouderophalend uitspreken van die twee woorden versterkt je verbale reactie. De woorden zijn dermate neutraal dat ze meerdere momenten achter elkaar herhaald kunnen worden.

Als het de bedoeling is om, ondanks dat je beledigd bent, toch tot een gesprek te komen, dan is de volgende manier van reageren handig: herhaal wat de ander gezegd heeft en vraag naar de bedoeling of naar een nadere definiëring van de gebruikte woorden.

Bijvoorbeeld: 'U zegt dat ik een … ben. Wat bedoelt u daar precies mee?' Of: 'U zegt dat ik een … ben. Kunt u mij vertellen wat u daaronder verstaat?'

Je hebt dan de leiding over de situatie en de ruimte om wel of niet verder op de inhoud in te gaan. Een vraag stellen brengt bovendien met zich mee dat die ander zich moet inspannen om iets te verduidelijken. Je kaatst de bal als het ware terug. Dat zal mogelijk niet goed lukken, omdat hij jouw reactie niet heeft voorzien en er vermoedelijk ook geen zin in heeft. Op elk moment tijdens dit proces kun je alsnog het *zwijgend aankijken* inzetten.

5.10.2 Compliment geven voor arrogant gedrag

Een arrogante houding van iemand kan een vervelend gevoel teweegbrengen. Arrogant gedrag schept een situatie waarin de arrogante probeert macht te krijgen en die ook uitoefent. Hij schept een machtsafstand en wil dat meestal ook zo houden. De tegenpartij kan, vanwege de invloed van de spiegelneuronen, ook arrogant gaan reageren, want arrogantie kan aanstekelijk werken. Er wordt dan een (onbewuste) strijd gevoerd.

Om die strijd niet aan te gaan en je evenmin machteloos of gekleineerd te voelen, helpt het om de arrogante op een niet-ironische toon een ietwat overdreven compliment te geven over de inhoud van de communicatie. Bijvoorbeeld: 'Wat weet u dat treffend te zeggen/formuleren. Ik wou dat ik dat kon.' Ook over de manier van communiceren kan een compliment effect hebben voor jouw eigen gevoel je niet van de wijs te laten brengen door een arrogante houding. Bijvoorbeeld: 'Het is geweldig leuk om met u te praten.' (*Kies een eigen vorm die bij jou past.*)

Bedenk dat een compliment geven voor jou anders werkt en voelt dan de arrogante persoon van repliek te dienen met een reactie als: 'Ik vind het vervelend als u zo tegen mij praat', want daarop kan arrogant gereageerd worden met bijvoorbeeld: 'Ach, kun je daar niet tegen? Wat vervelend nou. Jij bent ook zo lekker gevoelig', of iets dergelijks neerbuigends.

5.10.3 **Beroepshouding**

Met het serieus nemen van verbale aanvallen begint het probleem of conflict. Om daaruit voortvloeiende vervelende gevoelens, verlies van zelfcontrole en mogelijk stress te voorkomen, kan het helpen om in gedachten tegen jezelf te zeggen: 'Hij/zij zegt het, maar het is niets ernstigs.' (*Kies eigen woorden!*) Als het om serieus te nemen feedback (kritiek) gaat, is deze relativering niet zinvol.

Zelfcontrole: hanteren van agressie in de interactie

6.1   Zelfcontrole

'Wat moet ik als verpleegkundige met de agressie of agressief-gewelddadige uitingen van de cliënt?' Zo luidt de derde vraag die als leidraad gesteld werd in ▶ kader 1.1. 'Wat kan of moet ik doen of laten?'

Als antwoord geldt in elk geval: 'Je hoofd erbij houden'. Zelfcontrole dus! De zelfcontrole bewaren in acute geweldsituaties is niet altijd een even gemakkelijke opgave. In ▶ hoofdstuk 4 werd het eigen structurerend systeem van de mens besproken. Er werd gewezen op de samenhang met eigen zekerheden omtrent kennis en kunde, het zelfvertrouwen en het zelfbeeld. Dit zijn de ingrediënten voor het uit te stralen gedrag en de wijze van professioneel handelen. In acute geweldsituaties komt het erop aan of het eigen structurerend systeem kan voorzien in de zelfcontrole. Het gaat erom zelfbeheersing, zekerheid en duidelijkheid te kunnen uitstralen en te merken dat je je hoofd erbij kunt houden en je niet laat overspoelen door een onbesuisde lading emoties. Dat wil níet zeggen dat de verpleegkundige niet zou mogen zeggen of laten zien dat hij kwaad of angstig is. Als blijk van zelfcontrole en tevens kanalisatie van eventuele boosheid kan het helpen om te reageren door de gevoelens onder woorden te brengen. Bijvoorbeeld: 'ik schrik daarvan,' of 'ik weet niet wat ik daarop moet zeggen.' Let daarbij wel op de toon waarop het gezegd wordt.

De verpleegkundige moet wél controle over de eigen emoties kunnen houden. Communicatie, de dialoog met de cliënt, is daarbij erg bepalend. Deze dialoog omvat meer dan alleen de verbale communicatie. Het gaat ook om posities en rollen in de interactie. Die interactie wordt gekenmerkt door de afweging die zowel de verpleegkundige als cliënt maakt in het nemen van beslissingen over iets wel of niet te doen, iets wel of niet te zeggen.

Veel beslissingen worden heel bewust genomen, maar nog meer beslissingen worden genomen zonder dat we ons daar bewust van zijn: we doen iets – of juist niet – zonder er heel bewust bij stil te staan waarom. Er worden beslissingen genomen en er wordt gereageerd vanuit de innerlijke wereld, zowel door de cliënt als door de verpleegkundige. Dat is een normale gang van zaken in het alledaagse sociaal verkeer. Als het uitwisselen van meningen overgaat in agressiviteit, kan elke beslissing bepalend zijn voor escalatie. Het komt aan op zelfcontrole van de verpleegkundige op het moment van confrontatie met agressie en geweld. Ook in dit hoofdstuk wordt een aantal handvatten aangereikt.

6.2   De slachtofferpositie en de slachtofferrollen

In de verhouding dader/aanvaller-slachtoffer wordt ervan uitgegaan dat de verpleegkundige in de slachtofferpositie komt en dat de cliënt beschouwd wordt als dader of aanvaller. Bij een aanval of daad waar niet om gevraagd is, is sprake van aantasting en/of bedreiging. De slachtofferpositie is dus een feitelijke toestand. Dit geldt evenzeer voor iedereen die beroepshalve met een agressief-gewelddadige cliënt te maken krijgt. Hierbij valt te denken aan receptie- en baliepersoneel, beveiligingsbeambten, maatschappelijk werkers, leerkrachten enzovoort. Het kan zowel gaan om een cliënt die iemand aanvalt die zijn beroep uitoefent, als om beroepshalve betrokken raken bij een ruzie tussen cliënten of anderen.

Bij zo'n slachtofferpositie horen bepaalde rollen. Althans, dat is de verwachting van degene die zich gewelddadig opstelt. Bij de slachtofferpositie passen de volgende rollen:

— de angstige, huilende;
— de agressieve, zich verzettende.

Vanuit de beroepshouding (gebaseerd op geweldloze weerbaarheid) is het nu juist zaak dat de verpleegkundige in een slachtofferpositie dergelijke rollen *niet* op zich neemt. Het is de bedoeling om vanuit eigen kracht aan kennis, kunde en zelfvertrouwen te reageren. De leiding houden over eigen gedachten, gevoelens en doel, en proberen de leiding te houden of te herwinnen over de situatie. Eigenlijk: te reageren vanuit een eigen strategie.

Aan de hand van enkele voorbeelden zullen we dit toelichten en analyseren. Hoewel deze voorbeelden geen betrekking hebben op de situatie van verpleegkundige en cliënt, zijn ze toch bruikbaar vanwege het stramien dat erin besloten ligt.

'Help even'
Het meisje liep met een flinke stapel boeken in haar handen van school naar huis. Terwijl ze op het bospad liep, hoorde ze dat iemand snel achter haar aan kwam. Toen een man naast haar opdook, duwde ze de boeken in zijn handen met de opmerking: 'Fijn dat ik iemand gevonden heb die me kan helpen met het dragen van mijn boeken en die mij hier in het bos beschermen kan.' Hij liep met haar mee, terwijl ze wat over haar school vertelde. Toen ze bij haar huis waren aangekomen, bedankte zij de man voor de hulp, waarop hij zei: 'Ik heb het ook leuk gevonden om met je te praten, maar je moest eens weten wat ik eigenlijk van plan was' (Robben, 1980).

Het meisje in 'Help even' komt duidelijk in een slachtofferpositie. Vermoedelijk uit bangheid reageert ze heel resoluut. Ze transformeert haar bangheid in actie. Ze duwt de man boeken in zijn handen. Dit is in strijd met zijn verwachting. Als belager heeft hij zich volledig geconcentreerd op zijn doel. Ook hij is gespannen. Mogelijk heeft hij bangheid en verzet ingecalculeerd. Als het meisje echter anders reageert, dat wil zeggen niet de bij de slachtofferpositie behorende rollen op zich neemt, is hij verrast.

Het meisje doet meer. Door steeds te blijven praten verhindert ze de man zijn boodschap aan haar mede te delen. Hij krijgt er geen woord tussen. Dit praten heeft tevens de functie de eigen angst onder controle te houden. Desnoods gaat dit praten van de hak op de tak, als er maar gepraat wordt en als de man maar niet de kans krijgt vat op haar te krijgen.

Het meisje interpreteert de situatie anders dan de man bedoelde en zij in haar achterhoofd vermoedde. Ze neemt de slachtofferrol niet op zich. In communicatietermen heet dat herinterpretatie. In dit hoofdstuk worden meer verbale verweervormen besproken.

Een ander bekend verhaal is dat van een patatverkoper, die onder bedreiging met een vuurwapen zijn geld moest afgeven. Hij reageerde met te zeggen dat hij het even thuis zou ophalen en liep weg. Hier geldt hetzelfde als bij het zojuist beschreven meisje: de aanvaller verwacht een angstig, zich verzettend of zich overgevend slachtoffer. Hij is dan ook verrast als het slachtoffer niet aan die rolverwachting voldoet en heeft even tijd nodig om zich daarop in te stellen. De patatverkoper trad buiten het verwachtingspatroon. Wat ook bij hem heel duidelijk naar voren komt, is de resoluutheid. Om effect te hebben, moet het verrassingselement aanwezig zijn. De aanvaller moet overrompeld worden.

Een ander verhaal is dat van de kassier bij een bank, die het pistool van de overvaller koopt. De essentie is, net als in de voorgaande gevallen, de andere uitleg (*herinterpretatie*) die de bedreigde geeft aan de bedreiging. Van belang is:

- de kassier reageert onmiddellijk, hij realiseert zich dat bijna elk bod op het pistool gunstiger is dan toegeven;
- de bankrover wordt verrast door de kassier: wellicht komt hij tot bezinning, zodat hij van zijn daad afziet, misschien ook is hij tevreden met tweehonderd euro;
- de bankrover kan onzeker geworden zijn doordat de kassier niet op de bedreiging reageert zoals het 'hoort' (zoals een rover mag verwachten).

De oplossingen die de potentiële slachtoffers uit deze voorbeelden bedachten om uit hun benarde positie te geraken of om erger te voorkomen, worden tweedeordeoplossingen genoemd (Watzlawick et al., 1994). Deze tweedeordeoplossingen worden later in dit hoofdstuk besproken.

De drie beschreven gevallen van bedreiging laten een stramien zien dat ook kan passen binnen de verpleegkundige beroepsuitoefening. Er moet wel steeds bedacht worden of het om een bedreiging gaat of om een in de behandeling passende hulpvraag. De cliënt mag niet in zijn hulpvraag of emoties ontkend worden.

Een cliënt bedreigt een verpleegkundige, maar in plaats van op die bedreiging (mededeling, eis) in te gaan, reageert de verpleegkundige onmiddellijk met iets totaal onverwachts, iets wat van een heel andere orde is. De hele situatie komt daardoor in een andere context te staan, met als gevolg dat de bedreiger (even) van slag raakt. Hij wordt (even) onzeker, twijfelt door de onverwachte reactie aan wat hij doet. Van deze kortstondige verwarring maakt de verpleegkundige gebruik om de leidende rol weer op zich te nemen, bijvoorbeeld door bijzondere aandacht te schenken aan iets wat de bedreiger ter harte gaat, door op diens eergevoel te werken of iets dergelijks. In feite profiteert de verpleegkundige van het moment van verwarring en onzekerheid bij de bedreiger. De bedreiger moet zich opnieuw oriënteren op de situatie waarin hij zich bevindt. Kortom, de verpleegkundige negeert bewust het gedrag van de bedreiger – eventueel met inbegrip van messen, scharen en dergelijke – en richt zich uitsluitend tot diens persoon.

Verpleegkundigen kunnen de reactie van het meisje (in 'Help even') in deze trant 'vertalen': 'Kom Nico, je bent een sterke kerel. Help even mee de kast te versjouwen' (of emmers water of een zware tas). De opdracht moet overrompelen en dwars door de geweldsituatie heen gaan. De geweldsituatie wordt zelfs (even) ontkend. Na gedane arbeid volgen dan complimenten of andere vormen van aandacht of waardering. Meestal kun je daar de volgende dagen nog op terugkomen (eraan herinneren hoe goed het ging). Aan het handelen van de cliënt is een bepaalde zin gegeven. Mogelijk is daarna alles beter bespreekbaar of zijn er wederzijds acceptabele afspraken te maken om de kans op herhaling van conflicten te verkleinen.

Het voorgaande had betrekking op een bedreiging van een verpleegkundige door een cliënt. Het is uiteraard ook mogelijk dat bij een conflict met bedreiging tussen cliënt en verpleegkundige een collega-verpleegkundige iets verrassends doet waardoor de situatie totaal verandert. Deze collega heeft dan immers geen partij gekozen. Hij heeft alleen iets gedaan waardoor een nieuwe situatie ontstond: 'en dan is er koffie.'

Versterken van het gevoel van eigenwaarde is mogelijk door iemand wat extra aandacht te geven: een compliment maken, een zere vinger behandelen, hem voorstellen samen iets te gaan doen enzovoort.

> In de huiskamer op een afdeling is de situatie totaal uit de hand gelopen. Op dat moment komt de verpleegkundige binnen. Een cliënt stormt meteen op haar af. De verpleegkundige zegt krachtig: 'Gerard, je ziet er belabberd uit. Ga eerst met mij mee naar de keuken om iets te eten.' Ze neemt hem bij de hand en Gerard volgt.

Het gaat om de essentie van het beginsel 'beiden winnen'. In de eenvoudigste vorm is dat: gewelddadig gedrag komt in de regel voort uit een machtsstrijd waarin iemand zich minderwaardig voelt. Hij tracht dit gevoel af te reageren (te wreken) op:

- veroorzakers (vaak niet mogelijk);
- zwakkeren (op wie het vijandsbeeld wordt geprojecteerd);
- objecten.

Het is de opgave dit gevoel van minderwaardigheid van de tegenstander weg te nemen door op diens eergevoel/gevoel van eigenwaarde in te werken, zonder er als verpleegkundige zelf je gevoel van eigenwaarde bij te verliezen.

6.2.1 Beroepshouding

De vanzelfsprekendheid van de slachtofferpositie hoeft niet te betekenen dat de verpleegkundige ook slachtoffer is. Zelfcontrole wil zeggen: sta in je eigen kracht en wees uit op de beste professionele oplossing voor jezelf én de cliënt. Om eigen angst of ongemak in een interactie te verminderen: neem het initiatief om te praten. Complimenten en aandacht doen het goed. Blijf doorpraten. Dat kan ook door korte vragen te stellen (eventueel onzinnige). Het antwoord hoeft niet belangrijk te zijn. Het gaat om de continuïteit in het praten. Je krijgt de leiding over jezelf in die situatie. Praten dwingt de ademhaling zo normaal mogelijk te blijven.

6.3 Oplossingen van de tweede orde

Kenmerkend voor oplossingen van de tweede orde is dat ze gericht zijn op een verandering van de gevolgen in plaats van op de oorzaken van de situatie. Iedere verandering van de tweede orde wordt van buitenaf in het systeem ingevoerd. Het slachtoffer (de verpleegkundige) reageert volgens deze tweedeordeoplossing alsof de dader (de cliënt) niet bedreigend is.

> Een cliënt bedreigt enkele medecliënten en een verpleegkundige met een keukenmes. Dreigend komt hij op hen af. Dan snelt een tweede verpleegkundige op de cliënt toe, al roepend: 'Hé, wat goed dat je dat mes teruggevonden hebt. Dat waren we al tijden kwijt.' Verbijsterd laat de cliënt zich het mes uit handen nemen.

Het gaat om het oproepen van verbijstering door iets wat in feite buiten het systeem slachtoffer-dader (zogeheten daadsituatie) valt. Dit is van een andere orde dan met fysieke (overmacht) ingrijpen. Een fysieke strijd vergroot de kans op lichamelijk letsel bij beide partijen.

Het sollen waarvan in ▶ paragraaf 5.5 sprake was, is een tweedeordeoplossing. Het zou een oplossing van de eerste orde geweest zijn als A en B de krachtmeting zouden hebben voortgezet en er steeds meer krachten aan zouden hebben gespendeerd, dus als ze er een soort 'bewapeningswedloop' van hadden gemaakt. Om duidelijk te maken waarin een tweedeordeoplossing van een probleem verschilt van een eersteordeoplossing geven we de volgende vergelijking.

6.3.1 Eersteordeoplossingen

- kou, warmte → meer kou, meer warmte (truien aan, kachel hoog);
- alcoholisme (Verenigde Staten rond 1930) → verbod, drooglegging.

Gevolg van drooglegging: illegaliteit, corruptie, zwarte markt. Conclusie: de oplossing werd een (veel groter) probleem.

Dit is een probleem oplossen door de oorzaak (dat wat moet veranderen) te vervangen door het tegenovergestelde, ofwel: reageren met steeds meer van hetzelfde. De oplossing kan zelf een probleem worden.

6.3.2 Tweedeordeoplossingen

- ik kan niet slapen → voorschrijven: je moet proberen wakker te blijven;
- angst voor flauwvallen → voorschrijven: val maar flauw, opzettelijk.

Dit is een probleem oplossen door te doen wat je denkt dat goed is in de gegeven situatie, bijvoorbeeld anderen aan het denken zetten (*schijnbaar gekke oplossingen*).

> Een forsgebouwde man vol tatoeages stelt onder bedreiging allerlei eisen. Reactie van de verpleegkundige: 'Wat een prachtige tatoeages heeft u daar! Mag ik ze even beter bekijken? Kunt u er iets over vertellen? Waar hebt u ze laten aanbrengen?'
> Hierdoor brak het ijs. Een mens is nu eenmaal gevoelig voor aandacht. Het werd een goed gesprek en de eisen verdwenen.

Oplossingen van de tweede orde zijn dikwijls ongerijmd, onverwacht en strijdig met 'het gezonde verstand'. Het gaat erom de ander even van de wijs te brengen, op het zogenaamde verkeerde been te zetten of de strategie van de ander (in het geval van een verpleegkundige is dat de cliënt) in de war te sturen. Hierdoor kan de ander zich opnieuw oriënteren op de situatie. In die zin worden deze tweedeordeoplossingen ook in gesprekstherapie toegepast.

6.4 Verbale en non-verbale verweervormen

Een acute geweldsituatie komt altijd ongelegen en plotseling. Willen we een conflict of acute geweldsituatie goed afwikkelen, dan zal het streven niet in de eerste plaats moeten zijn zo snel mogelijk te overwinnen, maar het zo veel mogelijk met elkaar eens te worden. Geduld en lijdzaamheid kunnen doeltreffender zijn dan een snel en schijnbaar doeltreffend handelen, waarin alles in één keer op het spel wordt gezet (bijvoorbeeld tegengeweld). Termen als offensief en defensief passen niet in de sfeer van geweldloze verweervormen. Het gaat namelijk niet om de mate van fysiek vermogen, maar om een onoverwinnelijke psychische kracht: de wil het 'anders' te doen dan de tegenstander. Dat betekent: onvermoeibaar zwoegen, voortdurende waakzaamheid, zelfbeheersing, verzet met alle psychische kracht tegen de agressief-gewelddadige uitingen van de tegenstander.

Verweervormen hebben betrekking op een gedragslijn. Daarbij gaat het om het uitvoeren van technieken. Principiële geweldloosheid is een levensinstelling. Technieken zijn daarbij noodzakelijk, maar ze zijn eraan ondergeschikt en dienstbaar. Het gaat om levenskracht. Geweldloosheid als levensinstelling kent geen nederlagen. Je kunt daarmee geen verliezer zijn.

Het leven brengt geweld met zich mee, maar dat neemt niet weg dat er binnen opvoeding, zorg- en hulpverlening gekozen moet worden voor een zo geweldloos mogelijke aanpak. De bekwaamheid (competentie) van de verpleegkundige bestaat onder meer uit de kunst om een conflict of acute geweldsituatie ondergeschikt te maken aan wat er in positieve zin nog valt te bereiken: er bijvoorbeeld een leerproces van maken voor de cliënt door de situatie te gebruiken voor het bijbrengen van sociale vaardigheden.

Hierna volgen beschrijvingen van diverse verweervormen. Zij staan niet op zichzelf maar dienen met elkaar geïntegreerd te worden. De bruikbaarheid ervan hangt uiteraard af van de verpleegkundige en de relatie van deze met de cliënt. Bovendien spelen het niveau van de cliënt, zijn ziekte- en toestandsbeeld en stoornis een rol voor de mate waarin een en ander effect zal hebben. Primair zijn ze bedoeld om aan de hand hiervan eigen varianten te bedenken, passend bij jezelf en de situatie waarin je werkt.

6.4.1 Herinterpretatie

Voorbeelden van herinterpretatie (ook wel re-interpretatie genoemd) zijn al eerder besproken, bijvoorbeeld het verhaal van het meisje met de boeken. Door de handeling 'boeken in de handen duwen van de bedreigende man' en door haar opmerking veranderde zij de dreigende situatie in een helpende situatie. En zij bleef daarvan uitgaan. Als we de situatie transformeren naar het verpleegkundige beroep (hulpverleningssituatie), kun je denken aan dienbladen, kopjes water, verzoek de kracht te gebruiken om een kast te verplaatsen, enzovoort.

Creativiteit, resoluutheid, doortastendheid, duidelijkheid (aan de kant van de verpleegkundige) en verbijstering (aan de kant van de cliënt) moeten zorgen voor de effectiviteit, de trefzekerheid. Bij deze verbale vorm gaat het er dus om aan de situatie een andere interpretatie te geven dan de potentiële aanvaller bedoelt.

> Een homoseksuele man wordt aangevallen door jongens die zich bezighouden met potenrammen. De man weet dit, maar geeft een andere uitleg (interpretatie) aan de situatie. 'Mijn geld, sorry jongens,' grijpend naar zijn portemonnee, 'ik heb alleen maar een tientje bij me. Laat me even los, dan kan ik het pakken.' Effect: korte verbijstering, waardoor de man het op een rennen kan zetten.

De man geeft dus aan de potenrammers die hem willen vernederen, niet bestelen, een andere status, namelijk die van roofovervallers: hij maakt van een 'pak-slaag-situatie' een 'beroofd-worden-situatie'.

6.4.2 Verbijstering

Verbijstering, ook wel verrassing of verwondering genoemd, is een belangrijk aspect van de meeste verweervormen. Ook kan verbijstering op zichzelf de uitwerking hebben dat bijvoorbeeld een gespannen situatie verandert in een komische, ontspannende situatie. Van een verpleegkundige komt de volgende ervaring met een vaas.

> Er heerst een gespannen sfeer op de afdeling. Een man loopt dreigend rond. Elk moment kan het escaleren. De verpleegkundige pakt een vaas met bloemen, klimt op de tafel en laat de vaas langzaam leeglopen. Iedereen kijkt er gefascineerd naar en vraagt zich verbijsterd af wat dat nu wel te betekenen heeft. De spanning is gebroken.

Een andere verpleegkundige maakte in een chaotische situatie plotseling een handstand in de huiskamer. Dat ontlokte een patiënt de opmerking: 'Kijk, die is ook al gek.' Iedereen moest lachen.

Andere mogelijkheden zijn:
- met luide, krachtige stem aankondigen dat je iets wilt zeggen en dat dan op een humoristische wijze doen;
- een ballon opblazen en anderen vragen dat ook te doen (of ze het werkelijk doen is niet belangrijk);
- enzovoort.

Het gaat er dus om iets totaal onverwachts te doen, iets geks. Er wordt verwarring gesticht, waardoor de ander van de wijs gebracht wordt. De resoluutheid waarmee dat gebeurt, is veelal bepalend voor het effect.

6.4.3 Praten, praten en nog eens praten

Ook met de waarde van praten als verweervorm in combinatie met herinterpretatie is al eerder kennisgemaakt. Het meisje met de boeken bleef maar doorpraten en voorkwam daarmee dat de man alsnog zijn bedoelingen duidelijk kon maken. Hij kon er geen woord tussen krijgen.

Het maar blijven doorpraten geeft enerzijds contact (hoewel er geen sprake is van echt contact), anderzijds kan het bij de tegenstander de neiging opwekken te vluchten en aan de situatie te ontsnappen. Hij kan het gevoel krijgen ingesponnen te worden in een web, meegetrokken te worden in het territorium van het slachtoffer en de controle erover te verliezen. En hij wilde juist macht krijgen over het territorium van het slachtoffer.

Misschien herken je soortgelijke gevoelens bij jezelf, als mensen aan één stuk door tegen je aan blijven praten, in een bus bijvoorbeeld, en geen moment naar jouw inbreng luisteren.

Dit praten, praten, en nog eens praten kan op meerdere manieren, zoals:
- van de hak op de tak springen, zodat er sprake is van diskwalificatie van de communicatie;
- een eigen verhaal vertellen tegen de ander, ongeacht of die ander daarin geïnteresseerd is (het is wel mogelijk om aan de hand van de inbreng van de ander daarop door te gaan, zonder ruimte voor discussie);
- heel gericht op iemand als persoon inpraten: wat je in hem waardeert, waar hij goed in is, wat hij beter wel of niet kan doen gezien de consequenties die dat voor hem kan hebben, enzovoort.

Vermijd, of beter voorkom, elke kans op discussie. De functie van het blijven doorpraten is ook controle te houden over je eigen angst en spanning. Overhaast je niet bij het praten. Door in een zo gewoon mogelijk tempo te praten wordt de ademhaling gedwongen ook normaal door te gaan en dat is belangrijk voor de zelfcontrole. De ander kan bozer worden, maar vooral willen ontsnappen aan de stortvloed van woorden en weggaan of tot bezinning komen en een normaal gesprek willen.

Kader 6.1 Ontspan de situatie door geduld, neem de tijd

Haal diep adem, blijf rustig (door)praten en concentreer je op je tegenstander. Win tijd. Wees geduldig. Het gaat erom je tegenstander te laten merken een mens tegenover zich te hebben. Het gaat erom een gevoel van medemenselijkheid op te roepen. Van belang is dat je daarbij ook zelf medemenselijkheid uitstraalt.

Richt de inhoud van het praten zo veel mogelijk op het versterken van het gevoel van eigenwaarde bij de tegenstander. Ook kun je al pratende op wij-gevoelens werken, bijvoorbeeld zo: 'Ik vind dit (...) hartstikke vervelend, en toch heb ik geen hekel aan je. Het is dus voor ons allebei hartstikke vervelend. Dat moet toch niet nodig zijn ...' enzovoort.

Hierbij kan oogcontact een belangrijke functie hebben.

Voor een ander type cliënt is weer een andere aanpak nodig: cliënt Richard kan heel heftig en impulsief reageren op allerlei zaken en op mensen die in zijn nabijheid verkeren. Het is daarbij niet altijd duidelijk wat de directe aanleiding vormt. Hij schreeuwt en vloekt. Opvallend is zijn imponeergedrag, waarin hij beschuldigingen en bedreigingen uit aan het adres van op dat moment niet aanwezige mensen.

Aanpak: praten, praten en oogcontact. Dan: 'Richard, wat zie je er hongerig (moe, dorstig) uit. Zo kun je niet doorgaan. Laten we eerst … En dan wil ik graag met je …'

Is de normale verhouding weer hersteld, dan kan het nuttig zijn met de cliënt af te spreken dat hij voortaan zelf waarschuwt als hij een aanval van woede voelt opkomen. Daardoor is het mogelijk preventief te werk te gaan.

> Laat geen machtsongelijkheid toe – daarmee voorkom je slachtofferrollen.

6.4.4 Schreeuwen, gillen, roepen, hard zingen als verweer, niet uit onmacht

De bedoeling van schreeuwen, gillen of roepen is vooral om met onverwacht en hard geluid verbijstering teweeg te brengen. Een neveneffect is dat ook de eigen spanning zich kanaliseert. Het gaat er bij deze verweervorm om een schrikeffect te veroorzaken, opdat men na de daaropvolgende korte stilte gaat praten over de oorzaak van die schrik, over de verpleegkundige die zo hard kan schreeuwen of over andere bijkomende zaken die de aandacht hebben afgeleid.

In elk geval geeft het de verpleegkundige de kans territorium te herwinnen, controle te krijgen over de situatie. Probeer als het even kan aan het geheel ook een humoristische wending te geven.

> Met humor kun je veel bereiken – probeer het niet met sarcasme of minachting.

Hard gaan zingen (sinterklaasliedjes, kinderliedjes, hits, al naar het uitkomt) kan blijkens praktijkervaringen ook bijzonder goede effecten hebben.

Sommigen schreeuwen bij voorkeur woorden. Heb je niet voldoende woorden achter de hand, schreeuw dan zo hard mogelijk getallen. Doe dat desnoods tegen elkaar. Deze methode wordt ook in sommige assertiviteitstrainingen en -therapieën toegepast. Dit om mensen te leren beter hun boosheid te uiten.

Er zijn op de gegeven voorbeelden allerlei varianten te bedenken die gespannen momenten kunnen doen omslaan in gemeenschappelijkheid of in humoristische situaties, zoals wedijveren wie het hardst kan schreeuwen. De effecten zijn: kanalisering van spanningen en het ontstaan van vermoeidheid bij de cliënt.

6.4.5 Vermijding van persoonlijke inzet

Communicatie vereist een bepaalde persoonlijke inzet. Er kunnen zich echter omstandigheden voordoen waarin iemand die in een interactie betrokken is, deze inzet niet kan opbrengen, of omstandigheden waarin de verpleegkundige niet wil ingaan op bepaald gedrag (poging tot vernedering bijvoorbeeld). Je kunt ook te vermoeid zijn om nog persoonlijke inzet in een moeilijke situatie op te brengen. Maar je kunt niet weggaan en je wilt de cliënt niet het gevoel geven dat je hem als persoon afwijst. Kortom, je zit eigenlijk een beetje gevangen in de interactie. Wat kun je dan doen? Hierna wordt een aantal alternatieven besproken.

Verwerping van communicatie. Principe: een van de partners heeft geen zin in communicatie, maar zegt dit niet (bijvoorbeeld uit beleefdheid). Het gevolg daarvan is vaak het ontstaan van gespannen stiltes waarin een partner in de communicatie naar woorden zoekt. Als je bijvoorbeeld niet op vernederingen wilt ingaan, zou je kunnen zeggen: 'Ik wil niet …, maar ik kan wel … voor je doen.'

Aanvaarding van communicatie. Principe: naarmate het gesprek langer duurt, is het voor degene tegen wie gesproken wordt steeds moeilijker het gesprek tegen de wil van de ander in te beëindigen.

Van dit principe kan men bijvoorbeeld gebruikmaken bij bezettingen, gijzelingen en kapingen. In feite gaat het erom tijd te winnen om al pratende de toestand of situatie om te buigen in een richting die jij wilt. Je probeert de cliënt in jouw communicatie te vangen. Als hem dat benauwt zal hij weggaan, of er ontstaat een machtsstrijd in de communicatie. De wending die de verpleegkundige kan geven aan de communicatie kan ook gaan in de richting van het oproepen van een wij-gevoel: steeds oproepen tot overleg, saamhorigheid en samen iets doen, en daardoor de cliënt winnen voor een redelijk gesprek.

Diskwalificatie van communicatie. Principe: door zinloze uitweidingen, het inbrengen van misverstanden, telkens weer overstappen op andere thema's en echt met elkaar praten onmogelijk maken.

Als verweervorm is deze aanpak gemakkelijk toe te passen. Je doet alsof je niet hoort wat voor banale taal de ander uitslaat en je gaat praten over de vakantie, de vogels, enzovoort. Als een cliënt dreigt te gaan gooien, geef hem dan iets waarmee hij mág gooien. Gooi desnoods zelf ook een kopje stuk tegen de muur (verbijstering!). Misschien ziet hij dan af van zijn wens om te gooien of om door te gaan met gooien. Immers, je diskwalificeert zijn daad. Het heeft voor hem geen zin meer, althans, dat kan het resultaat zijn. Voorspelbaar is er weinig als het gaat om agressief of gewelddadig gedrag.

Symptoom als communicatie. Principe: het voorwenden van een bepaald symptoom, bijvoorbeeld dronkenschap of slaap, met als boodschap: 'Ik wil wel, maar iets wat sterker is dan ikzelf en waaraan ik geen schuld heb, belet dat.'

Overigens mogen ook reële symptomen, zoals vermoeidheid, menstruatie en hoofdpijn, best als legale middelen worden beschouwd. Ze doen een beroep op medemenselijkheid. Wil een symptoom echter het beoogde effect hebben, dan dient het krachtig en misschien zelfs wel met enig drama gebracht te worden.

Symptoomgedrag (al dan niet voorgewend) kun je gebruiken als vermijdingsgedrag. Als een cliënt allerlei beledigingen over je heen stort, kun je als volgt reageren: 'Ik vind het best dat je tegen me praat, ik luister, maar ik heb … Dus verwacht geen antwoord van me terug.'

Een andere mogelijkheid: 'Doe maar, praat maar … Ik ben doodop, ga je gang maar.' (Uiteraard afhankelijk van de aard van de gedragingen.)

6.4.6 Voorschrijven van gedrag

Je zou kunnen zeggen dat het voorschrijven van bepaald gedrag een wissel trekt op weerspannigheid, onwil en dwarsheid. De gedachte die erachter zit is deze: als iemand op voorhand geneigd is het tegenovergestelde te doen van wat jij wilt dat hij doen zal, draag hem dan op te doen wat je niet wilt dat hij doen zal – dan doet hij juist wat je wel wilt. Deze aanpak wordt toegepast als het ongewenste gedrag niet zomaar tegen te gaan is. Het voorschrijven van bepaald gedrag betekent dat het spontane gedrag nu op een niet-spontane wijze moet plaatsvinden.

De verpleegkundige kan bepaald gedrag voorzichtig stimuleren, maar dan juist met de bedoeling dat de cliënt ervan afziet. Bijvoorbeeld: 'Doe maar, gooi het raam maar in.' De suggestie om een raam in te gooien is dan tevens bedoeld om andere, ergere schade te voorkomen. Eventueel kun je zo'n suggestie aanvullen met opmerkingen als: 'Als je gooit, valt me dat van je tegen.'

Als een cliënt juist op het punt staat een raam in te gooien, kan hij er ook van afzien, omdat hij juist niet wil doen wat de verpleegkundige zegt. De verpleegkundige kan verder nog overwegen de cliënt de rug toe te keren en weg te gaan. Een en ander is natuurlijk sterk afhankelijk van de relatie met de cliënt, zijn stoornis en ziektebeeld.

Kader 6.2 Enkele voorbeelden

- 'Je zult deze week vast nog wel ruzie met mij (of iemand anders) maken.' Dit gaat overigens als verweer alleen op als de cliënt vooral wil dat de verpleegkundige ongelijk krijgt.
- 'Ik verbied je elk normaal gedrag.' Dit kun je toepassen bij cliënten die zich gewelddadig uiten en daarbij verklaren niet gek te zijn (of iets soortgelijks).
- 'Ik vind je erg … (stoer, mooi, e.d.).' Dit kun je tegen iemand zeggen als je bang voor hem bent. De kans bestaat dat hij zich dan door je gewaardeerd voelt en dit kan in je contact met hem een positief effect teweegbrengen.

In essentie zijn de technieken op het volgende gebaseerd: iemand kan niet in slaap komen, doordat hij zichzelf dwingt om te slapen. Het voorgeschreven gedrag is dan: blijf wakker! Iemand is bang steeds flauw te vallen in een winkel; hij krijgt de opdracht: val opzettelijk flauw in die winkel.

Dat het invoeren van tegenstrijdigheden zinvol kan zijn, blijkt ook uit de volgende ervaring.

> Cliënt: 'Ik ben niet gek, doe de deur open anders sla ik je dood.'
> Verpleegkundige: 'Als je me doodslaat ben je duidelijk gek.'
> Cliënt: 'Doe de deur open.'

Verpleegkundige: 'Nee.'
Cliënt: 'Dan sla ik je dood.'
Verpleegkundige: 'Dan ben je dus gek. Wat ben je, een gek of een moordenaar?'
Cliënt: 'Ik ben niet gek en geen moordenaar.'
Verpleegkundige: 'Wat ben je dan?'
Daarna kwam er een soort rust of inkeer. Er werd gezwegen en vervolgens gepraat.

6.4.7 Vertrouwen

Ook het schenken van vertrouwen aan een (potentiële) tegenstander, bijvoorbeeld een tot gewelddadigheid geneigde cliënt, kan als verweervorm functioneren. Dat is bijvoorbeeld het geval als je tegen een lastige cliënt met stelligheid uitspreekt dat je er het volste vertrouwen in hebt dat hij bepaalde dingen niet of juist wel zal doen, of dat je 'zoiets' niet van hem verwacht. Op sommige cliënten heeft het een goede uitwerking als je in je relatie met hem uitgaat van een absoluut en strikt vertrouwen, zelfs al zou je het gevoel hebben dat deze cliënten jou gericht proberen te bedriegen. Als er geen nare consequenties voor je aanzitten om bedrogen te worden, laat zo'n cliënt dan merken dat je erop vertrouwt dat hij de waarheid spreekt. Het is de cliënt die in het reine moet komen met zijn leugenachtig gedrag en niet de verpleegkundige met het bedrogen worden.

Een bestraffende reactie na gebleken bedrog zou de negatieve houding van de cliënt kunnen doen escaleren. Probeer dat te voorkomen door een relatieopbouwende sfeer te scheppen. Een absolute voorwaarde voor het praktiseren van deze verweervorm is uiteraard de aanwezigheid van gewetensfuncties bij de cliënt. Blijken de gewetensfuncties minder sterk aanwezig, dan is het uitspreken van: 'Ik wil je graag blijven vertrouwen, dat kan toch?' een mogelijkheid om de cliënt te dwingen toch rekening te houden met het geschonken vertrouwen. Dit kan hij doen omdat het voor hem een zekere winst oplevert of kan opleveren. Over het algemeen is samen iets doen belangrijk voor het opbouwen van contact.

De verpleegkundige moet vertrouwen uitstralen, maar bovenal iets uitstralen in de trant van: 'Ik wil jou blijven vertrouwen.'

Laat bij bedreiging van je uitgaan (non-verbale communicatie!) dat jij, hoe dan ook, geen bedreiging vormt.

Standvastigheid in vertrouwenwekkend gedrag en handelen kan bij de tegenstander het besef brengen dat het in zijn voordeel is die houding ook met vertrouwend gedrag te beantwoorden. Hier is dus duidelijk sprake van beïnvloeding van de relatie door een houdingsaspect.

6.4.8 Symbolische uitingen en verbijstering

Geknield en hardop bidden door gelovige mensen te midden van mensen die zoiets respecteren, kan geweld een halt toeroepen. Er wordt als het ware een religieus territorium opgeëist. Ook het al eerdergenoemde zingen van sinterklaasliedjes, kinderliedjes of hits midden in een dreigende situatie kan de omstandigheden veranderen, althans als de verpleegkundige krachtig en overtuigend inzet. Uiteraard is de doelgroep bepalend voor de aard van de symbolische uitingen.

> In een spannende situatie iets doen, dringt gevoelens van angst naar de achtergrond.

Symbolisch, non-verbaal gedrag is ook een lichaamshouding met de armen schuin omlaag en open handen met naar boven gerichte handpalmen. In onze cultuur symboliseert deze houding onschuld, ongevaarlijk-zijn en openstaan voor de ander. Een andere vorm, met een andere betekenis, is het strekken van de armen, vooruit, met de vlakke handen opgericht. Op deze manier symboliseer je de afscherming van je territorium en communiceer je non-verbaal: 'Hou op met ...' Voorkom aanrakingen in een dergelijke spannende situatie.

6.4.9 Aanpassen, doen-alsof-techniek

De essentie van de 'doen-alsof-techniek' is dat je de noodsituatie waarin je verkeert, opvat als een toneelspel. Jij bent daarin een acteur en je bepaalt zelf de rol die je gaat spelen. Eigenlijk gaat het erom dat de rol die je jezelf oplegt, er zo uitziet als jij graag zou willen.

Om deze techniek kans van slagen te geven moet je goed toneelspelen. Bijvoorbeeld: iemand wil je een stomp verkopen en nog juist voor je geraakt wordt, laat je je vallen. Doe het zó dat de ander gelooft dat hij je werkelijk geraakt heeft. Of blijf liggen alsof de uitwerking van de stomp een groter effect heeft gehad dan de aanvaller dacht. Het gaat erom een soort schrikeffect te bereiken bij de aanvaller, waardoor hij geconfronteerd wordt met eventuele gevolgen van zijn daad.

Meestal zal hij verbijsterd zijn over het snelle en mogelijk niet-bedoelde effect. Blijf het spel even spelen, tot je weer op de been bent. Daarna zou je kunnen zeggen: 'Je had me wel verrot kunnen slaan, met zo'n stomp ...' Geef de ontknoping wel prijs, maar lach de ander beslist niet uit. Het is een serieuze zaak!

Als een cliënt vervelende opmerkingen maakt, doe alsof hij niet vervelend is. Neem de rol aan van tegen een aardig iemand praten. Doe dit op een normale, niet-overdreven manier. Houd je aan die rol. Mogelijk zal de cliënt eerst heel even geïrriteerd raken, maar daarna vrij snel inbinden. De reden hiervoor kan zijn dat hij zich schaamt en niet vervelend wil overkomen tegenover een aardig iemand. De behoefte om zich aan te passen aan het communicatieniveau van de ander speelt hierbij een rol. Omgekeerd gebeurt ook: als een cliënt kwaad is en een verpleegkundige uitscheldt en de verpleegkundige wordt eveneens kwaad en laat merken het niet te pikken. Eigenlijk hoef je zoiets ook niet te pikken, maar waar eindigt het? Dus probeer dit op een de-escalerende manier op te lossen.

> Negatieve kritiek? Doe alsof het een pijl is die langs je heen suist.

6.4.10 **Bereidheid tot lijden of je volgend opstellen**

De bereidheid een zekere mate van lijden (zelflijden) te ondergaan als techniek is gebaseerd op overwegingen als:

- het voorkomt dat de situatie helemaal uit de hand loopt;
- door enigszins toe te geven ontstaat de mogelijkheid al te veel vernedering te voorkomen;
- door het omarmen van een tegenstander die op het punt staat jou te slaan, wordt de hefboom korter, waardoor de slag of stoot minder hard aankomt.

Het klinkt erg 'opofferig', maar de intentie is het voorkomen van escalatie enerzijds en het tonen dat je eerder kiest voor het 'over je heen laten komen' dan voor het plegen van tegengeweld.

En dat houdt volgens de Russische schrijver Lev Tolstoj (1828-1910) in:

> '(...) dat je in ieder geval beter bent dan zij die anderen dingen aandoen die ze zelf niet willen ervaren' (Tolstoj, 1985).

De keuze om je in de gegeven situatie volgend op te stellen stelt je toch in staat de leiding over jezelf te houden. Op grond van een verstandelijke overweging en beslissing kies jij er immers zelf voor om je volgend op te stellen. Het is een keuze die gemaakt wordt vanuit de slachtofferpositie.

Het gaat er niet om over je heen te laten lopen of helemaal niets terug te doen. Waar het wel om gaat, is iets terug te doen van een andere (hogere) orde. Je reactie verschilt dus principieel van de actie van de aanvaller. Dit is beslist geen masochisme. Het gaat er niet om plezier aan het lijden te beleven.

Beheersing van jezelf is een voorwaarde om iets met de bereidheid tot lijden te kunnen doen. De formule is dat je zelf bepaalt of jij je vernederd wilt voelen of niet, of dat je pijn wilt vergelden door ook van jouw kant pijn te doen.

Als het je een keer lukt, dan zul je dit mogelijk ervaren als een grote mate van vrijheid. Je tegenstander heeft immers geen macht over jou gekregen door je pijn te doen. Jij hebt de macht gehouden over jezelf. Je hebt niet verloren.

Met iets doen van een andere orde wordt bedoeld dat je iets onverwachts doet, iets wat boven het niveau van bruut geweld uitstijgt en als zodanig ook hoger gewaardeerd wordt. Dat kan iets zijn als dienstbaarheid. Daarmee wordt voorkomen dat je vervalt in de slachtofferrol (met gelijke munt terugvechten, je verzetten of vluchten).

> De meeste escalaties beginnen met de ander willen laten voelen wat hij jou heeft aangedaan.

Je aanvaller rekent erop dat je hem minstens met gelijke munt wilt betalen. Maar je reactie zou bijvoorbeeld kunnen zijn ... (bedenk zelf een geschikte variant): 'Je hebt me net pijn gedaan. Je wilt me iets vertellen. Kan ik iets voor je doen?' (Je noemt een voorbeeld.) 'Ik weiger in elk geval om jou pijn te doen of geweld tegen jou te gebruiken, omdat dat tot niets leidt.'

Misschien moet je jezelf psychisch geweld aandoen om pijn te onderdrukken. Het is niet de bedoeling dat de gevoelde pijn en de daardoor opgeroepen woede weggestopt worden, wel dat de woede omgezet (getransformeerd) wordt in bijvoorbeeld dienstbaarheid. Niet opkroppen, maar voor iets anders gebruiken. Als dit lukt op een berekende en beheerste manier, zal het zeker bevrediging schenken. Je hebt dan niets verloren, maar veel gewonnen: voor jezelf en voor de relatie met je aanvankelijke tegenstander.

Je kunt ook zeggen: als je kiest voor zelflijden is het geen lijden meer, maar welwillendheid.

6.4.11 Naam noemen en zelfpresentatie

Hardop de naam van de agressieve of gewelddadige persoon noemen en die steeds herhalen alsof het om reclame gaat, is een uitdrukking van nabijheid en van weet hebben van de ander als subject, als persoon. We hebben immers de bedoeling het niet-acceptabele gedrag te bestrijden en niet de persoon zelf. Het roepen van de naam is sterk appellerend. Dit kan bij de betrokkene leiden tot inkeer, tot bewustwording van datgene waarmee hij bezig is. Het kan ook een oproep zijn waarop een vraag volgt, een vraag die de aanzet vormt tot een gesprek of een andere activiteit.

Bij enige respons op het roepen (noemen) van de naam (desnoods bij herhaling) kunnen we eventueel verdergaan met een complementair (bevels)aspect in de communicatie: 'Laat onmiddellijk los' of iets dergelijks.

Als je de indruk hebt dat de woede niet op jou, maar op iemand anders gericht is, is het zinvol jezelf te presenteren door steeds ook je eigen naam te noemen. Bijvoorbeeld:

> 'X, X, hou hier onmiddellijk mee op! X ik ben Y, X ik ben Y en ik vind dat we hiermee op moeten houden X. Laten we gaan …, X.' (Eventueel oproepen herhalen.)
> Of: 'X, X, ik ben Y, dit is voor ons beiden, voor jou X en voor mij Y een vervelende situatie X.' (Eventueel oproepen herhalen.)

Meestal zal oogcontact hierbij een gunstige werking hebben. Nadat je enig contact gekregen hebt, zou je kunnen overgaan tot het stellen van 'simpele' of zelfs 'onbelangrijke' vragen.

6.4.12 Vragen stellen

Als je eenmaal respons hebt gekregen op het noemen van de naam van je tegenstander, de cliënt, kun je overgaan tot het stellen van vragen. Dit leidt de cliënt af van de actuele situatie, doordat het appelleert aan zijn denken. Nadenken en vragen beantwoorden gaan niet samen met fysieke inspanning als vechten. Bovendien schenk je aandacht aan de betrokkene en voor aandacht zijn veel mensen nu eenmaal gevoelig.

De 'formule' hiervoor luidt:

'X, X, heb je een broer?'
'X, heb je nog een broer?'
'X, X, heb je een zus?'
'X, heb je een fiets?'
'X, zit er wel licht op?'
'X, X, heb je nog een zus?'
(enzovoort)
'X, heb je zin in koffie?'

Formuleer de vragen zo dat ze met een eenvoudig 'ja' of 'nee' te beantwoorden zijn. Bovendien mogen ze jou niet te veel denkwerk kosten. Je hebt op zo'n moment tenslotte wel wat anders aan je hoofd. Blijf doorvragen totdat je de situatie onder controle hebt. Als de omstandigheden het toelaten, kun je ook indringender vragen gaan stellen.

Verwerk in een gesprek de volgende vragen (complementair en appellerend, en appel blijven doen tot een antwoord wordt gegeven):

'Vertel me ... mis je iets? Ben je iets kwijt?' (enzovoort; verliesaspect)
'Vertel me ... heb je iets nodig, heb je ergens behoefte aan?' (enzovoort; ontberingsaspect)
'Vertel me ... heeft iemand je iets aangedaan/gekwetst/beledigd/...?' (enzovoort; aantastingsaspect)
'Vertel me ... word je bedreigd? Voel jij je bedreigd? Is er iets bedreigend voor je?' (enzovoort; bedreigingsaspect)
'Vertel me ... voel jij je machteloos/angstig/klem zitten/...?' (enzovoort)

Dezelfde vraagstijl kan ook gelden in een gesprek met een cliënt met suïcidale gedachten.

6.4.13 Herkaderen

Een klacht moet serieus worden genomen. Een klacht kan echter gepaard gaan met belediging, vernedering of dreiging. Om de leiding over de situatie te houden is het herkaderen van een dergelijke klacht een mogelijkheid. De klacht wordt vanuit een andere context bekeken. Er wordt een andere betekenis aan gegeven. En vanuit deze andere betekenis wordt gereageerd. In feite is het de bedoeling om het positieve van de klacht te benadrukken. Bijvoorbeeld:

> Cliënt: 'Jullie verpleegkundigen kunnen niet luisteren, jullie hebben stront in je oren.'
> Verpleegkundige: 'Het is belangrijk dat er naar cliënten geluisterd wordt, u vindt het vooral belangrijk dat verpleegkundigen goed luisteren.'

Andere voorbeelden van herkaderen:

> Cliënt: 'Het is onvoorstelbaar dat jij verpleegkundige bent geworden, je kunt nog niet eens goed prikken.'
> Verpleegkundige: 'U vindt het belangrijk dat een verpleegkundige goed kan prikken.'

> Cliënt: 'Jij bent stom!'
> Verpleegkundige: 'Je vindt dat ik je niet begrijp.'

Herkaderen kan ook door na te gaan binnen welke context de klacht wel zinvol kan zijn. Bijvoorbeeld:

> Cliënt: 'Dit eten is gewoon smerig.'
> Verpleegkundige: 'Het is duidelijk dat u erg kritisch bent als het om eten gaat.'

6.4.14 Humor en lachen

Humor en lachen kunnen in een conflictsituatie de spanning breken. Dat is natuurlijk alleen het geval wanneer het de partijen die bij het conflict betrokken zijn, ook echt oplucht. De meeste humoristische situaties gaan over het gedrag van mensen (en dieren). In alledaagse gebeurtenissen zit vaak veel humor. De grens tussen humor, lachen en iemand uitlachen is soms erg vaag. De waardigheid van anderen kan in het geding zijn. Bij humor hangt veel af van de gevoeligheid en kwetsbaarheid van iemand en de mate van zelfspot die iemand kan verdragen. Zelfspot, om jezelf kunnen lachen ofwel jezelf belachelijk durven maken, valt voor velen niet mee, omdat je dan vaak onmiddellijk beschouwd wordt als 'gek'. Grappen maken en moppen vertellen over (fictieve) personen, al dan niet opgesmukt met enige zelfspot, is vaak een doeltreffende manier om anderen aan het lachen te krijgen en een gespannen, conflictueuze sfeer om te buigen naar ontspanning.

Niemand mag de dupe worden van de hilariteit. Er mogen geen verliezers zijn, want dat zou zowel de positieve afwikkeling van het conflict als de relatie schaden. Als iemand vermoedt dat hij wordt uitgelachen, zal dit gevoelens van rancune teweegbrengen. Met inachtneming hiervan kan gezegd worden: lachen heeft veelal een bevrijdend en vertrouwenwekkend effect. Wie lacht, geeft uiting aan positieve gevoelens zoals blijdschap en geluk. Het levert een plezierig gevoel op.

Een man met een dreigende psychose was op oudejaarsavond de sfeer flink aan het verpesten. Volgens afspraak moest hij vóór half tien naar bed. Hij verzette zich hiertegen. Via een grapje bleek het toch mogelijk hem in bed te krijgen en de spanning te doen afnemen. Er werd namelijk afgesproken dat de vrouwen hem gezamenlijk naar bed zouden brengen. Hij bleef zich wel verzetten, maar gaf de vrouwen de kans: 'Zie maar of het jullie lukt.' Het liep goed af en vooral gezellig.

Lachen leidt ook tot vermoeidheid, en wel op een snelle manier. Denk maar eens aan een uiterst komische situatie, waarbij je je slap lacht. Je kunt daarna ineens doodop zijn. Zelfs gesimuleerd lachen heeft die werking. Dit komt doordat het fysiologisch systeem sterk door de lachreactie beïnvloed wordt. Bij lachen verminderen de spanning in de spieren en de doorbloeding van de hersenen, en het zuurstoftransport verbetert.

Mensen met een hersenbeschadiging in de rechterhersenhelft zullen vaak een woordspelletje of taalgrap niet begrijpen.

Er is een valkuil ten aanzien van humor. Humoristische mensen worden vaak beschouwd als gemakkelijke en sociale mensen. Hierin kan men misleid worden. Het kan ook een masker zijn waarachter een autoritair en agressief geladen karakter schuilgaat, ook al komt dit meestal tot uiting in een bepaald soort humor. Iemand die ongelukkig is kan eveneens zijn neerslachtigheid of depressiviteit verbergen achter een humoristisch masker, waardoor zelfs zelfmoordgedachten niet altijd opgemerkt worden.

Uiteraard is het goed na elke conflictsituatie na te gaan of iedereen tevreden is over de afwikkeling.

Praat na met elkaar, na elke agressie-, conflict- en acute geweldsituatie.

6.4.15 Aandacht richten

Enkele regels die tot nu toe in dit boek zijn genoemd, zijn gebaseerd op de techniek van 'aandacht richten'. Zo betekent 'houd je hoofd erbij' eigenlijk energie richten op het denken en niet op de emoties. Zo kun je in beginsel meer of minder energie verdelen en richten op bepaalde aspecten van jezelf. Misschien herken je momenten waarop je dat doet, bijvoorbeeld bij angst.

Angst kan een obsessie worden. Angst heeft de neiging meer en meer bezit van je te nemen, al je aandacht op te eisen, zodat je aan niets anders meer kunt denken. Niet voor niets spreken we soms van 'verlammende angst'.

Het kan ook anders. Je kunt ook weigeren je eigen denken, je aandacht, willoos aan de angst uit te leveren. Je kunt je aandacht onder eigen controle brengen door deze bewust op voor jou belangrijke dingen te richten. Je voelt dat de angst er aankomt, maar je denkt: 'Oké, oké, ik héb angstgevoelens, maar ik ben de baas over mijn denken en ik wil mijn aandacht nu niet laten afleiden maar richten op datgene waarmee ik bezig ben' (of 'bezig wil zijn').

> Probeer je voor te stellen wat je gaat doen als deze vervelende situatie achter de rug is.

6.4.16 Wedstrijdelement als katalysator

Het wedstrijdelement als katalysator kan toegepast worden als er bijvoorbeeld een ruzie is tussen twee cliënten. Eigenlijk gaat het hierbij om een combinatie van eerdergenoemde mogelijkheden. De werkwijze is als volgt: probeer de ruzie af te leiden, waardoor je jezelf als scheidsrechter of spelleider in een conflict kunt opwerpen. Jij beschouwt dit conflict nu als een wedstrijd. Daarbij kun je gebruik maken van regels zoals deze in een bepaald spel luiden. Maak de zaak niet belachelijk, maar wees een bekwaam acteur. Je maakt gebruik van de doen-alsof-techniek. Het gaat er dus niet om er meteen bovenop te springen, maar de ruzie om te buigen tot een fictief schaakspel, een tafeltenniswedstrijd, voetbalwedstrijd of iets dergelijks. Gebruik daarbij passende terminologie, zoals 'Nu ben jij aan zet', enzovoort. De uitkomst moet zijn dat er afspraken gemaakt worden en niet dat er een winnaar uit de bus komt. Een voorbeeld.

> Er is een ruzie/handgemeen tussen twee cliënten. Je roept hun namen, waardoor ze even afgeleid zijn, en drukt ze even uit elkaar. Vervolgens ga je over naar het wedstrijdmodel door ieder om de beurt aan zet te laten, zonder dat ze elkaar kunnen aanraken. 'Wat wil jij tegen hem zeggen?' (jij zorgt ervoor dat de ander op dat moment het spreken belet wordt). Vervolgens krijgt de ander het woord: 'Wat wil jij zeggen?' enzovoort.
> In de loop van de ontwikkeling probeer je dit proces om te buigen naar een discussie, vervolgens naar onderhandeling en afspraken.

6.5 Afwikkeling na het incident

Het spreekt voor zich dat er na het toepassen van de genoemde verweervormen voor een goede afwikkeling moet worden gezorgd. De agressieve uiting stond voor iets. De interventie door een verweervorm is primair bedoeld om te komen tot een zinvollere (hulpverlenende, verpleegkundige of dienstverlenende) interactie.

Na toepassing van onder andere hiervoor genoemde verweervormen moet de verpleegkundige zo gauw mogelijk reageren met iets in de trant van:

'Dit is natuurlijk maar flauwekul, wat is er aan de hand?'

Of:

'Ik wil graag even gewoon met je praten!'

Of:

'Zullen we nu even samen gaan wandelen?'

Op deze manier diskwalificeer je nu min of meer je eigen communicatie. De cliënt mag wel even verrast zijn (oriëntatiereactie), hij moet niet achterblijven met het gevoel alsnog in de steek gelaten te worden. Tevens moet er aandacht zijn voor de eventuele legaliteit van de agressie, bijvoorbeeld als die te maken heeft met het verwerken van traumatische ervaringen.

Daarnaast moet worden nagegaan welke plaats verzoening moet spelen. De betekenis van verzoening komt in ▶ paragraaf 9.6 aan de orde.

6.6 Aanvullende handelingsalternatieven en houdingsaspecten (1)

Deze paragraaf bevat samengevat enkele handelingsalternatieven en houdingsaspecten die uit de tot nu toe in dit boek behandelde theorie vallen af te leiden. Uiteraard gaan deze niet op voor iedere situatie.

- *Zeggen: Het enige wat ik voor je kan doen is ...* Maar pas op dat dit geen hoop vestigt, die (ook) niet uit kan komen. Duidelijkheid is gewenst.
- *Kies een aangrijpingspunt.* Dit is gebaseerd op de samenhang tussen oorzaken van machteloosheid en angst en de mate waarin hier mogelijkheden liggen om agressief-gewelddadige uitingen te voorkomen. Het aangrijpingspunt kan liggen in het wegnemen of verwerken van het verliesaspect of de ontbering, het aantastingaspect of het bedreigingsaspect.
- *Bereid je voor op een specifieke situatie/cliënt.* Als je bepaald agressief of provocerend gedrag verwacht, kun je je als het ware enigszins programmeren, onder meer aan de hand van deze handelingsalternatieven, omtrent je eigen opstelling.
- *Straal uit wat je zegt/wees eerlijk tegenover jezelf. Richt je op het (minimale) doel dat je jezelf hebt gesteld.* Belangrijk is voor jezelf uit te gaan van het minimaal bereikbare: probeer voor jezelf te scoren op effect en vermijd dat je steeds meer vast komt te zitten omdat het niet lukt.
- *Toon je vastberadenheid/stel duidelijke grenzen. Denk eraan: de cliënt zal steeds op winst gericht zijn.* Ook al is niet altijd duidelijk wat de winstpuntjes zijn.
- *Ik kan geen/niet ..., maar ik kan/wil wel voor je ...* Voorkom afwijzing, 'nee' en gezichtsverlies bij de cliënt en geef tevens grenzen aan door kenbaar te maken wat je niet wilt of kunt. Geef meteen aan wat je wel kunt/wilt.
- *Houd de leiding over jezelf (liefst ook over de situatie).* Houd in de gaten wanneer je helemaal volgend wordt (machteloosheid). Soms kun je ervoor kiezen om je volgend op te stellen. Ook dan heb je de leiding, omdat je zelf beslist.
- *Stel voorwaarden met zicht op mogelijkheden/winst.* Aan voorwaarden wil iemand wel voldoen, als ze iets opleveren.
- *Bied keuzemogelijkheden aan en vooral 'Wat kunnen we er samen aan doen'?* Kom tot een soort taakverdeling. Wat doe jij en wat zal ik doen. Onderhandel!
- *Geef enige onderhandelingsruimte/keuzemogelijkheid.* De cliënt heeft de relatieve vrijheid te kiezen tussen het een en het ander en kan daardoor gezichtsverlies voorkomen.
- *Spreek zo nodig in wij-termen (in plaats van ik-jij). Voorspel de gevolgen in plaats van te dreigen met de gevolgen. Benoem de situatie zoals die op dat moment is.* Zet hierbij eventueel het gesprek stop en geef aan dat je met het gesprek opnieuw wilt beginnen. Dit kan als misverstanden of oplopende emoties een rol gaan spelen.

- *Neem de cliënt serieus.* Ook al doet de cliënt nog zo onrustig, agressief of wat dan ook. Hij ervaart zichzelf op dat moment wel als serieus.
- *Bejegen de cliënt als normaal.* Iedereen wil als een normaal mens behandeld worden, maar dat wil niet zeggen dat iedereen aanspreekbaar is op hetgeen maatschappelijk als normaal beschouwd wordt. Dat normale leerproces is er niet geweest en daarop kan dus geen beroep worden gedaan.
- *Structureer de chaos van de cliënt. Behandel de cliënt respectvol/krik zijn eigenwaarde op.* Respectvol behandelen wil niet zeggen dat je het ook met iemand(s gedrag) eens bent. Je kunt vinden dat een cliënt iets handig aangepakt heeft, maar dat het niet jouw manier is …
- *Ga niet smeken.* Smeken brengt je onmiddellijk in een volgende machteloze positie.
- *Maak geen onverhoedse bewegingen/kondig eerst aan.* Plotselinge bewegingen kunnen in een gespannen situatie agressief overkomen. Mocht je klem zitten, dan is het beter aan te kondigen dat je het gesprek 'daar' (wijzen naar een andere plek) voort wilt zetten. Daarna sta je op en loopt naar die plek toe: niet afwachten tot de cliënt daar als eerste naartoe gaat.
- *Verander van plaats of kies een andere ruimte.* Een andere plek geeft psychologisch ruimte en maakt de situatie anders.
- *Versterk de eigenwaarde.* Aandacht, duidelijkheid, complimenten, de juiste informatie geven en frustratie, pijn of leed verminderen versterken het gevoel van eigenwaarde.
- *Let op lichaamstaal en -houding.* Wees hierbij eerlijk tegenover jezelf en dus tegenover de ander. Benoem desnoods wat de ander teweegbrengt bij jou (hij ziet het toch wel).
- *Noem de naam van de cliënt.* Dit als teken dat je best weet met wie je praat: het noemen van de naam heeft een sterke appelfunctie.
- *Let op je toonzetting.* 'C'est le ton qui fait la musique': *hoe* zeg je iets?

Zelfbescherming: fysieke verweervormen in de communicatie

7.1   Zelfbescherming

Met fysieke verweervormen worden hier hoofdzakelijk bevrijdingstechnieken voor zelf-bescherming bedoeld en geen zelfverdedigingstechnieken. Slechts enkele van de tot nu toe ontwikkelde fysieke verweervormen zijn geweldloos te noemen. Wel is de grens tussen fy-sieke zelfverdedigingstechnieken en geweldloze fysieke verweervormen uiterst vaag. Het is vooral belangrijk dat iedere verpleegkundige voor zichzelf uitmaakt wat hij wel en niet als gewelddadig beschouwt. Bovendien staan fysieke verweervormen niet op zichzelf. Zij bieden samen met de in ▶ paragraaf 6.5 genoemde vormen een alternatief voor geweld-dadig verweer. Belangrijk bij fysiek geweld is de eigen principiële opstelling. Die kun je tonen door gedrag en door mededeling.

> ▬ Toon dat je niet van plan bent aan te vallen en niet van plan bent te vluchten.
>
> En een andere, in het vorige hoofdstuk al gegeven richtlijn voor fysiek bedreigende situaties:
> ▬ Ga niet smeken.

7.2   Psychische kracht of fysieke kracht

Psychische kracht kun je ervaren als je enigszins met je voeten uit elkaar gaat staan en je probeert voor te stellen dat je voeten in betonblokken staan en daar niet uit te krijgen zijn. Een ander beeld oproepen werkt ook, bijvoorbeeld van boomwortels die stevig in de aarde zitten. Het vereist enige concentratie en voorstellingsvermogen. Om het uit te proberen kun je een ander vragen om voorzichtig tegen je aan te duwen. Als het goed is merk je dat je zon-der veel fysieke inspanning toch stevig staat. Vanuit die houding kun je sterk (geaard) staan. Omdat het je weinig fysieke energie kost, heb je de mogelijkheid om na te denken en na te gaan welke creatieve oplossingen er in bepaalde situaties mogelijk zijn. Tijdens een acute geweldsituatie moet je het beeld van je voeten in betonblokken (of als boomwortels) kunnen oproepen. Hetzelfde principe geldt voor als je zit. Vul de stoel op, zet je voeten stevig naast el-kaar op de grond, leg het zwaartepunt in het zitvlak. (Dus niet op de punt van de stoel zitten.)

Eerder werd al gesteld dat denken, vragen beantwoorden en fysieke inspanning zoals vechten, nauwelijks tegelijk mogelijk zijn. Als een verpleegkundige met een cliënt in een fysieke strijd verwikkeld is, zal een gesprek voeren moeilijk zijn. De bedoeling kan niet zijn dat ze de fysieke strijd voeren tot een van beiden erbij neervalt. Het gevecht moet omgebo-gen worden en wel door de verpleegkundige. Dit impliceert dat de verpleegkundige gebruik zal moeten maken van hetgeen eerder werd beschreven in ▶ hoofdstuk 6. Wil het tot afname van fysiek geweld komen, dan moet er voor gezorgd worden dat de verpleegkundige mini-maal fysieke energie nodig heeft of gebruikt, en dat de cliënt aan het denken wordt gezet. Kortom: de verpleegkundige laat zich niet verleiden tot snelle fysieke inspanning en blijft door verbale communicatie een appel doen op de cliënt. Het is de psychische kracht van de verpleegkundige, die de cliënt moet bewegen om af te zien van verder fysiek geweld.

Om zelfvertrouwen op te bouwen is het goed om jezelf te programmeren in een metho-de waarmee je je het zekerst voelt en dat vooral met betrekking tot een situatie waarvoor je ook echt bang bent. Desnoods steunt die methode (voorlopig) op een gewelddadige techniek. Je moet namelijk niet iets waaraan je je zekerheid en veiligheid ontleent, ter zijde schuiven voor je er iets anders en beters voor in de plaats hebt.

> Naar aanleiding van de speltheorie: verander vechten in spelen en spelen in woorden-strijd.

Bij bedreiging met een wapen (of iets dat als zodanig gebruikt wordt) is niet alleen de verbale boodschap, maar ook het wapen zelf communicatie. Hier geldt de regel: wijs het gedrag af, maar niet de persoon. Het richten van aandacht speelt hierbij een zeer belang-rijke rol. Om de leiding te houden over eigen gedachten en gevoelens en de situatie moet de vraag 'Wat wil ik met deze cliënt bereiken?' als leidraad gelden.

Als er in de acute gewelddsituatie wapens als messen, schroevendraaiers of scharen verschijnen, gaat het om de eigen veiligheid en die van medecliënten en personeel. Ter bescherming kunnen kussens en een deken als schild gebruikt worden, totdat er (interne of externe) hulp komt.

> Je kunt niet communiceren met een wapen, wel met de persoon die het wapen han-teert.

Welke verweervorm of combinatie van verweervormen ook gekozen wordt, het uitein-delijke effect is afhankelijk van vele factoren. Absolute zekerheid over een goede afloop is vooraf niet te krijgen. De enige 'zekerheden' die je hebt, moet je ontlenen aan de relatie met die bepaalde cliënt: Hoe zal hij reageren? Wat kan hij aan? Wat moet ik vooral niet doen?

Kader 7.1 Verweren als het sissen van een slang

Een kort verhaal van Ramakrishna over een ongelooflijk felle en venijnige gifslang (Ferrucci, 1981).

Op een dag kwam deze slang een wijze tegen en verloor, overweldigd door diens zachtmoedigheid, zijn woeste aard. De wijze gaf hem de raad de mensen geen kwaad meer te doen en de slang besloot een onschuldig leven te gaan leiden. Maar zodra de mensen in een naburig dorp doorhadden dat de slang niet gevaarlijk meer was, be-gonnen ze stenen naar hem te gooien, hem aan zijn staart te trekken en hem vreselijk te sarren. Hij had het er heel moeilijk mee. Gelukkig kwam de wijze weer voorbij. Hij zag hoe slecht de slang eraan toe was. Hij hoorde zijn klachten aan en zei toen: 'Mijn vriend, ik zei dat je de mensen geen kwaad meer moest doen, ik heb nooit gezegd dat je niet tegen ze mocht sissen om ze bang te maken.'

Ramakrishna besluit: 'Het kan geen kwaad om tegen gewetenloze mensen en tegen je vijanden te "sissen", te laten zien dat je jezelf kunt beschermen en dat je weet hoe je je tegen gemeenheid moet verweren. Maar je moet oppassen dat je je gif niet in het bloed van je vijand spuit. Weersta het kwaad niet door op jouw beurt kwaad te doen.'

7.3   Beschikbare mogelijkheden voor jezelf

Als je verwikkeld raakt in een agressief-gewelddadige situatie, wat zijn dan de mogelijkheden die je tot je beschikking hebt?

Lichamelijk draait het om de non-verbale communicatie: hoe je staat en de gebaren die je maakt. Je stem is medebepalend in de non-verbale communicatie, omdat het erom gaat *hoe* iets gezegd wordt: de snelheid van spreken, de klankkleur en de toonhoogte. In de verbale communicatie gaat het om *wat* er gezegd wordt.

Een tip voor als je plotseling vastgepakt wordt, is: blijf niet stilstaan, maar ga door met bewegen (lopen), dan is het moeilijker om je vast te blijven houden. Dit zal niet altijd gemakkelijk te verwezenlijken zijn in een gebouw, maar voor buiten geldt:

> Beweeg als water en vuur op het moment dat je vastgepakt wordt. Blijf daarmee doorgaan in de richting waarheen je wilt ontkomen.

Psychisch komt het aan op je zelfvertrouwen, je zelfbeeld en je zekerheden. In sociaal opzicht is het belangrijk in welke mate je kunt rekenen op collega's en het inschakelen van anderen. Kennis van bestaande protocollen omtrent hoe te handelen in dergelijke situaties kan ook houvast bieden.

De ruimte waarin het incident plaatsvindt is een factor waarop je je moet instellen. Zorg er omwille van je eigen veiligheid altijd voor dat je weg kunt komen, hetzij om te vluchten, hetzij om anderen in te schakelen. Het betekent dat je er in bedreigende situaties altijd voor moet zorgen dat je zelf zo dicht mogelijk bij de deur bent. Soms zul je dit al pratend of fysiek strijdend voor jezelf zo moeten sturen.

7.3.1   Verzet met eigen lichaam

Diverse zelfverdedigingstechnieken hebben ook betrekking op het afweren van tegenstanders.

In literatuur over lichaamstaal wordt gesproken over twee afweergebaren:

- naar voren gestrekte armen met opgestoken handen;
- naar beneden, zijwaarts gerichte armen met naar boven gerichte geopende handen.

Het eerste gebaar lijkt op het afschermen van persoonlijk territorium, terwijl het tweede de indruk wekt van openheid. Bovendien laat je er duidelijk mee zien dat je geen wapens hebt en niet van plan bent te slaan. Daarvoor zou je een andere houding moeten aannemen.

Ontsnappingstechniek. Verpleegkundigen lieten tijdens cursussen weten weleens bang te zijn dat een cliënt hen van achteren bij de keel zou grijpen. Ze beschouwden dat als een situatie waarin zij machteloos zouden zijn: nauwelijks kunnen praten en geen oogcontact. Niettemin kun je je uit deze beknellende situatie tamelijk eenvoudig bevrijden. Wel geldt:

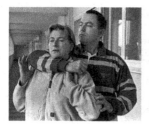 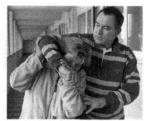 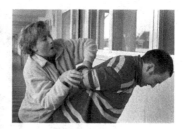

◘ Figuur 7.1   Bevrijding bij een aanval van achteren

oefening baart kunst. Met je linkerhand pak je de pols (aan je keel) van de rechterhand van je aanvaller. Met je rechterarm druk je de rechterelleboog van je aanvaller omhoog. Daarbij ga je ietwat door de knieën en je kruipt onder de rechterarm van je aanvaller door. Je hebt je aanvaller dan in een opbrenggreep (zie de foto's van ◘ figuur 7.1). Je kunt de aanvaller ook naar voren van je afduwen. Probeer daarna de situatie zo goed mogelijk af te wikkelen door praten enzovoort. Uiteraard is de hele procedure ook linkshandig uit te voeren.

Zorg ervoor dat het één vloeiende beweging wordt. De vloeiende beweging is belangrijker dan de snelheid. Het verrassingseffect helpt je hierbij, als de tegenstander niet weet wat er gaat gebeuren.

7.3.2 Omarmen

Als iemand je met een voorwerp in zijn rechterhand dreigt te slaan en je besluit niet te vluchten, weer de slag dan af met je linkeronderarm, doe een stap naar voren en omarm je tegenstander. Grijp in geen geval naar het voorwerp, hoe logisch zo'n reactie ook schijnt te zijn. Je vingers zullen de kracht van de slag (die niet te stuiten is) niet altijd goed kunnen opvangen en dus kunnen breken.

Het gaat er bij het omarmen om dat je de hefboom van de arm van je tegenstander korter maakt, waardoor de slag minder hard aankomt of zelfs aan je voorbijgaat (zie de foto's van ◘ figuur 7.2).

Het omarmen wekt mogelijk verbijstering. Daarvan kun je gebruikmaken zoals in ▶ paragraaf 6.4 reeds is beschreven. Laat overigens wel duidelijk merken dat jouw omarming geen agressieve bedoelingen heeft.

De techniek van het omarmen kun je ook toepassen als je tegenstander wil schoppen. Ook in die situatie houd je de hefboom zo kort mogelijk. De trap zal daardoor minder hard aankomen. Omarming is enerzijds een zelfbeschermende maatregel als er geen andere mogelijkheid is, anderzijds wel doelgroepafhankelijk en niet zonder risico op ander letsel.

Het 'omarmen' kan ook overgaan in iets anders. Indien dit past binnen het beleid kan het overgaan in snoezelen ofwel zintuiglijke ervaringen. Het is dan van verdediging tot agressieregulatie geworden.

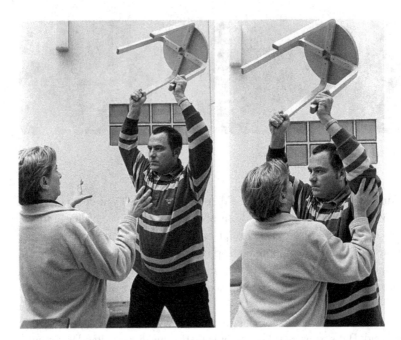

◘ **Figuur 7.2**   Grijp nooit naar een slagobject, maar blokkeer de ellebogen of de slagarm. Als het echt niet anders kan, verkort dan de hefboom door dichtbij te aanvaller te gaan staan in plaats van veraf.

7.3.3 Sollen

Als mensen met elkaar vechten, zie je ze meestal steeds rodere hoofden krijgen en alle fysieke kracht aanwenden om de ander weg te drukken of op de grond te krijgen. Het gaat om winnen of verliezen. Door gebruik te maken van het uitgangspunt dat je je hoofd erbij moet houden (psychische kracht), kun je met lichte tegendruk iemand stoom laten afblazen. Vervolgens kun je je gewoon weg laten drukken (blijf wel op de been). Je aanvaller zal ophouden als hij merkt dat het zinloos is wat hij doet. Immers, je geeft mee. Eigenlijk help je hem om zich te bewegen in de richting waarin hij jou wilde duwen. Meestal kun je invloed uitoefenen op de richting waaraan jij de voorkeur geeft.

In sommige gevallen, in het bijzonder als een cliënt echt uit is op de kick van fysieke krachtontplooiing, kun je zeggen dat het allemaal geen zin heeft, omdat hij toch sterker is dan jij. Hij wint dan, maar jij verliest niets! Zijn eigenwaarde wordt opgekrikt en daar was het veelal juist om te doen.

7.3.4 Ruzie tussen cliënten met fysiek geweld

Als er een conflict is met fysiek geweld tussen twee cliënten, is het meestal de gewoonte om de aanvaller te pakken of tegen te houden. Vaak is het evenwel gemakkelijker en effectiever om de aangevallene met zachte hand te ontzetten en weg te halen en ondertussen op een geruststellende manier tegen de aanvaller te praten. Bijvoorbeeld: 'Ik kom zo even bij je zitten. Dan praten we over wat er allemaal aan de hand is.' Als er twee verpleegkundigen tussenbeiden komen is het natuurlijk nog beter om meteen elk van de betrokkenen afzonderlijk aandacht te geven, bij voorkeur in aparte ruimtes (zie ook ▶ par. 6.4.16).

7.3.5 Separeer gevormd door vrouwen

Het gaat om het principe dat vrouwen met een kalmerend effect een agressieve man kunnen insluiten. Die mogelijkheid kan benut worden als van de agressieve man (cliënt) bekend is dat hij 'vreemde vrouwen' niet zomaar zal slaan. Daarbij wordt dus gebruikgemaakt van de normen van de cliënt.

Deze methode geeft dan ook speciaal vrouwen een goede kans om ten opzichte van een mannelijke cliënt de-escalerend op te treden of om een mannelijke cliënt uit de groep te verwijderen. Het doel van de methode is niet primair om iemand te separeren, maar om een agressieve cliënt stoom af te laten blazen en tot bezinning te brengen. Dat kan immers separeren juist overbodig maken. De eventuele persoonlijke begeleider doet mee en kiest een positie die de gelegenheid biedt voor zo veel mogelijk oogcontact. Zij noemt bij herhaling de naam van de cliënt, presenteert zichzelf, stelt vragen, kortom, zij doet voortdurend een appel op hem.

Vanaf het moment waarop de vrouwen op de agressieve cliënt toelopen moet ook op hem worden ingepraat. Het moet hem duidelijk zijn dat het niet gaat om overrompeling, maar om nabijheid en aandacht. Laat hem dat goed merken door een vriendelijke woordkeus en toon. De snelheid waarmee de omsingeling moet plaatsvinden is afhankelijk van de situatie. Meestal verdient een wat langzame, geleidelijke benadering de voorkeur. Als de cliënt eenmaal binnen de cirkel van vrouwenlichamen is ingesloten, kan het 'gestoei' beginnen. Belangrijk is daarbij dat tussen cliënt en vrouwen zo min mogelijk vrije ruimte overblijft, zodat bij schoppen of slaan de 'hefboom' kort is.

Uiteraard is het niet uitgesloten dat de cliënt de hem omringende vrouwen aan de haren trekt, spuugt, in de borsten knijpt of iets dergelijks. Daarom is het belangrijk te weten welke normen de man jegens vrouwen hanteert.

(Uiteraard kan deze methode zowel door vrouwen als door mannen toegepast worden, al gaan er wel andere factoren een rol spelen.)

De werkwijze voor circa vier of vijf vrouwen is als volgt (zie ◘ figuur 7.3):

- Alle vrouwen hebben dezelfde instructie, namelijk: insluiten.
- De vrouw met wie de cliënt de beste relatie heeft, praat op hem in, houdt zo veel mogelijk oogcontact en stelt appelerende vragen.
- Houd zo mogelijk één vrouw of man in reserve als stand-by in geval van nood en om eventueel deuren te openen of te sluiten en dergelijke.
- Probeer, als de cliënt nog of weer voor enige rede vatbaar lijkt, afspraken te maken. Bijvoorbeeld, nadat enige energie afgevloeid is: 'Als je je nu verder rustig houdt, kunnen we gaan koffiedrinken met elkaar,' of 'Je mag best duwen, wij zijn er niet om vervelend tegen je te doen.'

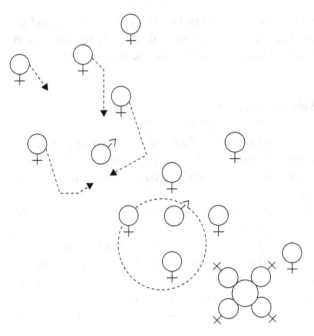

◘ **Figuur 7.3**   Separeer gevormd door vrouwen. De beschikbare ruimte mag voor deze methode niet te klein zijn.

— Maak eventueel opmerkingen over de stand van zaken, bijvoorbeeld: 'Ik word al behoorlijk moe, je bent best sterk.' Informeer ook naar wat de cliënt zelf ervaart: 'En jij, word jij al moe?' of 'X, hoe vind je de aandacht van al die vrouwen?'
— Doe zo mogelijk na afloop iets gezamenlijks, alsof je met elkaar iets sportiefs gedaan hebt en niet tegen elkaar.

Een kleine ruimte is ongeschikt voor deze methode. Gaat het er echt om om iemand in bedwang te houden, af te schermen of in te sluiten, dan kan men ook gebruikmaken van een deken die stevig vastgehouden moet worden door verschillende verpleegkundigen.

7.3.6   Pacing (Engels: op en neer stappen)

De essentie van pacing is het delen van de onrust met de cliënt. De bedoeling is dat de verpleegkundige met de onrustige cliënt meeloopt, zonder hem aan te raken. Dat kan al dan niet vergezeld gaan van vriendelijk toespreken. Pacing heeft zin als het lukt om – liefst non-verbaal – over te brengen dat je aandacht hebt voor zijn onrust, dat je probeert op zijn golflengte te komen. Bij de cliënt kan daardoor het prettige gevoel ontstaan dat de verpleegkundige hem begrijpt. Ook kan het hem verleiden tot een machtsspelletje in de zin van: hoe lang zal hij het nog volhouden? Mogelijk komt hij hierdoor tot rust. Haalbaarheid en toepasbaarheid zijn ook hier weer van vele factoren afhankelijk, onder andere van de hoeveelheid loopruimte. Zie ook Gersons (1995), die ingaat op angst en onrust.

7.3.7 Enkele handelingen om los te komen

Bij de handelingen om los te komen gaat het niet om het gebruik van *fysieke* kracht (spierbundels), maar van *psychische* kracht en beweging, vooral de cirkelbeweging. De cirkelbeweging is een vloeiende beweging en lijkt daardoor meer op dansen dan op vechten. De essentie is dat men zich uit bepaalde grepen los kan draaien in plaats van zich los te slaan of los te trekken. Voer deze handelingen alleen in uiterste noodzaak uit. Het kan gebeuren dat de cliënten ze aanleren en ook op collega's en medecliënten gaan toepassen of zich erop in gaan stellen. Deze handelingen om los te komen zijn voor het merendeel gebaseerd op de principes van aikido (zie ▶ kader 7.2).

Kader 7.2 De principes van aikido

Aikido, een oosterse vechtsport, is gebaseerd op de volgende principes:
- de methode is geweldloos en effectief;
- er is geen competitie;
- de beweging is de beweging van de natuur;
- het accent ligt op het gebruik van de polsen;
- je moet in alles wat je doet, jezelf kunnen leiden om een ander te kunnen leiden;
- soms moet je gewoon de beweging van de ander overnemen.

De (beroeps)houding voor de nu volgende oefeningen is erop gebaseerd om de ander niet te vernederen of het gevoel te geven verloren te hebben. Dit kun je bereiken door te letten op de combinatie van de volgende aspecten:
1. fysieke aspecten;
2. verbale aspecten;
3. goede afwikkeling.

Deze drie elementen dienen dus steeds samen te gaan. Een goede afwikkeling betekent de ander nooit in de steek laten na een gebeurtenis, noch verbaal, noch affectief, noch sociaal, noch fysiek (dit in tegenstelling tot veel zelfverdedigingssporten, waarin de eenmaal gevloerde persoon aan zijn lot wordt overgelaten).

Dé formule bij de afwikkeling is: JIJ en IK:

> Wat moet jij en wat moet ik met deze situatie nu doen?
> Wat wil jij nu met mij en ik nu met jou?
> Wat moeten wij nu met deze situatie aan?

Om los te komen is het belangrijk gebruik te maken van de eerder besproken psychische kracht. Dat wil zeggen: je staat stevig alsof je voeten geworteld zijn in de grond (of in betonblokken staan). De voeten dienen daarbij enigszins uit elkaar te staan en niet naast elkaar. Met de rest van het lichaam moet je kunnen bewegen zonder gemakkelijk om te vallen. De kracht voor de beweging moet als het ware psychisch getrokken worden uit de 'wortels'.

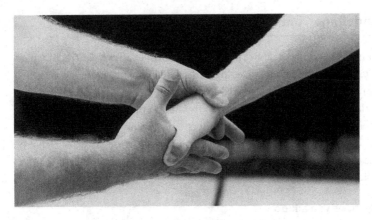

■ **Figuur 7.4**   Rechterhand wordt vastgehouden.

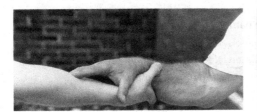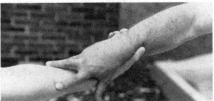

■ **Figuur 7.5**   Pols wordt vastgehouden.

De psychische kracht wordt hierdoor gebundeld. Als dat lukt, kost het de minste ener-gie. Belangrijk is resoluut te zijn, niet te aarzelen in de bewegingen. Je hele lichaam gebrui-ken in één vloeiende, cirkelvormige beweging lukt sommigen gemakkelijker door zich in gedachten het maken van een cirkel voor te stellen. Probeer de uitstraling zo min mogelijk agressief te laten lijken. (Je wilt alleen maar goed uit de situatie komen.) Het is zinvol om regelmatig met collega's te oefenen, want ook hier geldt: oefening baart kunst.

Wat te doen als je rechterhand wordt vastgehouden? Fixeer met een denkbeeldige V tus-sen jouw duim en wijsvinger zijn pols (bovenzijde). Tegelijkertijd trek je met kracht, op het moment dat 'jouw V' de pols van de ander raakt, jouw vastgehouden hand plotseling weg (zie ■ figuur 7.4).

Je pols wordt vastgehouden. Maak met je onderarm een buigende of strekkende bewe-ging, zodat je jouw kracht zet tegen de duim van de aanvaller. Je draait je arm los; draai altijd tegen de duim van de ander in (zie ■ figuur 7.5).

Je beide polsen worden vastgehouden. Maak losse vuisten en draai de vuisten (en on-derarmen) naar buiten toe (cirkel) door de opening tussen duimen en wijsvingers van de ander (zie ■ figuur 7.6).

Je onderarm wordt vastgehouden met beide handen. Pak met je vrije hand de vingers van je vastgehouden hand. Nu breng je je hand naar je lichaam toe, hierbij zal opnieuw jouw kracht op de duimen van de ander neerkomen (zie ■ figuur 7.7).

Je wordt van voren bij de keel gegrepen. Je handen voor je lichaam bij elkaar brengen en vanuit die houding met kracht omhoogbrengen, alsof je gaat juichen of handboeien losmaakt.

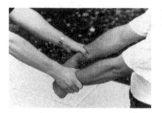
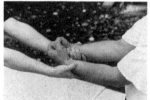
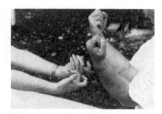

◻ Figuur 7.6　Beide polsen worden vastgehouden.

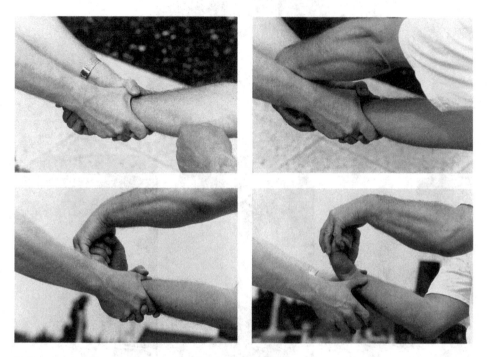

◻ Figuur 7.7　Onderarm wordt vastgehouden met beide handen.

Je wordt van achteren bij de keel gegrepen. Pak met je duim en wijsvinger de pinken van de ander en trek daarna de handen schuin naar achteren weg (zie ◻ figuur 7.8). Draai je dan direct om, zodat je de aanvaller kunt aankijken. Doe vervolgens een stap met één been schuin naar achteren en maai met een crawlbeweging (naar voren) de handen van de ander weg.

Wegvoeren naar een ruimte voor afzondering. Om bij een armklem letsel te voorkomen is het belangrijk deze zodanig in te zetten dat er bij een worsteling minimale bewegingsvrijheid bestaat. Ook gezien de mogelijk 'verlegde' pijngrenzen is dit van belang. De volgende procedure kan zowel door één als door twee personen worden uitgevoerd. Volgens model uitgevoerd gaat het aldus (zie ◻ figuur 7.9):

- Sta naast de cliënt, alsof je hem een hand wilt geven om te wandelen.
- Geef geen hand, maar beweeg – met vlakke hand – zijn hand naar achteren en leg ondertussen jouw andere hand op de bovenarm van de cliënt. Druk deze enigszins naar

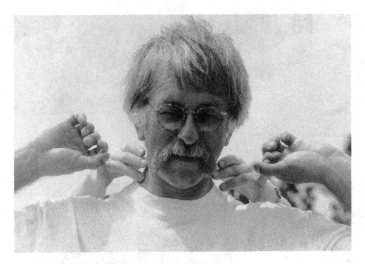

■ **Figuur 7.8**   Van achteren bij de keel gegrepen.

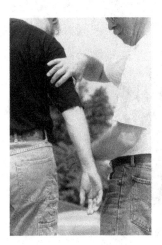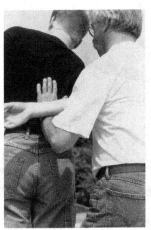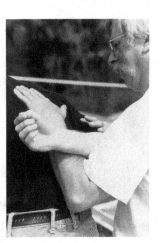

■ **Figuur 7.9**   Wegvoeren naar een ruimte voor afzondering.

beneden en laat de hand onder de naar achteren bewogen hand naar zijn schouder glijden. Nu is de arm van de cliënt gefixeerd en loopt hij in enigszins voorovergebogen houding mee.

Op het moment dat de fixatie van de arm(en) wordt ingezet moet je de cliënt onmiddellijk dwingen te lopen. Dit voorkomt dat de cliënt zich in stilstaande positie op spierkracht probeert los te vechten.

Vergeet de afwikkeling niet. Verwerking van het gebeurde en een moment van verzoening kunnen bepalend zijn voor de verdere relatie en eigen zelfbehoud.

Wegdraaien, opzij stappen. Als iemand dreigend naar je toe komt, is het alsof hij door je heen zal lopen of tegen je op zal botsen. Onderbreek het oogcontact en draai weg (achterwaarts een stap opzij maken) aan de kant van de dreigende arm. Wegdraaien aan de kant van de dreigende arm is belangrijk om een slag naar voren te ontwijken. Draai weg zodat je naast de bedreiger komt te staan. Dan kun je vanuit een ooghoek het oogcontact herstellen of houden, en bijvoorbeeld vragen stellen.

7.4   Aanvullende handelingsalternatieven en houdingsaspecten (2)

De nu volgende handelingsalternatieven en houdingsaspecten staan niet op zichzelf. Ze vormen een aanvulling op hetgeen in ▶ hoofdstuk 6 en andere hoofdstukken aan de orde kwam.

7.4.1 Leiden - volgen

'Programmeer' jezelf door tegen jezelf te zeggen:
    'Ik heb de leiding over mezelf. Ik bepaal mijn eigen gedachten, gevoelens en wensen.'
    'Ik houd vast aan het bereiken van mijn doel, desnoods via een omweg.'
    'Ik houd de leiding over mezelf, ook als ik besluit om mij volgend op te stellen.'

7.4.2 Buikademhaling

De eenvoudigste manier om deze manier van ademhalen te oefenen is zo ontspannen mogelijk te gaan staan (met enigszins gebogen knieën), vervolgens lang uit te ademen door de mond. Je krijgt dan het gevoel dat je enigszins inzakt. Adem nu vanuit deze positie in ongeveer vier tellen in door de neus, houd dit even vast (als bij het maken van een röntgenfoto) en adem weer langzaam door de mond uit. Buikademhaling is juist op spannende momenten erg belangrijk. Naarmate de ademhaling hoger in het lichaam merkbaar is, is praten moeilijker en ontstaat er 'opgefoktheid'. Door een hand op je buik te leggen en de andere hand op je borst, merk je dat bij buikademhaling de hand op de buik mee beweegt, terwijl de hand op de borst stil blijft liggen.

7.4.3 Lichaamshouding

Sta niet in een 'harde' houding, maar wel stevig (zie ook hierna). Een harde houding levert pijn op voor jezelf en de ander. (Hardheid kan je doen breken. Zachtheid – ontspannen – geeft veerkracht.) Straal geen fysiek (tegen)geweld uit. Dit roept fysiek geweld op of versterkt dit. Beweeg bij verwikkeling in fysiek geweld zo harmonieus mogelijk mee en tracht eraan te ontkomen of de voortgang ervan te verhinderen.

7.4.4 Geaard staan (psychische kracht)

Iets door de knieën en voeten iets uit elkaar, in een houding die ook bij 'lichaamshouding' voorwaarde is. Als oefening: denk dat je wortel schiet in de grond en vervolgens het water eruit haalt en via je arm wegspuit in de verte. Dit kun je oefenen door je geopende hand naar boven gericht op de schouder van een oefenpartner te leggen. Op het moment dat je het beeld in gedachten hebt, geef je een teken aan de oefenpartner, die dan probeert met lichte, geleidelijke druk je arm naar beneden te krijgen. Indien de oefening goed wordt uitgevoerd, zul je merken dat je arm moeilijk te buigen is, terwijl het je nauwelijks tot geen fysieke inspanning kost. Een andere oefening om geaard staan te ervaren is: leg twee A4-tjes op enige afstand naast elkaar op de vloer en plaats een voet op ieder vel.

Het doel ervan is om in situaties waar je stevig en vastberaden wilt overkomen, jouw beeld van psychische kracht te kunnen oproepen.

7.4.5 Gedachten sturen

Bedenk bij belediging dat je je met je eigen gedachten last kunt bezorgen. Probeer je gedachten als volgt te sturen:

'Wat hij zegt is niet voor mij bedoeld, maar ik ben toevallig in de buurt.' (denken)

'Ik kan of wil niet …, maar ik kan of wil wel …' (denken en zeggen)

'Ik schrik me lam, maar dat is logisch als iemand zich zo gedraagt.'

'Je laat me schrikken; gelukkig, jij bent het!' (niet: het woord *maar* gebruiken) (denken en zeggen)

Kortom, probeer je te trainen in een aantal opbeurende gedachten en gezegden voor jezelf. Gedachten als 'Wat ben ik stom bezig' of 'Als hij mij maar niet gaat meppen' halen de kracht uit jezelf weg.

Als de situatie achter de rug is:

7.4.6 'Stoom afblazen'

Na een aangrijpend moment waarvan je even moet herstellen, kun je het volgende doen.

Probeer bij het opkomen van negatieve gedachten steeds langzaam via de mond uit te ademen en druk die gedachten bij wijze van spreken door de vloer (geaard staan); adem door de neus positieve gedachten in (zoals wat je straks gaat doen …).

Praat over de gebeurtenis na met een collega, waarbij het dan vooral gaat om het kunnen verwoorden van je eigen gedachten en gevoelens. Is er sprake van een heftig emotionele of schokkende gebeurtenis, dan is een collegiaal opvanggesprek (zie ▶ hfst. 9) aan te bevelen.

7.5   Levensbedreigende agressiebeteugeling

De methode waarbij een cliënt zich agressief-gewelddadig (ook zelfbeschadigend) uit, met fysieke overmacht in bedwang gehouden wordt en daarbij op de buik wordt gelegd, kan levensbedreigend zijn. Zo'n levensbedreigende situatie verloopt als volgt:

Een begeleider zit op de cliënt (of drukt met de knie op de rugholte) en fixeert eventueel de armen met een dubbele polsgreep op de rug. De benen zijn dan door lichaamsgewicht van de begeleider gefixeerd. De cliënt is zo volledig onder controle. De bedoeling is dat de cliënt kalmeert, maar dat zal niet onmiddellijk gebeuren. De cliënt kan schreeuwen en zich proberen met fysieke kracht van de begeleider te bevrijden. De energie die de cliënt daarvoor nog nodig heeft, komt uit zijn buik (buikademhaling). Op dat moment en in die toestand moet de cliënt de mogelijkheid hebben voor maximale buikademhaling. Echter, door de neerwaartse druk van de begeleider wordt de buikademhaling (energie uit de buik) afgeklemd en naar de borstkas gestuwd. De energie die de cliënt nog gebruikt om zich te uiten kan niet voldoende geventileerd worden en daarmee is het risico van verstikking, door zuurstofgebrek, groot.

Niet toepassen dus!

In trainingen wordt wel geoefend met hoe een dergelijke positie voelt, maar daarbij gaat het nooit om dat gevoel van verstikking, omdat het proberen los te komen uitsluitend een fysiek spel is. Het is geen existentiële emotionele toestand.

Deze methode om een cliënt in bedwang te houden is 'afgekeken' van de politie en wordt daardoor als legaal en ongevaarlijk gezien. Er is echter een groot verschil, namelijk de tijdsduur van de beteugeling. Iemand arresteren is van een andere orde dan agressie van een cliënt beteugelen. Bij een arrestatie wordt de arrestant met deze methode zo snel mogelijk (binnen enkele minuten) van handboeien voorzien en kan daarna weer opstaan en vrijuit ademen. Het in bedwang houden van een bewoner vergt meestal veel meer tijd.

Het in bedwang houden van een zich agressief-gewelddadig uitende cliënt is doorgaans wenselijk en meestal noodzakelijk. Het kan gebeuren dat één personeelslid daarmee te maken krijgt. Het is dan ook begrijpelijk dat de snelste en effectiefste methode voor beteugeling wordt toegepast. Het is wel ernstig als hulpverleners een methode aangeleerd krijgen of door omstandigheden moeten toepassen, die voor een cliënt levensbedreigend kan zijn. Het blijft zoeken naar alternatieven voor de soms moeilijke situaties.

Uitdaging en motivatie

8.1   De uitdaging

Wat motiveert mensen om ondanks confrontatie met agressief-gewelddadig of manipulerend, provocerend en bedreigend gedrag van cliënten hulp en zorg te blijven verlenen? Wat is de uitdaging van het beroep? Misschien vormen de cliënten zelf toch de uitdaging: de uitdaging om hen te helpen en tot een zo goed mogelijk herstel van het gewone leven te brengen. Opnieuw kan dan een vraag gesteld worden: 'Wat is daar meer voor nodig dan het uitgangspunt van zo geweldloos mogelijk te willen handelen?' Omgaan met angst en spanning? Confrontatie met agressie in het beroep mag dan een gegeven zijn, zal het de keuze voor het beroep bepalen?

Sommige mensen zoeken opwindende gebeurtenissen op om even afgeleid te worden van de alledaagse sleur. Anderen ervaren zo veel spannende momenten in hun werk dat zij hun vrije tijd graag zo rustig en harmonisch mogelijk houden.

Een zekere behoefte aan spanning heeft iedereen. Meestal wordt dan gesproken van 'uitdaging'. Tijdelijke, kortstondige spanning wordt meestal als prettig ervaren en voorziet in de spanningsbehoefte, ook al verschilt die behoefte per persoon. Het gaat om het ervaren van grenzen aan het eerdergenoemde eigen structurerend systeem van kennis, kunde, zekerheden en zelfvertrouwen (zie ▶ hfst. 4). Als de grenzen bereikt zijn, wordt dit normaalgesproken merkbaar aan fysiologische reacties. We staan dan onder stress. Het uiterste van onze draagkracht is op dat moment bereikt. Het hangt af van het uithoudingsvermogen en van wat ertegenover staat hoe lang iemand dat kan volhouden. Betreft het zelfgekozen uitdagingen, gaat het om nieuwe ervaringen of om situaties die we liever vermijden?

Op het moment dat er een dreigende of agressief-gewelddadige situatie ontstaat, breekt er voor de verpleegkundige een stressmoment aan. Het gaat erom of de verpleegkundige op dat moment in staat is zowel de eigen angst als de veroorzaakte spanning te combineren met behoefte aan spanning. Duurt de spanning van een dreigende situatie te lang, dan kan de wens worden gevoeld dat het eindelijk gaat 'knallen'. In dat geval houdt het overgeleverd-zijn aan een machteloze situatie die veel spanning met zich meebrengt, tenminste op. Het langdurig verkeren in een spannende situatie kan enorm uitputten en de behoefte doen toenemen om weer controle over de situatie te krijgen (de leiding weer te herwinnen). De mate waarin de verpleegkundige weerbaar is en het hoofd kan bieden aan dergelijke omstandigheden (copinggedrag) is doorslaggevend voor het in de hand houden van de situatie.

8.2   Uitdaging en vermijdingsgedrag

Buitenproportioneel vermijdingsgedrag is herkenbaar in fobieën. Het onderscheid tussen 'bang zijn voor' (wat onder andere bij fobieën het geval is) en angst wordt in dit hoofdstuk niet uitgewerkt. Deze paragraaf gaat over angst als emotionele reactie op agressief of gewelddadig reagerende cliënten.

De confrontatie met een dreigende of agressief-gewelddadige situatie activeert. De levensenergie om te overleven is opgevoerd en kan uitmonden in vechten of vluchten. Dergelijke confrontaties zullen veelal de behoefte aan vermijding oproepen. Die vermijding is niets ongewoons, omdat de verpleegkundige niet echt kiest voor het aangaan van confrontaties met geweldsituaties. Dit brengt met zich mee dat verpleegkundigen tegen hun eigen angst en angstreacties oplopen. Vermijdingsgedrag is zo'n angstreactie. Eerder opgedane slechte ervaringen in een soortgelijke situatie kunnen er ook toe leiden dat de angst voor die angst van toen vermeden wordt.

Indien het eigen structurerend systeem van kennis, kunde, zekerheden, zelfvertrouwen en zelfbeeld op een of andere wijze beschadigd is geraakt, kan dat leiden tot vermijdingsgedrag. Zeer emotionele of traumatische ervaringen werken vermijding van bepaalde situaties in de hand. Het vermijdingsgedrag moet dan voorkomen dat er opnieuw herinnerd wordt aan de gebrekkige kennis, het foute handelen, de gevoelde onzekerheid of de onzekere uitstraling naar de cliënt of collega. De confrontatie met die ervaring en dat gevoel wordt vermeden. In ◘ figuur 8.1 is dit aangeduid met 'tweede angst'.

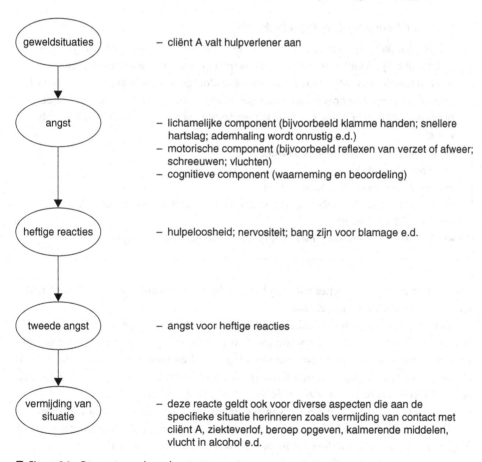

◘ Figuur 8.1   De angst voor de eerder ervaren angst.

8.2.1 Verpleegkundigen en vernedering

Het valt op dat veel verpleegkundigen nogal gemakkelijk eventuele vernederingen relativeren of zien als een reactie die samenhangt met ziekte of stoornis.

De aard van de vernederingen bestaat voornamelijk uit verbaal geweld, vloeken, tieren, schelden (hoer, trut), seksistische opmerkingen, in het achterwerk knijpen, verwijten maken, honen, beschimpen in het bijzijn van anderen, na-apen (stem, houding e.d.), zeggen dat je niets doet, in verlegenheid brengen (patiënt kijkt verpleegkundige aan en gaat vervolgens masturberen), persoonlijke gegevens gebruiken, spuwen, kritiek op de baan spuien. Een en ander roept bij de respondenten irritaties op, gevoelens van twijfel over eigen functioneren, onmacht, onzekerheid en bang-zijn.

Als kenmerkende reacties en handelwijzen van verpleegkundigen in genoemde situaties komen naar voren: boosheid uiten, bespreekbaar maken van gedrag, confronteren, eventueel beleid bijstellen, alles maar over zich heen laten komen, met andere teamleden praten, negeren, rustig blijven, cynisch reageren (zeggen dat je meer had verwacht), terugschelden, hard beginnen te lachen.

> **Kader 8.1 Vernedering in de praktijk**
>
> Een verpleegkundige vertelde over wat zij als vernedering ervoer. Dat betrof reacties op haar uiterlijk, haar beroepskeuze, haar verpleegkundig handelen tot privézaken toe. Het gevolg was dat ze zichzelf minder ging blootgeven wat haar privéleven betrof. Ze is nu meer op haar hoede, wantrouwiger en zoekt naar middelen om weerbaarder te worden. Zij beschrijft de voor haar kenmerkende reacties in dergelijke situaties als volgt:
> - ik voel me snel in een hoek gedrukt;
> - ik raak de kluts kwijt;
> - ik voel me persoonlijk aangevallen;
> - ik vraag me af wat ik allemaal verkeerd doe (maak het tot mijn probleem);
> - ik twijfel aan mezelf;
> - ik probeer een en ander met luchtige opmerkingen te beëindigen.

Hier volgen nog meer reacties van verpleegkundigen die tijdens hun werk een vernederende ervaring hebben meegemaakt:

'Ik was net weg bij mijn vriendin, met wie ik elf jaar had samengewoond. De patiënten wisten dat. Een van de mensen begon me daarover steeds opnieuw dingen voor de voeten te gooien. Ik was er volkomen weerloos tegen. Ik ben toen acht weken ziek geweest. Daarna weer twee weken en toen werd er voor die mevrouw een separeerprogramma opgesteld, voor als ze me weer zou beledigen. Toen ging het beter.'

Iemand beschrijft de kenmerken van zijn handelen in dergelijke situaties als volgt:

'Duidelijk zeggen dat iemand mij raakt met zo'n opmerking. En zeggen dat we toch dingen met elkaar moeten doen. Ik moet mijn werk tenslotte wel doen.'

Een ander vertelt hoe cliënten zich kunnen gedragen.

'Aan anderen vertellen hoe slecht je wel niet bent. Op alles wat je zegt, negatief reageren, bijvoorbeeld: 'Hoe is het met je?' Antwoord: 'Kan het jou wat schelen, stom wijf dat je bent. Rot toch op!'

Ook komen dreigingen voor, zoals 'Ik weet je wel te wonen. Als ik hier weg ben schiet ik je dood!'

Als kenmerk van eigen reacties op dergelijke situaties vermeldt deze laatste respondent:

'Laten merken dat ik het hoor, maar er niet verbaal op reageren. Als ik merk dat het me echt raakt, dit teruggeven aan de patiënt.'

Voor het inschatten van langdurige bedreiging blijkt de mate van ziekte van de cliënt nogal doorslaggevend. Hier weer enkele antwoorden op vragen naar reacties en ervaringen.

'Het roept bij mij best achterdocht op en het duurt best een tijdje voordat ik de patiënt weer recht in de ogen kan kijken. Ik word er ook wel bang van, zeker van directe dreiging tegen het leven, zoals steken, snijden. Hier moet ik wel bij vermelden dat het in alle gevallen ging om verbale dreigementen, zij het wel in situaties waarin direct geweld had kunnen worden gebruikt.'

'Bedreigingen vinden wel veelvuldig plaats. Ik accepteer zoiets niet. Probeer oorzaken ook weer door praten helder te krijgen, waarbij door uitleg van situaties niet alles lief en aardig hoeft te worden, maar waardoor wel wederzijds begrip kan worden getoond.'

'Grote druk om opnieuw naar je werk te gaan. Speelde overigens toen ik nieuw op de afdeling kwam …'

'Ik was ontzettend bang, kon dus niet ontspannen op de afdeling rondlopen.'

'Indirect: collega werd namelijk als eerste bedreigd. Door de hoeveelheid mensen bleek het mogelijk me terug te trekken, zonder echt op te vallen voor de bedreiger. Ik kon hierdoor mensen buiten de unit waarschuwen, dat we op het punt stonden een gewapend persoon uit te moeten laten, waarna hij zich mogelijk over de open afdeling zou verplaatsen.'

'Angst om met desbetreffende persoon alleen te zijn. Proberen niet te provoceren, contact tot zakelijke dingen te beperken. Ook werd ik onzeker omdat andere disciplines mijn angst niet serieus namen.'

'Onzekerheid. Je niet optimaal kunnen inzetten voor de andere bewoners.'

'Het is vaak dezelfde patiënt, die een tijd op een afdeling vertoeft, die je vaak bedreigt. Uit voorzorg probeer ik dan samen met een collega daarop af te stappen.'

'Bestaat uit herhaaldelijke opmerkingen van: "Ik krijg je nog wel."'

'Zenuwachtig stil, vaak machteloos.'

'Ik had het erg nodig om daar in het team over te praten. Dat kon erg goed. Ook boos worden en dat binnen het team vertellen.'

Beroepshalve past vluchten of vermijden alleen als daardoor verdere escalatie of onveiligheid kan voorkomen worden. Vechten kan nodig zijn als een allerlaatste redmiddel, onder andere als er sprake is van een levensbedreigende situatie. Het gaat dan om noodsituaties. Het gaat niet om nietsdoen, maar om beroepsmatig handelen. Dit geheel overeenkomstig het protocol, de behandelvisie en wetgeving.

Nemen we vluchten minder letterlijk dan kan dit evengoed betekenen: weggaan om een nieuwe, betere positie te creëren. Vechten in minder letterlijke zin kan bestaan uit het inzetten van alle mogelijkheden om een acute geweldsituatie op een zo geweldloos mogelijke wijze tot een goed einde te brengen.

8.3   De emotie: angst

Als het waarnemen van iets of iemand angst oproept, zoals in merkbare fysiologische re-acties als hartkloppingen, dan zal het doen en laten daarna de eerste tijd helemaal beheerst worden door die angst. Bij fysieke dreiging kan de angst bewust en onbewust samenhan-gen met dood en pijn. Bij psychische bedreiging zal de angst vooral gekoppeld worden aan vernedering, spot of minachting.

Angst is te beschouwen als een vorm van bewustzijnsvernauwing, die leidt tot vernau-wing in het handelen en in de gedragingen. Angst kan iemand zo in beslag nemen dat hij ertoe neigt zich te gedragen alsof hij zijn identiteit kwijt is. Non-verbaal straalt hij uit dat hij een angstig persoon is. De identiteit valt dan samen met zijn angst. Dan wordt vergeten waarom het eigenlijk gaat op dat moment. Al het handelen is georiënteerd op de angst.

Het gaat erom controle te krijgen over die angst, de energie om te zetten (te transfor-meren) in iets anders, iets positiefs, zoals professioneel handelen.

Angst is een emotionele toestand die zich laat meten aan de hand van fysiologische (o.a. hartslag), motorische (spieren) en cognitieve (gedachten met betrekking tot boos-heid, jaloezie) componenten.

Kader 8.2 Situatieafhankelijke angst

Uit LSD-experimenten blijkt dat angst afhankelijk is van omstandigheden. Zo noem-den de proefpersonen die geen ervaringen hadden met drugs het 'vreemde' dat zij on-dervonden, angst. De proefpersonen die wel ervaringen hadden met drugs noemden het 'vreemde' een gelukzalige trip.

Er bestaat een verband tussen angst en prestatie, dat bekendstaat als positieve en negatieve faalangst.

De ene persoon kan angstiger zijn dan de andere. In die zin is angst ook nog te beschou-wen als een persoonlijkheidstrek.

Kader 8.3 Angst als persoonlijkheidstrek

Emotie is een reactie, bijvoorbeeld op de inschatting of een situatie bedreigend is. De reactie is merkbaar en meetbaar aan hartslag, bloeddruk, ademhaling, en is herken-baar, ook voor anderen, aan verbale en non-verbale uitingen. Emoties omvatten veel meer dan gedachten. Bepaalde gedachten kunnen een gevolg zijn van een emotio-nele toestand.

De amygdala (amandelkern) zorgt voor de aansturing van de emoties (onbewuste herinneringen). Emoties en cognities (verstand) hangen nauw met elkaar samen. Het blijkt dat de amygdala 'gedresseerd' kan worden door ervaringen en ook dat gedres-seerde ervaringen weer uitgedoofd kunnen worden. (Dit proces is in ▶ hoofdstuk 4 uitgelegd als het corrigerend systeem.) De amygdala kan echter de gedachten sterker beïnvloeden dan de gedachten de amygdala. De amygdala signaleert dreigend ge-vaar. Dat is een subjectieve ervaring en maakt dat sommige mensen angstiger zijn dan andere. Dat wil zeggen dat het gevaarsignaleringssysteem bij mensen verschillend actief is. Bij overmatige activering voor gevaar (angst) kan men door te praten over de angst de activatie van de amygdala verminderen. Zo werkt psychotherapie.

Als een zeer emotionele gebeurtenis bijvoorbeeld de eigen zekerheid heeft aangetast of voor een bepaalde negatieve of lastige beeldvorming heeft gezorgd, zal er hard gewerkt moeten worden aan de cognitieve herprogrammering om te voorkomen dat onbewuste gebeurtenissen associaties teweegbrengen die met eerdere niet-verwerkte ervaringen te maken hebben.

Als je bang bent voor iets waarvoor je niet bang hoeft te zijn, geeft de amygdala een onnodige waarschuwing. Dat is het mechanisme van een fobie.

Naast een (neuro)psychologische benadering van angst kan de angst ook beschouwd worden vanuit een filosofische invalshoek.

8.3.1 Kierkegaard

Door de Deense filosoof Søren Kierkegaard (1813-1855) wordt angst vooral gekoppeld aan verwondering (hetgeen dan overeenkomt met verrassing en verbijstering). Het is een begrip dat men in de literatuur over geweldloosheid regelmatig tegenkomt.

Volgens Kierkegaard is de mens wezenlijk aan angst gekoppeld. Over angst zegt hij: 'De angst is tegelijk zowel een fascinerende duizeling voor eigen mogelijkheden als een panische beklemming in fataliteit' (Grimault, 1967). Kierkegaards definitie van angst is dat het een 'sympathische antipathie is gekoppeld aan een antipathische sympathie' (Grimault, 1967).

Het is een dubbele paradox van respectievelijk aantrekkelijk-afstotelijk en afstotelijk-aantrekkelijk (bijvoorbeeld lekker griezelen ofwel de fascinatie voor het griezelen). Angst heeft voor Kierkegaard zowel een onplezierige als een plezierige kant, bijvoorbeeld verwondering.

8.3.2 Angst en macht

Er bestaat ook een zienswijze die angst in relatie brengt met macht: het winnen van macht om uit de situatie van onderdrukking en machteloosheid weg te komen. Een strijd om zelfbehoud. Eenmaal de macht in handen hebben leidt dan weer tot angst om de macht te verliezen. Hierdoor kan angst dwingen tot machtsuitoefening. Het gevolg kan zijn toenemende angst, met als gevolg meer en hardere machtsuitoefening. Dat dit proces extreme vormen kan aannemen, is te zien aan dictatoriale leiders.

8.3.3 Pathologische angst en reële bestaansangst

Er wordt onderscheid gemaakt tussen pathologische en reële bestaansangst (existentiële angst). De grens tussen beide vormen is moeilijk aan te geven. Ze wordt grotendeels bepaald door de last die een individu van een specifieke angst ondervindt. Daarmee bedoelen we de mate waarin die angst stagnatie teweegbrengt in zijn dagelijks leven, wat overigens een dynamisch proces is.

Kader 8.4 Plotselinge vliegangst?

Nadat twee vliegtuigen zich op '9/11' in de Twin Towers hadden geboord, verkozen veel mensen niet langer te vliegen. Ging het om een plotselinge optredende vliegfobie of om existentiële angst? Enkele jaren later worden weer meer vliegreizen geboekt. Het leven is een dynamisch proces en relativeringen door te wijzen op de betere bewaking en controles en het kiezen van zogenaamde voor terroristen oninteressante bestemmingen en dergelijke helpen om de vliegvakantie niet te laten bederven.

Veel begrippen hangen samen met angst: vrees, paniek, schrik, stress, spanning en griezeligheid (met angst contrasterende begrippen zijn onder meer moed, onverschilligheid en slaperigheid). Stress, spanning, angst, enzovoort zijn verschijnselen waarmee mensen (bijna) dagelijks geconfronteerd worden: soms heel direct, soms indirect, maar meestal plotseling. De manier waarop mensen met deze verschijnselen omgaan, is zeer persoonlijk. Dat geldt eveneens voor de manier waarop mensen een levensgebeurtenis of een probleem onder ogen zien en verwerken.

8.4   Angst in een interactie

Een cliënt bevindt zich in een moeilijke, pijnlijke situatie. Hij zit psychisch klem en heeft het gevoel geen invloed meer te kunnen uitoefenen op zijn eigen leven. Hij voelt zich machteloos. Dit brengt bij hem angst teweeg. Deze angstreactie mobiliseert de impuls eruit te willen, uit die situatie. Hij wil vechten en vrijheid of ruimte herwinnen. De agressie (levensenergie) om weer greep te krijgen op zijn eigen leefomstandigheden komt in alle hevigheid naar buiten. Dit kan zowel tegen de verpleegkundige gericht zijn als tegen anderen of tegen dingen. In deze strijd kan de confrontatie hard aankomen, vooral als blijkt dat het een wanhopige poging is die niet de gewenste behoefte aan vrijheid of ruimte oplevert. Redenen hiervoor kunnen zijn:

- het toestandsbeeld;
- het ziekteproces;
- de separatie die volgt.

Kortom: in de strijd wordt hij erin bevestigd dat zijn pogingen mislukken. Nu wordt hij nogmaals geconfronteerd met zijn benarde situatie. Wat te doen met zijn emoties? Hij zal ze waarschijnlijk onderdrukken om last te voorkomen. Dit kan leiden tot zogenaamde

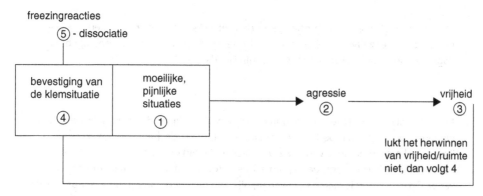

◘ **Figuur 8.2**   Ontstaan van freezingreacties.

freezingreacties. Dit is het bevriezen van emoties door ze stevig te onderdrukken. Meestal gebeurt dat door te dissociëren, hetgeen wil zeggen dat ze buiten het bewustzijn worden geplaatst (de lastige emoties van jezelf vervreemden). Dit kan echter weer leiden tot auto-mutilatie om niet te vervreemden van eigen lichaam en gevoelens. Andere verwerkingen kunnen zijn (pogingen tot) suïcide, trachten te ontsnappen aan het eigen lichaam als gevangenis door middel van heftige zelfdestructie of uit te breken/weg te lopen ongeacht de risico's. Het hele proces kan zich na enige tijd telkens opnieuw herhalen. Uiteraard is de hulpverlening ervoor om iemand in dergelijke omstandigheden te helpen en te begeleiden. Zie ook ◘ figuur 8.2: het proces verloopt in volgorde van de nummering.

Het proces van deze cliënt vormt op een bepaald moment ook een lastige situatie voor de verpleegkundige. Deze moet immers een besluit nemen omtrent wat hij denkt te gaan doen en aan te kunnen, en daarbij rekening te houden met de behandelvisie. Er treedt voor de verpleegkundige in de interactie een stressmoment op. Lukt het om de situatie in goede banen te leiden, dan is dat een psychologisch succes, wat een goed gevoel geeft. Bovenal wordt het eigen structurerend systeem (zie ▶ hfst. 4) verrijkt met een nieuwe positieve ervaring.

De factor angst heeft aangezet tot beroepsmatig handelen. Indien dit handelen niet leidt tot een bevredigend psychologisch succes, dan levert het misschien een naar gevoel op, een emotionele spanning die blijft knagen. Er is sprake van (opeenstapeling) van frustraties. Dit kan overigens alsnog tot een verhoogde inzet aanleiding geven, waardoor een frustrerende situatie alsnog goed kan worden afgehandeld en daarmee tot psychologisch succes kan leiden.

Enkele andere voorbeelden van cliënten in een lastige, pijnlijke situatie:

> Mevrouw K. heeft zojuist van de specialist te horen gekregen dat de prognose in verband met haar ziekte 'uiterst somber' is. Dit houdt in dat er van haar toekomstplannen niets meer terecht zal komen. Zij voelt dat ze klem zit. Na eerst volkomen rustig te hebben gereageerd, wordt ze ontzettend kwaad. Ze scheldt op iedereen en toegesnelde verpleegkundigen proberen haar te kalmeren en in toom te houden. In een enorme huilbui geeft ze zich gewonnen.

Mevrouw J. is als meisje slachtoffer geworden van seksuele mishandeling en is regelmatig bezig met zelfverwonding door sigarettenpeuken uit te drukken op haar borsten. Pogingen om haar hiervan af te brengen zijn steeds mislukt.

Marco worstelt enorm met zijn identiteitsproblematiek. Zijn vader zit in de gevangenis wegens moord op zijn moeder. Toen zijn moeder nog leefde, heeft ze vaak gezegd: 'Je lijkt in veel opzichten op je vader.' Ze woonden in die tijd nog samen thuis en hadden het best gezellig. Hij voelt soms een enorme woede tegen zijn moeder, maar ook tegen zijn vader. Op een avond is Marco verdwenen; hij heeft de veters van zijn hoge schoenen aan elkaar geknoopt en probeert zich te verdrinken in een ondiepe sloot.

Geconfronteerd worden met agressief-gewelddadig gedrag van een cliënt betekent hem beroepshalve behoeden voor ellende die hij zou kunnen veroorzaken tegen zichzelf en/ of anderen. Zolang praten nog mogelijk is, is dat de beste remedie. Luisteren naar wat er aan de hand is, waarom en waardoor iemand in die toestand terecht is gekomen, biedt de verpleegkundige de mogelijkheid om als klankbord en spiegel te fungeren. Zo krijgt de cliënt het besef dat er naar hem geluisterd wordt.

Uitgangspunt voor de houding van de verpleegkundige is: mededogen hebben met de cliënt. Dat is iets anders dan empathie. Mededogen betekent dat er een motiverende kracht werkzaam is bij de verpleegkundige, verbonden met de eigen kennis en kunde. Mededogen berust op de behoefte aan welbevinden van de ander. Het gaat erom uit te vinden wat die ander, de cliënt, nodig heeft. Het zijn emotie en verstand van de verpleegkundige tegelijkertijd. Het kan betekenen dat uit mededogen zo geweldloos mogelijk ingrijpen nodig is, ofwel passend (tegen)geweld gebruiken om voor de cliënt meer ellende te voorkomen.

8.5   Angst onder controle houden

In acute geweldsituaties kan de wens groot zijn om niet aan cliënten te laten merken dat je angstig bent. Op grond van hetgeen gezegd is over non-verbale communicatie is het de vraag in hoeverre dat lukt. *Hoe* iets gezegd wordt blijkt voor 38% + 55% = 93% de communicatie te bepalen (zie ▶ par. 5.2).

Bij angst zit de ademhaling vaak hoger en dat heeft invloed op het stemvolume. Onafhankelijk van de woorden die gezegd worden, verraadt het stemgeluid de angst. De verbale en de non-verbale communicatie zijn dan niet (meer) in overeenstemming met elkaar. De cliënt zal daarop reageren: hij verkeert op zo'n crisismoment ook in angstige, spannende omstandigheden en weet ook niet wat er gaat gebeuren. Om beroepshalve toch zo zelfverzekerd mogelijk over te komen moet de energie die angst met zich meebrengt, worden omgezet in handelen. Probeer daarbij zo snel mogelijk weer via de buik adem te halen.

Al eerder wezen we erop dat er bij de aanvaller, als hij een gerichte aanval doet op een bepaald object of doel, bewustzijnsvernauwing en daardoor vernauwing van het handelen optreedt. Bepaalde verweertechnieken zijn juist vanwege deze vernauwing goed bruikbaar.

Ze verrassen de aanvaller door het onverwachte. Ook gericht zijn op het aangaan van de dialoog straalt stevigheid en zelfvertrouwen uit: iets wat een cliënt in crisis nodig heeft en bovendien goed voorbeeldgedrag is.

Het hanteren van de eigen angst in geval van agressie of gewelddadige cliënten is een opgave, maar hoort nou eenmaal bij het beroep van verpleegkundige. De angst als emotionele lading aanwenden in positieve zin vereist een verkenning van de eigen grenzen met betrekking tot angst.

Hiervoor gelden de volgende aandachtspunten.

— Werk bij angst voor een bepaalde afdeling of persoon aan het vinden van positieve aspecten in je 'angstobject'. Dit kan het vijandelijke, het monsterlijke in het beeld dat je van de ander hebt, reduceren.

— Ga na of je een verklaring kunt vinden voor je vooroordelen, verwachtingen of angsten ten opzichte van de ander.

— Probeer bij jezelf na te gaan welke macht iemand over je heeft. Bijvoorbeeld: angst voor pijn of voor het krijgen van een klap kan ertoe leiden dat je gespannen bent in zijn nabijheid: je schrikt al als de ander een hand uitsteekt om een jampot te pakken. Zo'n spanning kan escalerend werken.

— Vraag na of je de enige in het team bent die angstig is voor die bepaalde cliënt. Misschien kun je als team gezamenlijk werken aan angstreductie.

— Ga bij jezelf na hoe je met eigen agressie omgaat en via welke kanalen je die uit (of krop je alles op?).

— Waarvoor ben je bang? Voor pijn, vernederingen, blamages? (Benoem de verschijnselen zo concreet en duidelijk mogelijk.)

— Welke factoren kunnen de angst doen toenemen of afnemen? Bijvoorbeeld: de aanwezigheid/afwezigheid van collega's, het aan-/afwezig zijn van medecliënten, gesloten/open deuren. (Benoem deze factoren zo concreet mogelijk.)

— Wat is het ergste wat je kan overkomen in acute geweldsituaties met cliënt X?

Vermijding omzetten in toenadering is mogelijk door zo veel mogelijk kennis te verzamelen over de cliënt voor wie je bang bent. Deze informatie kan je helpen het gedrag van de betrokken cliënt te voorspellen, maar ook om tot contact te komen of om preventief te werken.

> Leer de persoon voor wie je bang bent zo goed mogelijk kennen (hobby, aandacht, complimenten enz.).

8.5.1 Beroepshouding

Wees je ervan bewust wat voor gevoelens de situatie bij je oproept en van wat je wilt, en breng dit voor jezelf onder woorden.

Overweeg of je je tegenstander wilt laten weten wat zijn daden en woorden bij jou teweegbrengen (zie ook ▶ par. 9.6). Als het zinvol lijkt voor jou en je tegenstander kun je hem laten weten wat er met jou gebeurt:

- 'Ik voel …';
- 'Ik wil …';
- 'Ik moet …';
- 'Ik schrik van je,' of: 'Je maakt me aan het schrikken.'

Neem kleine stapjes in het wennen aan een cliënt die veel angst inboezemt. Zo kun je met een zekere regelmaat heel korte contacten maken met deze cliënt en op die manier kun je ook jouw weerzin jegens iemand overwinnen. Jouw angst en weerzin zullen stukje bij beetje afnemen en misschien zelfs geheel verdwijnen. Eigenlijk komt dit neer op het op-doen van nieuwe en positieve ervaringen van en met elkaar.

Meditatie- en ontspanningsoefeningen kunnen helpen om controle te houden over jezelf in bedreigende of acute geweldsituaties.

8.6   Spanningen

Veel mensen zoeken de spanning doelbewust op, op kermissen en in pretparken om maar eens wat te noemen. Ze geven zich over aan sensaties in achtbanen, spookhuizen en ruimte-spektakels, maar ook horrorfilms, computerspellen, parachutespringen en duiken voorzien in een behoefte. Weer anderen storten zich in feesten en orgieën om de nodige bevrediging te vinden. Maar velen vinden het ook 'lekker' om gewoon een spannend boek te lezen.

> 'Iemand is alleen in staat in een stress oproepende situatie realistisch en doelmatig te handelen, als hij de aard en de ernst van de bedreiging kent, weet wat hij moet doen en in staat is om dat te doen' (Hirsch, 1984).

Het lijkt erop dat wij mensen ons voortdurend aan het oefenen zijn in het omgaan met spanning – ter voorbereiding op erger. Bovendien vinden we er bevrediging in als er een zekere gewenning is opgetreden. Juist mensen die angst hebben voor griezeligheid, willen aan de angst ervoor wennen. Daarom doen heel macabere grappen de ronde:

> Een man die juist vader is geworden, hoort van de dokter dat niet alles naar wens verlo-pen is. De vader wil direct zijn kind zien. Hij wordt naar een speciale afdeling gebracht. Daar liggen alle pasgeborenen met zware handicaps. In de eerste bedjes blijkt zijn kind niet te liggen. Ook het kind zonder ledematen is het zijne niet. Het volgende bed her-bergt alleen een hoofd. De dokter deelt mee, dat dat evenmin zijn kind is en brengt de vader naar het laatste bedje. 'Hier is het,' zegt hij. De vader ziet alleen een oog, dat hem aanstaart. Hij buigt zich over het bedje, wuift en zegt: 'Tralalalala'. 'Dat heeft geen zin,' zegt de dokter, 'uw kind is blind' (Hirsch, 1984).

> 'Er zijn grote en duurzame verschillen in de mate waarin mensen zich blootstellen aan spannende, riskante, nieuwe, ongewone of afwisselende situaties. Vooral mensen met

8

een hoge spanningsbehoefte (sensation seeking tendency) voelen zich tot riskante activiteiten aangetrokken.

Waar anderen een voorspelbaar, harmonieus en veilig bestaan nastreven, zijn zij voortdurend op jacht naar spanning en sensatie' (Feij, 1984).

De persoonlijke stijl in het omgaan met spanningen wordt voor een belangrijk deel bepaald door vroegere invloeden. Jeugdervaringen hebben een vormende invloed op deze persoonlijke stijl. Het omgaan met spanning en het hanteren van stress hangen samen met het probleemoplossingsvermogen.

De pedagogische literatuur schenkt uitvoerig aandacht aan het aanpakgedrag van kinderen bij het oplossen van bepaalde vraagstukken. Uit de bevindingen mogen we concluderen dat de jeugdfase van wezenlijk belang is voor het ontwikkelen van het probleemoplossingsvermogen en de daaruit voortvloeiende probleemoplossende gedragingen. Sommige kinderen zullen tenderen naar het ontwikkelen van een zwak en andere naar het ontwikkelen van een sterk probleemoplossingsvermogen.

Onderzoeken hebben nog geen algemeen aanvaarde indeling opgeleverd van de manieren waarop mensen in hun dagelijks bestaan met spanningen omgaan. Wel blijkt uit ervaringen dat een individu niet steeds op dezelfde wijze met bedreiging en belasting omgaat. Mensen maken na een dramatische gebeurtenis (verkeersongeval, verkrachting, natuurramp, gijzeling) een vergelijkbaar verwerkingsproces door. Na een eerste emotionele reactie in de vorm van huilen, flauwvallen en/of paniek volgt een fase van ontkenning. Deze wordt gevolgd door gedachten en gevoelens in de vorm van een soort herbeleving van het gebeurde, waarbij ook nachtmerries, schrikreacties en dergelijke naar voren komen. Vaak wisselen ontkenning en sterke angstreacties elkaar af.

8.6.1 Beroepshouding

Wat te doen als iemand je plotseling bedreigt en je niet zo gauw kunt reageren met een tweedeordeoplossing? Om bij bedreiging je angst onder controle te houden is buikademhaling belangrijk. Blijf praten met een lage stem, desnoods van de hak op de tak. Door te blijven praten dwing je je ademhaling normaal te blijven. Concentreer je op je tegenstander. In plaats van zelf door te blijven praten kun je je tegenstander ook bestoken met korte, appellerende vragen die hem aanzetten tot beantwoording. Dit vanuit de gedachte: praten en vechten gaan niet gelijktijdig.

Door je te concentreren op wat je gaat doen als de dreiging voorbij is, kan ook de angstsensatie afnemen.

Kortom: blijf praten en praten, blijf luisteren, stel vragen, praat, luister, maar ga niet in discussie.

Houd je aandacht gericht op datgene waarmee je bezig bent (op je handelen dus). Concentreer je op je bezig-zijn. Praat in jezelf of desnoods hardop (zeker als je dit wilt gebruiken als een vorm van diskwalificatie van communicatie), zodat je onder moeilijke omstandigheden niet door vrees en woede wordt meegesleept. Anders gezegd: houd je hoofd erbij. In het gezonde verstand zit het vermogen om spanning langere tijd vol te houden.

8.7   Extreme spanning bij de cliënt thuis

In deze paragraaf gaat het om extreme dreiging en chantage. Een bedreigende situatie kan een gijzelingskarakter krijgen. Zoiets kan zich voordoen in de thuissituatie van een cliënt. Zelfstandig wonende cliënten, al dan niet met begeleiding op afstand, kunnen verpleegkundigen tegenhouden om hun woning weer te verlaten. Daarvoor kan de cliënt (en zijn eventuele naasten) diverse redenen hebben: van de verpleegkundige kan, onder bedreiging met een wapen, bijvoorbeeld verlangd worden bepaalde seksuele handelingen te verrichten, medicijnen toe te dienen of af te geven of te helpen bij suïcide en euthanasie. Dreigen en chanteren is zowel met gebruik van verbale middelen als met wapens mogelijk (messen, (vuile) spuiten, scharen, vuurwapens enz.).

> Bedenk in een bedreigende situatie bij een cliënt thuis dat, hoewel een broodmes op zich angst inboezemt, het mes zelf niet gevaarlijk is. Het gaat om de persoon die het mes hanteert. Hem niet verder klem zetten, hem rustig houden is belangrijk. Ga na wat de dreigende persoon daarvoor nodig heeft.

Het benadrukken van de noodzaak om het wapen weg te leggen kan voor de cliënt juist betekenen dat hij dat wapen nodig heeft. Voorkom een machtsstrijd door er niet verder op door te gaan en bied de cliënt een mogelijkheid om, zonder gezichtsverlies, het wapen weg te leggen. Dat kan misschien door van plek te veranderen.

Er zijn cliënten of hun familieleden die hun zin willen doordrijven en daarbij dreigende taal of daadwerkelijk fysieke bedreiging niet schuwen. Een confrontatie met een dreigende persoon kan, omwille van de eigen veiligheid, het beste worden beschouwd als een contact met iemand die behoorlijk in de knoei zit en onderhevig is aan uitzonderlijke stress of een psychiatrische stoornis heeft. Voor de verpleegkundige gaat het erom zo goed mogelijk uit die situatie te komen.

Dreiging en chantage kunnen verschillende vormen aannemen. Een opmerking als 'Ik weet waar u woont' of 'Ik weet waar uw kinderen naar school gaan' is vergelijkbaar met een gijzelingssituatie, want vanaf dat moment is niet zeker of het om een loze dreiging gaat of dat er meer kan gebeuren. Daar komt nog bij dat doorgaans elk telefoontje, zelfs van iemand die een verkeerd nummer belt, beschouwd kan gaan worden als dreiging.

> Het gaat niet om de snelste oplossing, maar om de beste en veiligste. Soms is dat de snelste.

De dreigende situatie wordt een gijzeling, als er voor de verpleegkundige geen veilige uitweg meer is zonder eerst te voldoen aan de eis van de cliënt of zijn naasten. In die situatie wordt de vrijheid van handelen door de cliënt beperkt en wordt doorgaans het gebruikmaken van de telefoon onmogelijk gemaakt.

Er is dan een uiterst stressvolle situatie ontstaan. Beide partijen zijn van elkaar afhankelijk en weten niet hoe de ander zal reageren. Denk er steeds aan dat eigen veiligheid vooropstaat. Probeer de tijd te nemen. Maak de tijd tot je belangrijkste vriend en probeer alles zo gelaten mogelijk te ondergaan. Houd de emoties onder controle. Als er gepraat mag worden, praat dan zo gewoon mogelijk met de cliënt of de familieleden, zodat de situatie zo ontspannen mogelijk wordt. Praten dwingt ook de ademhaling zo normaal mogelijk te blijven, hetgeen weer belangrijk is om de eigen angst onder controle te houden. Wees zo diplomatiek als je kunt. Iemand die dreigt en door te dreigen iets van je verlangt wat je niet wilt of kunt waarmaken, is onberekenbaar. Er is bij hem immers sprake van een zekere paniek.

In meer algemene zin komen mensen tot ernstige bedreigingen vanwege een ziekte, stoornis of doordat ze onder invloed staan van krachten die te wijten zijn aan hun psychische toestand. Het kan voortvloeien uit het gebruik van drugs en/of alcohol, maar evengoed uit het horen van stemmen die de cliënt een opdracht geven, zoals bij een psychotische cliënt het geval is. Cliënten die criminele strategieën toepassen om hun zin te krijgen, hebben doorgaans een persoonlijkheidsstoornis. In vorige hoofdstukken werd hun gedrag al beschreven. Daar is gewezen op het ontbreken van empathie, waardoor zij kunnen reageren met gevoelloosheid en koelbloedigheid: niets mag het bereiken van hun doel in de weg staan.

Naarmate de hier geschetste (gijzelings)situatie langer duurt, is er meer psychisch uithoudingsvermogen nodig en ontstaat er voor alle betrokkenen een stresssituatie. Vanwege de beperkte tijd kan de stress toenemen en er uiteindelijk toe leiden dat de emoties niet meer onder controle zijn. Escalatie volgt.

Deze benarde situatie volhouden lukt het best – hoe moeilijk dit ook is – door een toeschouwer- of observatorhouding aan te nemen: alsof je een verslag moet schrijven van de hele gebeurtenis.

Wees diplomatiek en besef dat je vroeg of laat gemist zult worden en dat er dan wel iets gebeurt. Laat daarom een collega weten naar wie je toe gaat als je op huisbezoek gaat bij een cliënt over wie je (meestal op grond van eerdere ervaringen) onzeker bent, en hoe lang je daar zult blijven. Eventueel kun je afspreken dat die collega je tijdens het bezoek opbelt en spreek een code af om aan te geven dat je hulp nodig hebt. Om zo goed mogelijk controle over jezelf te houden, is het in zo'n gijzelingssituatie van belang je aandacht te blijven richten op wat je gaat doen na afloop. Richt je aandacht op het gegeven dat het goed af moet lopen, maar dat dat enige tijd kost.

Tip
Gespreksvoering in vragende vorm kan de situatie ontspannen en tevens aanknopingspunten bieden. Vandaar vragen met de volgende strekking:

- 'Vertel me, wat is er aan de hand?'
- 'Vertel me, wat ben je van plan?'
- 'Vertel me, …?'

Zorg ervoor dat de situatie niet escaleert. Neem afstand van je eigen reacties in de vorm van frustratie, machteloosheid, angst en kwaadheid. Neem een houding aan alsof je werkt aan een complex probleem dat voor je op tafel ligt en dat je verstandig op moet lossen.

8.8   Spanningsbehoeftepatroon

De mens heeft over het algemeen behoefte aan spanning. Sommige spanningen zoeken we op en andere proberen we te vermijden. Verveling is gemis aan de benodigde spanning. Weer andere spanningen leveren problemen op.

In specifieke situaties lijkt het essentieel om van iemand te horen welke spanningsbehoefte hij heeft, opzoekt of juist mist. Dit geldt zowel voor de verpleegkundige met betrekking tot zichzelf en zijn beroep, als voor de cliënt die de spanning bij de verpleegkundige veroorzaakt.

Aan spanning zitten negatieve en positieve kanten. Er zijn ook deskundigen die zich richten op het herstel van evenwicht. Zij gaan er daarbij van uit dat de mens streeft naar een spanningsloze toestand. Hun opvatting van evenwicht is nogal statisch. Op grond van onderzoek kan geconcludeerd worden dat mensen zich in hun stijl van omgaan met spanningen bewegen tussen uitersten:

- te druk - te saai;
- uitdaging - bedreiging;
- lust - last.

Ze zijn steeds op zoek naar herstel van evenwicht, met dien verstande dat het gevonden evenwicht op een zeker moment nagenoeg kan samenvallen met een van de uitersten. De mens is als het ware steeds aan het pendelen, maar heeft daarbij wel behoefte aan enkele rustpauzes. Als iemand niet meer in staat is deze rustpauzes zelf te creëren, heeft hij hulp nodig, in welke vorm dan ook.

Het kan ook voorkomen dat iemand blijft steken in een spannende situatie, deze te saai gaat vinden en vervolgens overgaat tot de orde van 'meer van hetzelfde'. Denk maar aan drugsverslaving en gokverslaving.

Met enige bewondering kan gekeken worden naar die gewoonlijk zo verafschuwde kleine beestjes, pissebedden genaamd. Zij zijn hun hele leven bezig om steeds het juiste midden te vinden tussen te droog en te vochtig. Dat is voor deze diertjes van levensbelang. Misschien lijkt de mens in het omgaan met spanningen op een pissebed.

Een spanningsbehoeftepatroon kan worden opgesteld door op te schrijven welke spanningen je nodig hebt om te voorkomen dat je overspannen raakt. Daarna kun je bepalen wat je met die behoeften gaat doen. Misschien zeg je wel tegen jezelf: 'Daar heb ik zin in, dat lijkt me spannend, dat doe ik.' Deze innerlijke stem geeft goed aan wat je wel en niet wilt en waarom je bepaalde dingen (dan toch) doet of juist niet. De wijze waarop we tegen onszelf dingen zeggen om onszelf te motiveren bepaalde handelingen wel of niet te doen, wordt motivatiestrategie genoemd. De (motivatie)strategie duidt op zaken als toonhoogte, woordgebruik, tempo van praten en de stappen waarin de motivatie van onszelf verloopt.

8.9   Stresspreventiebeleid

In het kader van het terugdringen van het ziekteverzuim is er veel aandacht voor stress-preventiebeleid. Daarmee wordt bedoeld dat men de negatieve stress wil voorkomen en de ruimte geeft aan positieve stress. Het voorkomen van negatieve stress kan zowel door de stressfactoren te verminderen of weg te nemen, als door een (bijscholings)beleid op te zetten om negatieve stressfactoren om te buigen tot positieve stress.

8.9.1   Negatieve stress

In dit hoofdstuk is meer gesproken over spanning dan over stress. Het begrip negatieve stress is hier gereserveerd voor het stadium waarin aan de opeenstapeling van frustraties niet meer op een gezonde manier het hoofd kan worden geboden. Deze frustraties kunnen zowel betrekking hebben op het werk als op het privéleven. Het kan leiden tot defensie-mechanismen van meer roken en drinken, prikkelbaarheid en toenemend ziekteverzuim.

Kader 8.5 Signalen bij negatieve stress ─────────────────────

De signalen die afgegeven worden bij het gebukt gaan onder negatieve stress zijn onder andere:

- het meer dan voorheen zijn ongenoegen uiten over de onveiligheid op het werk;
- een bepaalde dienst niet meer willen;
- vermijding van collegiale contacten en/of cliëntcontacten;
- plotselinge woede-uitbarstingen;
- gespannen rondlopen;
- sterke twijfels uiten over het eigen functioneren.

Een belangrijke negatieve stressbron is het idee of het gevoel verkeerd gehandeld te heb-ben. Het komt erop aan welke gevolgen dit heeft en hoe dit verwerkt wordt. Hierbij speelt het corrigerend systeem een belangrijke rol (zie ▶ hfst. 4). Als dit ertoe leidt dat de ver-pleegkundige voor zichzelf eerlijk kan concluderen: 'In de gegeven omstandigheden heb ik het beste gedaan wat ik kon doen', dan is dat een vorm van verwerking en het weer op orde brengen van het eigen structurerend systeem.

Het spreekt vanzelf dat negatieve stress ten gevolge van de werkomstandigheden en het ontbreken van collegiale en sociale steun de kans op het uit de hand lopen van conflicten doet toenemen.

8.9.2   Positieve stress

Bij positieve stress gaat het om zaken als motivatie, creativiteit, dynamiek en flexibiliteit. Een teveel aan positieve stress kan echter ook weer omslaan in negatieve stress. In het kader van de hulp- en zorgverlening spreken we dan meestal van burn-out.

Een belangrijke voorwaarde om in het werk gemotiveerd te blijven is zekerheid. Onzekere werksituaties leiden tot slechte arbeidsmotivatie en dus tot een mindere zorgkwaliteit.

Kader 8.6 Motivatiestrategie

Dit hoofdstuk begon met de vraag naar de motivatie en de uitdaging voor het beroep. Daaraan ligt een motivatiestrategie ten grondslag. Die zal voor ieder individu anders zijn. De motivatiestrategie wordt bepaald door criteria waaraan iedereen een eigen volgorde van belangrijkheid geeft. Deze criteria kunnen (bewust en onbewust) te maken hebben met:

- behoefte;
- belangen;
- normen;
- waarden;
- verantwoordelijkheid;
- rechtvaardigheid;
- de voor actie benodigde energie;
- enzovoort.

8.10   (Naasten)liefde en 'satyagraha' als motiverende kracht

Religieuze, humanistische en humanitaire stromingen stimuleren liefdadigheid en naastenliefde. Geven van gaven, het bieden van zorg en hulp, en betrokkenheid bij anderen zijn daarvoor de ingrediënten. De Franse filosoof Comte (1798-1857) beweerde dat geen enkele samenleving zonder liefde in stand kan blijven en dat de mensen uit liefde voor anderen zouden moeten handelen.

Liefde is niet alleen iets tussen mensen, liefde is vooral ook een kwaliteit van ieder mens. Men kan deze kwaliteit ontwikkelen en opbouwen. Je zou haar kunnen beschouwen als een bron vol menselijke energie. In die zin is liefde niet primair verbonden met één bepaalde persoon; ze is veel meer een levensinstelling: een kwaliteit of eigenschap van de mens. Het kan de motiverende kracht zijn voor het dragen van verantwoordelijkheid voor de kwaliteit van het leven van een ander. Het is betrokkenheid bij de ander, de cliënt en de collega, en mededogen hebben.

Met alle beste bedoelingen blijft soms nog de machteloosheid, zoals in het geval van Simon en zovele anderen.

Simon

Simon wil graag een vriendin om mee samen te wonen. Hij wil werken en een flat in de stad. Zijn ouders hebben hem als hij hierover sprak, altijd voorgehouden dat hij goed zijn best moet doen. Simon is 24 jaar, maar zit eigenlijk in de puberteit. Vanwege zijn verstandelijke beperking zal hij nooit buiten instituutsverband kunnen wonen. Simon heeft weinig toekomstperspectief. Hij ziet de leiding als boemannen, want als ze echt van hem hielden zouden ze hem wel helpen en laten gaan. Van tijd tot tijd komt hij tot uiterst agressief-gewelddadige uitingen, waarbij meerdere personeelsleden nodig zijn voor afzondering of kalmering. Na enige tijd begint hij te praten over 'verhanging'.

Kader 8.7 Liefde

- Het woord liefde wordt in allerlei betekenissen gebruikt: erotische liefde, ouderlief-de, liefde tot een godheid en de al genoemde naastenliefde. Tevens wordt ervan uitgegaan dat de mens zichzelf moet liefhebben om er voor een ander te kunnen zijn. Liefde wordt beschouwd als een menselijke kwaliteit.
- Veel filosofen, psychologen, medici en andere wetenschappers hebben zich door de geschiedenis heen beziggehouden met het fenomeen liefde. Wat is het? Wat doet het met mensen? Welke rol speelt liefde tussen mensen?
- Liefde wordt beschouwd als een activiteit, als een psychische kracht variërend in intentie.
- Liefde wordt veelal gesymboliseerd door een hart. Wetenschappelijk gezien is het hart niet de plaats van de emoties, maar wel de plek waar de emoties het sterkst waargenomen worden.
- Liefhebben kent betrokkenheid op een ander. Haat ook. In die zin zijn liefhebben en haten niet elkaars tegengestelde. Bij beide emotionele toestanden gaat het om psychische energie en kracht. Vanuit de neurofysiologie en - psychologie gaat het bij liefhebben en haten om dezelfde meetbare emotionaliteit. De energie is bij liefhebben en haten wel tegengesteld gericht. Wat emotionele energie betreft is het tegendeel van liefhebben niet haten, maar niet-liefhebben, nonchalance ofwel desinteresse.

Ter illustratie in ◨ figuur 8.3 een weergave van de negatieve en positieve schakeringen in emotionaliteit.

◨ **Figuur 8.3**   Negatieve en positieve schakeringen in emotionaliteit.

De meermalen in dit boek gebruikte begrippen liefde, vasthoudendheid, betrokkenheid, wilskracht, emotionele energie, handelen, grondhouding en transformeren hebben allemaal iets te maken met motivatie als intentie. Het is de innerlijke stem die iemand stimuleert iets juist wel of juist niet te gaan doen. Bijvoorbeeld 'Nu zal ik er eerst eens met J. over gaan praten en daarna zoek ik het verslag wel op.' De motivatiestrategie bepaalt de volgorde waartoe iemand voor zichzelf besluit om het ene en het andere te doen. Het is het aanbrengen van een rangorde in de te nemen acties.

Omdat Mahatma Gandhi (1869-1948) wordt gezien als de verpersoonlijking van geweldloosheid noemen we in dit verband ook een Indiase term, namelijk: satyagraha. Dit betekent het streven naar en zich baseren op de waarheid. In de opvatting van Gandhi houdt het ook geweldloosheid ('ahimsa') in.

Satyagraha gaat uit van de veronderstelling dat we de tegenstander kunnen bedwingen door lijden dat we persoonlijk ondergaan. Voor de verpleegkundige zal dit soms betekenen dat hij bereid is te ondergaan dat hij geschopt, geduwd, geslagen, in het gezicht gespuugd of anderszins vernederd wordt. Hij ondergaat het zonder iets van dezelfde orde terug te doen. Hij doet daarentegen iets terug wat van een hogere orde is. Dat wil dus zeggen, dat hij wat men hem aandoet niet passief of weerloos negeert. (Gandhi beschouwde Jezus Christus als een oprechte satyagrahi.)

> **Kader 8.8 Satyagraha**
>
> Globaal omvat satyagraha het volgende:
> - *Waarheid*: ieder mens heeft een stukje van de waarheid, vanuit zijn eigen optiek. Tolerantie is belangrijk, omdat we nooit allemaal hetzelfde zullen denken. Sterker nog, we zullen gedeelten van de waarheid vanuit verschillende invalshoeken zien. Het geweten is evenmin voor iedereen hetzelfde. Iedereen heeft vanuit z'n eigen standpunt gelijk, maar desondanks kan iedereen toch ongelijk hebben.
> - *Geweldloosheid*: behoort tot waarheid. Het is een middel om waarheid te bereiken.
> - *Zielskracht* ('soul power'): komt overeen met de zojuist beschreven menselijke energie: liefde en wil.

Sociale steun, collegialiteit en veiligheidsgevoel

9.1   Sociale steun

Hoe verwerken verpleegkundigen hun ervaringen met geweldsituaties? Moet er met collega's en/of leidinggevende over gevoelens, gedachten en opgedane ervaringen worden gepraat? Hoe hanteren verpleegkundigen de problematiek die ontstaat door confrontatie met geweld of heftige emotionele gebeurtenissen in de beroepsrol? Waar moet het beleid in voorzien?

Deze reeks vragen heeft te maken met werksfeer, samenwerking, collegialiteit, opvang na aangrijpende gebeurtenissen, probleemoplossing en sociale veiligheid (o.a. arbowetgeving).

Wat is sociale steun? In de literatuur wordt vaak gesproken over 'social support': de mate van sociale steun die iemand ondervindt van collega's, levenspartner, vrienden en anderen is van wezenlijk belang voor het al dan niet optreden van spanningen en ziekten.

Er is veel onderzoek gedaan naar sociale steun, maar het is niettemin een nogal globaal begrip gebleven. Waar het bij sociale steun vooral om gaat is dat het de betrokkene het gevoel geeft gewaardeerd te worden en deel uit te maken van een groep. Hij ondervindt steun van de aanwezigheid van anderen die hem aanmoedigen. Kortom, sociale steun is belangrijk, zowel bij acute als bij langdurig gespannen situaties. Voor de verpleegkundige die in emotionele verwarring verkeert, kunnen collega's of anderen die ongeacht de aard van de problematiek partij voor hem kiezen, en daarmee een belangrijke functie vervullen. Het praten met anderen over gevoelens, gedachten of opgedane ervaringen kan, op zijn minst indirect, bijdragen aan het oplossen van de probleemsituatie of het verwerken ervan.

Ook het opschrijven van emotionele ervaringen heeft een kanaliserende werking, omdat verwerking van iets vooral samenhangt met verwoorden van het gebeurde, de gevoelens en gedachten daarbij.

> Het begrip verstoord
> agressie vertoornd
> woede onmacht spijt
> heb ik bloot te geven
> wat blijkt
> uit woorden op papier geschreven
> (Roelfiena, 1985)

Tegenwoordig bestaan er in veel instellingen en bedrijfstakken commissies voor de opvang van collega's die betrokken zijn geweest bij een zeer emotionele, schokkende of traumatische gebeurtenis. Vaak wordt het niet alleen aan zo'n commissie overgelaten, maar wordt er ook in collegiaal verband aandacht besteed aan het kunnen voeren van een collegiaal opvanggesprek. Het maakt verschil of men als groep dezelfde ervaring meemaakt (bijvoorbeeld de brandweer) of als individuele beroepsbeoefenaar, zoals een verpleegkundige of treinmachinist.

> Het blijkt dat niet altijd de gebeurtenis zelf aanleiding geeft voor een trauma. Vaak spelen werkomstandigheden en privézaken of de opeenstapeling van meerdere kleine incidenten ook een rol, waardoor die ene gebeurtenis de druppel was die de emmer deed overlopen.

9.2 Burn-out

De letterlijke vertaling van *burn-out* is: opgebrand (zijn). De vlam (van de menselijke geest) is gedoofd. De menselijke energie is opgeraakt. De Nederlandse literatuur laat burn-out meestal onvertaald en omschrijft het begrip als uitputting(sverschijnselen).

Onder burn-out wordt meestal verstaan het verliezen van belangstelling voor en betrokkenheid bij de mensen met wie men werkt, of ook zich psychologisch terugtrekken van het werk/de dagelijkse bezigheden als reactie op buitengewone stress of ontevredenheid.

Zo'n situatie is vaak herkenbaar als de verpleegkundige zodanig geërgerd raakt door cliënten dat hij contact met hen gaat vermijden.

Kader 9.1 Symptomen van burn-out

- vermijden van de cliënt met wie men vast dreigt te lopen;
- zich tijdelijk terugtrekken uit de bedreigende situatie;
- meer nadruk leggen op andere werkzaamheden (vluchten in andere activiteiten);
- werk en privézaken strikt scheiden;
- doodmoe thuiskomen.

De kern van het verschijnsel is dat de eisen die het werk stelt, de verpleegkundige boven het hoofd groeien. Vermoeidheid, ergernis en het uiten van klachten zijn signalen dat de betrokkene het werk niet meer kan opbrengen. Hij heeft last van uitputtingsverschijnselen, de energie is op. Spanningen die het werk met zich brengt, staan op het punt zich te uiten in de vorm van overspannenheid of stress.

Burn-out is een (laatste) poging om stress in de zin van overspanning te voorkomen. Burn-out is dan ook niet zomaar vermoeidheid. Het verschijnsel treedt op wanneer werkeisen en vaardigheden, tijd en energie gedurende langere tijd uit balans zijn.

Kader 9.2 Voorkómen van burn-out

De literatuur vermeldt een aantal mogelijkheden om burn-out te voorkomen, zoals:
- beperken of wegnemen van de eisen van het werk;
- verandering van persoonlijke doelen en verwachtingen;
- toename van vaardigheden, tijd en energie om aan de eisen te kunnen voldoen;
- voorkómen van krampachtigheid bij het vermijden van stress, met andere woorden: laat het niet zover komen - preventie is effectiever dan behandeling;
- voorkómen van te grote werklast, maar ook van het eisen van te veel vaardigheden en te veel rollen van één persoon;
- verandering van werk;
- aanpassen van de baan aan de werknemer en niet andersom;
- time-outs;
- verbetering van de vakantieregeling (de mogelijkheid regelmatig vakantie te nemen, in overeenstemming met de behoefte);
- aanreiken van mogelijkheden voor persoonlijke groei;
- promotiemogelijkheden;
- tijdbeheersing (timemanagement).

Het voorkómen van overspannenheid is belangrijk. Dit brengt met zich mee dat preventie van burn-out in de werksituatie volop de aandacht moet hebben in elke organisatie (zie ▶ kader 9.2).

Om onnodige (escalatie van) conflicten te voorkomen, moeten vervelende spanningen in de werksfeer waar mogelijk vermeden worden. Omgaan met agressie en acute geweldsituaties vraagt meer dan alleen de juiste houding en technieken. Ook beleid kan werken als structureel geweld (indirect geweld) jegens de verpleegkundigen, hetgeen de werkdruk aanzienlijk kan verhogen en de kans op stress vergroot. Een verpleegkundige met verschijnselen van burn-out is niet meer in optimale vorm om moeilijke, meestal onverwachte situaties het hoofd te bieden. Burn-out kan beschouwd worden als een defensiemechanisme tegen stress in de zin van overspanning.

Kader 9.3 Stresssymptomen

De endocrinoloog Hans Selye (1978) noemt 31 zelf waar te nemen stresssymptomen. Een greep daaruit:

- algemene prikkelbaarheid, opgewondenheid of depressie;
- impulsief gedrag;
- een sterke drang om te huilen of hard weg te lopen;
- onaangepast gedrag;
- vage angsten;
- gespannenheid en het gevoel te worden opgejaagd;
- neiging tot giechelen of de slappe lach;
- overmatig roken;
- verslaving aan alcohol of drugs;
- overmatige bewegingsdrang.

9.2.1 Vermedicalisering

Dan is er nog de vermedicalisering. Sommige mensen worden het slachtoffer van andere mensen die niet kunnen omgaan met conflicten en emoties. Er zijn mensen die hun eigen onvermogen om moeilijke situaties aan te pakken afwentelen op anderen door te suggereren dat de ander overspannen is en rust nodig heeft en mogelijk ziek is. Op die manier kan iemand die emoties toont of anderszins voor zichzelf opkomt, gemakkelijk in een medisch model gedrukt worden.

Als verpleegkundige krijg je te maken met lastige situaties, doordat:

- je met cliënten te maken hebt die zich vanwege hun ziekte, stoornis of dagelijkse leefomstandigheden veelal in een lastige situatie bevinden;
- je als verpleegkundige moet beslissen over wat goede begeleiding is (heb ik het wel goed gedaan of had ik beter zus of zo kunnen handelen?);
- de organisatie eisen aan je stelt die tegenstrijdig zijn of waaraan je niet kunt of wilt voldoen.

Kortom, behoefte aan sociale steun, variërend van oppervlakkige tot ingrijpende steun, zal zeker aanwezig zijn. Burn-out is een verschijnsel waarmee verpleegkundigen nogal eens

te maken krijgen. Voor een deel is dit te herleiden tot gebrekkige sociale steun. Ongetwij-
feld hangt dit weer samen met het gegeven dat het voor veel verpleegkundigen doorgaans
moeilijk is om hulp of collegiale steun te vragen.

Collegialiteit is geen vanzelfsprekendheid als men met elkaar op dezelfde afdeling
werkt. Het gaat om steun en begrip voor elkaar hebben, maar ook openstaan voor feedback en zelfs kritiek.

> Collegialiteit, er zijn voor elkaar en samen verder willen en kunnen in het werk, zien we
> hier als een aspect van de sociale steun op mesoniveau.

De sociale steun die mensen over het algemeen nodig hebben kent namelijk drie niveaus:

- macroniveau;
- mesoniveau;
- microniveau.

Elk niveau heeft weer een sociaal-emotioneel en een instrumenteel aspect. Dit lichten we
nader toe.

9.2.2 Macroniveau

Het macroniveau betreft de organisatie, beroepsverenigingen, belangenorganisaties, vak-
bonden, overheid, de gemeenschap.

- *Sociaal-emotioneel*: de verpleegkundige het gevoel geven erbij te horen door acceptatie, maatschappelijke status en erkenning.
- *Instrumenteel*: advies, geld om het werk te kunnen doen, rechtspositie en salaris.

9.2.3 Mesoniveau

Het mesoniveau behelst sociale netwerken; teamgenoten, collega's, vrienden en familie.

- *Sociaal-emotioneel*: persoonlijke verbondenheid.
- *Instrumenteel*: advies, hulp, intervisie, supervisie, deskundigheidsbevordering.

9.2.4 Microniveau

Het microniveau gaat over partnerschap. Dit is de persoonlijkste en meest vertrouwelijke
relatie en kan variëren van een samenwerkende vriend(in) tot een levenspartner.

- *Sociaal-emotioneel*: verbintenis met wederzijdse gevoelens van verantwoordelijkheid
  voor elkaars welbevinden.
- *Instrumenteel*: advies, hulp en mogelijkheden voor vrijetijdsbesteding.

Uit onderzoek blijkt dat vooral het meso- en microniveau een belangrijke rol spelen om burn-out en stress te voorkomen. Blijkt het in de *werksfeer* (mesoniveau) niet goed te gaan, dan kan een goede *privésfeer* (microniveau) de spanning tijdelijk opvangen. Omgekeerd kan ook. Eigenlijk kunnen deze beide niveaus *tijdelijk* de spanningen voor het andere niveau compenseren. De nadruk ligt hierbij op 'tijdelijk'. Indien de privésituatie te lang onder druk staat van werkproblemen, zullen zowel de privésituatie (microniveau) als het functioneren op het werk (mesoniveau) nadelig worden beïnvloed. Zo hebben veel privé-problemen dus ook een negatieve invloed op het werk.

9.3   Futurologische probleemoplossing als hulpmiddel

Voorafgaand aan een bespreking van de methode van futurologische (toekomstgerichte) probleemoplossing staan we eerst stil bij de betekenis van de term 'probleemoplossing'.

Bij training van probleemoplossing leren de deelnemers hoe zij problemen van diverse aard kunnen aanpakken. Het is dus een middel voor het ontwikkelen van strategieën, ofwel aanpakgedrag. Soms gaat een training van probleemoplossing samen met sociale-vaardigheidstraining. Dat wil zeggen dat men niet alleen aandacht schenkt aan de vraag 'Hoe pak ik de problemen aan?', maar ook aan de vraag 'Wat kan ik het beste doen?' Soci-alevaardigheidstraining legt dus de nadruk op wat iemand moet doen als zich een bepaald probleem voordoet (bijvoorbeeld verlegenheid).

Futurologische probleemoplossing heeft zowel betrekking op het hoe-aspect als op het wat-aspect. Deze manier van probleemoplossing richt zich op een (binnenkort) te verwachten probleem. De vraag is tweeledig:
1. Hoe kan ik het te verwachten probleem aanpakken?
2. Wat is de beste manier?

Het gaat dus om een reëel te verwachten probleem. Een voorbeeld:

> Mies is verpleegkundige in opleiding en is bang voor een bepaalde patiënt, X. Ze wil er in het team over praten, maar durft niet. Ze praat erover met haar praktijkbegeleider.

Er spelen in dit voorbeeld eigenlijk twee problemen, namelijk:
1. De angst voor patiënt X.
2. Het niet in het team durven praten over haar problemen.

Eerst moet duidelijk worden wat het werkelijke probleem is. Het gesprek met de praktijk-begeleider maakt duidelijk dat dit probleem 2 is. Welke blokkade, angst, belemmering is er, of: wat is de kern van probleem 2?

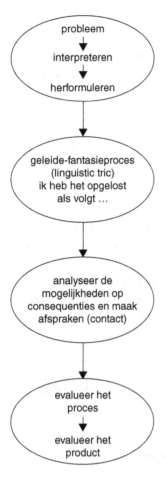

○ **Figuur 9.1**   Futurologische probleemoplossing aan de hand van het voorbeeld.

> Mies is gespannen en angstig. Ze is bang dat ze een slechte beoordeling krijgt als ze zich blootgeeft. 'Ze zullen denken dat ik niet opgewassen ben tegen de situatie,' aldus Mies.
>   Mies wil de spanning die ze ervaart beïnvloeden. Ze wil ervan af en vraagt dus om hulp om tot probleemoplossend gedrag te komen.

We geven een uitleg van de werking van deze methode aan de hand van het model in ○ figuur 9.1.

Het probleem is door het gesprek duidelijker geworden en geherformuleerd. Iets niet durven betekent ergens bang voor zijn. Ook dit moet duidelijk worden, wil de methode werken. Van Mies weten we nu het volgende:

> Probleemformulering: het niet in het team durven inbrengen van het probleem.
>   Eventueel angst: voor het ergste wat me kan overkomen, dat anderen zeggen dat ik niet tegen de situatie opgewassen ben, vernedering, afgewezen worden, pijn, verwondingen, ruzie, conflict, ontslag, slechte beoordeling, gevangenschap, anders ...

Nadat het persoonlijke element in het probleem duidelijk is geworden en men er tevens zicht op heeft gekregen hoe de angst de probleemoplossing of -hantering min of meer belemmert, wordt een 'linguistic tric' (taalkundige truc) toegepast. Deze rangeert de angst even op een zijspoor, waardoor er ruimte ontstaat om via 'geleide fantasie' de situatie te bekijken vanuit de optiek alsof het oorspronkelijke probleem al is opgelost (bijvoorbeeld 'Ik heb toen … gedaan en hij zei …, toen zei ik ….' enz.).

De linguistic tric is de drempel naar het futurologische (toekomst)aspect in deze methode. Er wordt net gedaan alsof het hele probleem al is opgelost. De persoon in kwestie heeft geen angst meer voor de concrete probleemsituatie. Alles is in orde. Het gaat dus om een wijze van praten. Praten alsof alles achter de rug is (dus niet: 'Ik zou zus of zo kunnen doen', of: 'Ik ben van plan dit of dat te doen', maar: 'Ik heb de zaak als volgt aangepakt', of: 'Ik ben naar hem toegegaan en ik heb dit en dat tegen hem gezegd'). De begeleider/supervisor moet ook in die trant praten. Hij stelt geïnteresseerde en kritische vragen om te voorkomen dat het allemaal te zweverig wordt. De begeleider/supervisor kan stimulerend werken door gebruik te maken van geleide fantasie.

Nu komt het aan op fantasie en zich inleven in de nieuwe situatie: 'Stel dat het probleem is opgelost. Je hebt geen angst meer voor de … En het ergste wat je kon overkomen, is allemaal meegevallen. Hoe ziet de situatie er nu voor je uit?' (taalkundige truc toegepast)

> **Voorstelling 1**
> (verpleegkundige)
> Mies: 'Ik heb over mijn angst voor patiënt X gepraat in het team. Anderen bleken ook moeite met hem te hebben.'
>
> **Indicator 1**
> (begeleider/supervisor)
> Vraag (geleide fantasie): 'Hoe heb je het gedaan, dat inbrengen, Mies?'

Wat te verstaan onder 'geleide fantasie'?

Hoewel er niet altijd duidelijk onderscheid wordt gemaakt tussen 'visualisatie' en 'geleide fantasie', is het onderscheid wel als volgt aan te geven:
- bij *visualisatie* gaat het om een voorstelling, een gedachteconstructie;
- bij *geleide fantasie* worden door de begeleider beelden (symbolen) aangereikt, waarop gereageerd kan worden: het denkproces wordt geleid via symbolen.

Een voorbeeld van visualisatie: 'Stel je voor, je loopt door die gang, je moet naar de directeur om iets vervelends mede te delen …', enzovoort.

Een voorbeeld van geleide fantasie: 'Het is een zomerse dag en je maakt een wandeling langs een rivier. Je bent op weg om iemand te bezoeken. Hoe ziet die iemand, die persoon eruit?'

We blijven hier van 'geleide fantasie' spreken, ook al kan het evenzeer gaan om 'visualisatie'.

Het gaat erom dat de verpleegkundige ruimte krijgt voor zijn fantasie door zich los te maken van de belemmerende angst. Hierdoor kan hij met zijn eigen creativiteit werken om oplossingen te vinden of te construeren voor het te verwachten probleem. Het is een 'ontwerpdenken', een denkproces waarin een gewenste situatie zo reëel mogelijk in beeld gebracht wordt. Het gaat dus niet om toekomstvoorspellingen, maar om een poging er zicht op te krijgen via welke weg de gewenste situatie te bereiken is.

Aanvankelijk is alle ruimte aanwezig om vrijuit te fantaseren, te hopen en te verlangen. Laat de beelden maar komen. In een later stadium komen de (intellectuele) analyses over de best mogelijke strategieën.

Het effect kan zijn dat er, dankzij de toekomst die we ons in dit rollenspel voorstellen, wegen tot een oplossing zichtbaar worden of dat we de problemen als minder bedreigend gaan zien. De zelfconditionering die kan ontstaan, zorgt dan voor een zekere strijdlust om de situatie aan te pakken.

Dat we spreken van geleide fantasie duidt erop dat we de fantasie binnen zekere banen willen leiden, dat we een proces willen laten verlopen volgens een gebaande weg. Dit geleiden moet helpen om over eventuele hobbels, drempels, blokkades en belemmeringen in het proces heen te komen of deze weg te nemen. Bij probleemoplossend werken gaat het erom stimulerend, motiverend en helpend bezig te zijn om tot nieuwe voorstellingen te komen en vooral eigen innerlijke vermogens te ontplooien. Wat voor therapie geldt, geldt ook hier, namelijk dat de mens die probleemoplossend bezig is, baat heeft bij zo min mogelijk suggesties van de begeleider(s). De interventies moeten dus tot een minimum beperkt blijven.

Wel is bij het oplossen van problemen van belang dat de begeleider (nu indicator) steeds toetst aan het redelijke en haalbare.

Kader 9.4 Rationeel denken

Volgens de psycholoog René Diekstra is een gedachte rationeel als ze (Diekstra, 1984):
1. realistisch is, dat wil zeggen gebaseerd op de objectieve werkelijkheid;
2. leidt tot het gewenste doel of helpt dat te bereiken;
3. niet leidt tot ongewenste persoonlijke gevoelens (bijvoorbeeld schaamte, schuldgevoel) of als ze helpt deze te voorkomen;
4. niet leidt tot ongewenste conflicten (bijvoorbeeld verbanning, gevangenschap) met andere mensen of als ze helpt deze te voorkomen.

Naar onze mening moet de nadruk liggen op het verzamelen van creatief materiaal, om achteraf te kijken naar praktische haalbaarheid. De indicator heeft de functie van 'vangrail langs de te banen weg'.

Weer terug naar Mies, voor een reactie op indicator 1.

Voorstelling 2
Mies antwoordt: 'Ik vind dat ik als verpleegkundige in opleiding heel kwetsbaar ben, omdat alle twijfels en onzekerheden beoordeeld worden. Maar ik wil nu graag van anderen horen wat hun ervaringen zijn met patiënt X. Zelf heb ik moeite met hem. Ik wil graag weten of het alleen aan mij ligt. Misschien kunnen jullie mij dan helpen na te gaan wat ik eraan kan doen. Daar is volgens mij een team ook voor. - Dat heb ik gezegd!'

Indicator 2
'Dat klinkt erg goed. Maar ging het echt zo gemakkelijk?'

Dit proces kan zich nog enige tijd voortzetten.

> Voorstelling 3
> Indicator 3 enzovoort.

Het proces gaat door totdat de betrokkene een aannemelijke strategie heeft ontwikkeld waarmee hij de situatie gaat aanpakken en totdat hij weet wat hij wel en niet zal zeggen. Dit gebeurt in de vorm van een analyse van de mogelijkheden en een overweging van de consequenties. Wat er nu nog moet gebeuren, is afspraken maken (eventueel een contract sluiten) door Mies en de begeleider:

Wanneer zal zij het probleem echt inbrengen in het team?

Wanneer kan de begeleider haar erop aanspreken?

De afspraken over de werkelijke afhandeling kunnen de rol vervullen van sociale steun. De afhandeling zou er als volgt uit kunnen zien.

> **Gemaakte afspraken, respectievelijk gesloten contract**
> 'Follow-up' na ... weken (datum ...) door middel van:
> 1. follow-upgesprek aan de hand van onderstaande vraag;
> 2. insturen van onderstaande vraag;
> 3. telefonisch beantwoorden van onderstaande vraag.
>   Wat is er gebeurd met hetgeen we afgesproken hebben? (aankruisen wat van toepassing is)
> - Het probleem heeft zich vanzelf opgelost en is niet meer actueel.
> - Ik heb gebruikgemaakt van hetgeen afgesproken is.
> - Ik heb niets gedaan en het probleem is er nog steeds, want:
>   - ik durf niet;
>   - het probleem heeft nog niet voor een aanleiding gezorgd waardoor ik de situatie kon aanpakken;
>   - ... (zelf in te vullen).
> - Na het gesprek zat ik er niet meer zo mee.

Ter afronding kan eerst de methode worden geëvalueerd en later ook nog het uiteindelijke verloop van het hele gebeuren. In het geval van Mies zou dat moeten gebeuren, nadat ze haar probleem in werkelijkheid in het team aan de orde heeft gesteld.

Voor deze methode van futurologische probleemoplossing vindt er via de taalkundige truc een verschuiving in de fantasie plaats vanuit de probleemsituatie naar de situatie waarin het probleem is opgelost. Het beeld van de situatie alsof het probleem al tot een oplossing is gebracht, geeft bekrachtiging. Eigenlijk maken we dagelijks gebruik van dit doen-alsof, soms in gedachten, soms hardop voor onszelf pratend. We stellen ons in onze verbeelding situaties voor: 'Op het moment dat hij dat (...) zegt, sta ik op en ga ik weg.'

Zo draagt deze probleemoplossingsmethode bij aan het duidelijk krijgen van de motivatiestrategie waarvan eerder in dit boek sprake was.

9.3.1 Positieve reacties

We besluiten deze paragraaf met enkele positieve reacties van verpleegkundigen, die via de methode van futurologische probleemoplossing een aan den lijve ervaren probleem aanpakten.

> 'Het werkelijke probleem is meestal anders dan het aangedragen probleem. Het probleem is niet dat ik gefrustreerd raak op die afdeling, maar dat ik ermee moet leren omgaan.'
>
> 'Het was grappig te merken dat het heel anders voelt als je zegt "ik heb zus en zo gedaan" dan wanneer je zegt "ik zou dat en dat kunnen doen".'
>
> 'Het probleem wordt ontward en vervolgens bekijk je: welk probleem pak ik het eerste aan en welk daarna?'
>
> 'Ik krijg wel in de gaten dat het probleem bij mijzelf ligt in plaats van bij een ander.'
>
> 'Meestal heb je de fantasie wel in je hoofd, maar nu moet je die uitspreken. Je wordt min of meer gedwongen er iets mee te doen.'
>
> 'Deze oefening werd een soort rollenspel over het telefoongesprek dat ik zou gaan voeren. Zo is het gegaan. En nu is het afgehandeld.'

9.4 Coaching

De zorg-, hulpverlenings- en dienstensector krijgen te maken met veranderingsprocessen. Deze veranderingsprocessen kunnen zowel betrekking hebben op nieuwe organisatiestructuren als op de introductie van nieuwe vaardigheden. Coaching speelt daarbij een belangrijke ondersteunende rol. Veelal is het de leidinggevende die als coach fungeert, maar op een bepaald gebied kan het ook een meer ervaren collega zijn. Het doel van coachen is: een team of een individu de weg aangeven om de eigen kwaliteiten te ontdekken en verder te ontwikkelen om gewenste doelen gemotiveerd te bereiken.

Door middel van coaching kan een verpleegkundige die aan het eigen handelen is gaan twijfelen, bijvoorbeeld ten gevolge van een acute geweldsituatie, weer zelfvertrouwen terugkrijgen.

Coaching is noodzakelijk om zorg, hulp of diensten van goede kwaliteit te kunnen blijven leveren. Immers, veranderde methoden, een tekort aan kennis en kunde en organisatorische veranderingen kunnen ook goedopgeleide mensen onzeker maken. Dit komt noch de kwaliteit van het werk, noch de werksfeer ten goede. Ook de terugkeer van een personeelslid op de werkplek na een periode van ziekte of langdurige afwezigheid kan door coaching versoepeld worden.

9.5 Effecten van geweld

Deze paragraaf gaat over geweld, maar geldt evenzeer voor verpleegkundigen die te maken hebben gekregen met andere heftige emotionele omstandigheden. Denk hierbij aan suïcide, automutilatie en dood. Ieder mens reageert verschillend op dergelijke momenten.

Geweld ondergaan is een ingrijpende ervaring, of men nu cliënt is of werker in de hulpverlening of gezondheidszorg. Met gewelderaringen kunnen alle mensen te maken krijgen. Het volgende is dan ook eigenlijk van toepassing op iedereen. Omdat dit boek geschreven is voor beroepsbeoefenaren, wordt uitgegaan van de beroepsbeoefenaar als slachtoffer van geweld. Schade die is opgelopen in de werksituatie, of deze nu fysiek, psychisch of materieel is of alles bij elkaar, dient zo goed mogelijk te worden afgehandeld.

Eerst wordt nagegaan wat geweld bij iemand teweegbrengt of kan brengen. Vervolgens wordt bekeken wat er beter wel en beter niet gedaan kan worden. Het betreft situaties waarin of een gebeurtenis waardoor extreem psychisch leed en/of fysiek geweld en/of psychisch niet verwerkt fysiek geweld is ervaren. Het gaat om vormen die buiten het normaal voor mensen draagbare vallen, zij het dat 'normaal draagbaar' uiteraard per persoon verschilt. Bovendien kunnen eerder opgedane ervaringen die niet of slecht verwerkt zijn, hierbij een rol spelen. Het kan gaan om plotselinge indringende herinneringen, nachtmerries en reacties op associatieve prikkels, zoals het rinkelen van glas, indien daaraan traumatische ervaringen zijn gekoppeld. Gedragingen en handelingen die hieruit voortvloeien zijn meestal: vermijdingsgedrag, prikkelbaarheid, angsten, extreme vermoeidheid, schrikachtigheid, afname van belangstelling voor de omgeving.

Deze verschijnselen kunnen vrij snel optreden na de gebeurtenis, maar soms ook pas na vele maanden of jaren. Als er geen goede verwerking plaatsvindt en deze verschijnselen zich voordoen, dan lijdt de persoon aan een PTSS (posttraumatische stressstoornis).

Het zal duidelijk zijn dat uit de volgende paragraaf ook richtlijnen afgeleid kunnen worden voor de opvang van cliënten die iets ernstigs is overkomen. Wij blijven hier echter de nadruk leggen op de werksituatie van de verpleegkundige.

Kader 9.5 Virtuele realiteit

De eerste onderzoeken onder leiding van de Amerikaanse psycholoog Hunter Hoffman (2004) naar behandeling van PTSS met virtuele realiteit zijn positief. Virtuele realiteit is gebaseerd op afleiding door middel van een met een computer gecreëerde wereld met beelden, stemmen en klanken, waaraan de persoon in kwestie blootgesteld wordt. Virtuele realiteit kan zowel fysieke als psychische pijn en angsten, zoals fobieën, reduceren (zie ▶ par. 2.4). Het is een mogelijkheid voor pijnbestrijding die aansluit bij de psychische component van pijn.

De methode wordt ook gebruikt om de fysieke pijn te reduceren bij pijnlijke behandelingen, bijvoorbeeld van brandwonden.

9.5.1 Getraumatiseerde teams en collegialiteit

Hele teams kunnen getraumatiseerd zijn, met als gevolg dat men de collega in de kou laat staan. Als men zijn eigen leed niet heeft kunnen verwerken, kan men dat van de ander niet invoelen. Van collegialiteit is op dat punt dan geen sprake. Combinaties van een aantal van onderstaande signalen geven de mate van getraumatiseerd zijn aan:

- twijfels omtrent de handelwijze van collega('s);
- terugpakken, een bepaalde collega tot zondebok maken, een collega 'op zijn bek laten gaan';

- uitspelen van collega('s) onderling of via cliënt(en);
- verwijten aan het team door hen in de steek gelaten zijn en dat daar geen aandacht aan wordt besteed;
- permanent proces van schuld toeschuiven aan 'de top', meestal in algemene bewoordingen van 'het hoofdgebouw' en dergelijke;
- algemene beschuldigingen en verwijten aan het team, de afdeling, de organisatie;
- depressieve reacties (vluchtend/hulpvragend);
- zeer frequent ziekteverzuim en/of vertrek;
- (collectieve) burn-out van de teamleden.

Voelt men zich niet gesteund in het team en door de organisatie, dan is dit een subjectieve beleving van de collega, ongeacht hoe anderen zo'n situatie inschatten.

Een voorval uit de praktijk illustreert dat er geen aandacht is voor het onveiligheidsgevoel van een verpleegkundige.

> Y. is tien jaar verpleegkundige. Zijn partner ook. Samen runnen zij hun gezin met twee jonge kinderen (8 en 5 jaar). Beiden vervullen thuis de rol van ouder. Doordat zij wisselende diensten hebben, is er altijd iemand thuis. Mochten zij beiden dienst hebben, dan is er een 'gastmoeder' beschikbaar; dit levert geen problemen op.
> Y. heeft geen dienst, zijn vrouw wel.
> Y. wordt vanuit de instelling opgebeld door het afdelingshoofd met de mededeling: 'Cliënt Z. is ontsnapt, weggelopen, en hij zei dat hij jouw huis wel wist te vinden en dat hij de boel wel in de fik zou steken en jou, je vrouw en de kinderen wat zou aandoen.'
> (Z. is opgenomen op een gesloten afdeling, maar volgt wel een resocialisatieprogramma. Hij was vroeger gewelddadig en 'vuurgevaarlijk'.)
> Y. is persoonlijk begeleider van Z., maar heeft in de begeleidingsgesprekken niets gemerkt van haat jegens hem.
> Y. raakt in paniek, haalt de kinderen naar binnen, sluit ramen en deuren.
> Y. is onzeker en twijfelt of hij de politie zal bellen. Zodra zijn partner thuiskomt, instrueert hij haar: 'Niemand naar buiten, geen deur opendoen, enzovoort.' Daarna gaat hij, onzeker, de late dienst in.
> Op de afdeling wil Y. erover praten. Je kunt toch niet zomaar thuis bedreigd worden.
> Onbegrip voor dit gevoel is de reactie van het hoofd van de afdeling en bij de sectormanager. 'Het zal allemaal wel loslopen.'
> Boosheid over dit onbegrip en het feit geen grip op de situatie te hebben maken Y. alleen maar boos en steeds bozer.
> Ook bij collega's vindt hij nauwelijks begrip.

Indien een verpleegkundige een zeer emotionele (o.a. gewelddadige) gebeurtenis meemaakt, dient dit zo snel mogelijk na het voorval aan de orde te komen in een opvanggesprek. Dit ter voorkoming van een verstoord of helemaal niet verwerken van de gebeurtenis, hetgeen weer kan leiden tot verharding in het beroep, ziekteverzuim en twijfel over het eigen functioneren. Dit kan uiteindelijk weer gevolgen hebben voor collegialiteit en werksfeer.

Nog een voorval uit de praktijk:

Een cliënt komt zijn kamer uitrennen en zwaait met een mes dat hij onder zijn trui verstopt hield. Hij steekt naar de verpleegkundige, die tegen de muur gedrukt staat. Na alarm lukt het een collega de cliënt te overtuigen om mee naar buiten te gaan. De verpleegkundige weet dan niet wat er buiten gebeurt, krijgt fantasieën over een neergestoken collega en gaat zich schuldig voelen. Gevoelens rond de hele situatie zijn schrik en angst. Nadat de cliënt door de politie is overmeesterd, wordt hij afgevoerd. Eerst worden de huilende mensen getroost. De verpleegkundige kon geen traan laten en vertrekt naar huis. Een slechte nachtrust en de gedachte 'Ik moet weer naar het werk' zorgen de volgende dag voor spanning. Tijdens de koffiepauze wordt er nog wel over het voorval gepraat. De verpleegkundige krijgt te horen dat ze niet per se hoeft te werken, maar dat het wel belangrijk is dat ze aanwezig is. Iemand van de FONA-commissie (fouten, ongelukken en 'near accidents') neemt na enkele dagen contact op en dan komen de emoties los. 's Nachts wordt de verpleegkundige vaak overstuur wakker.

Voordat deze verpleegkundige naar huis ging, had een opvanggesprek moeten plaatsvinden om 'stoom af te blazen' en om weer enigszins tot herstel te komen van het zelfvertrouwen en zelfbeeld (structurerend systeem). Terugkeer voor de volgende dienst is goed om het contact met het werk te houden en om de psychologische drempel laag te houden.

Kader 9.6 Reacties op een emotionele gebeurtenis

Na een geweldincident (of andere zeer emotionele gebeurtenis) kunnen zich de volgende reacties manifesteren:

- acute depersonalisatie tijdens het incident; mogelijk amnesie (geheugenverlies) achteraf;
- na enkele uren/dagen een heftige activiteit/emotionele reactie;
- bij stagnerende verwerking, duurzame dissociatie door vermijdingsgedrag en amnesie (geheugenverlies);
- chronische angstklachten, burn-outverschijnselen en arbeidsongeschiktheid door onverwerkt geweld;
- schrikreacties bij associatieve geluiden en/of bewegingen.

Wat na een emotioneel voorval beslist *niet* gedaan en gezegd moet worden (omdat het de verwerking kan belemmeren):
- sterk relativeren of weglachen van het leed;
- geen aandacht schenken aan het letsel en lijden;
- slechts informeren naar de neus, arm (lichamelijke omstandigheden) van slachtoffer(s) in plaats van naar het welbevinden van de hele persoon;
- het aanwakkeren van het slachtoffer-zijn, in de trant van 'ze moeten ook altijd jou hebben';
- wijzen op eigen schuld of risico van het beroep;
- als de dreiging met een sisser afloopt, de situatie beschouwen als voorbij, omdat het erger had kunnen aflopen;
- vertellen hoe erg je het zelf gehad hebt, wat je zelf ooit eens is overkomen, om daarmee het leed van de ander te bagatelliseren.

9.5.2   Wat kan de verwerking bevorderen?

Wat in algemene zin geldt voor de opvang van mensen die een schokkende of traumatische gebeurtenis hebben meegemaakt, gaat ook op voor de verpleegkundige. Voor de laatste (en andere beroepsgroepen) is er echter ook de zogenaamde secundaire traumatisering. Hiermee worden de heftige emotionele reacties bedoeld die beroepshalve ondervonden worden als gevolg van trauma's van cliënten en bijvoorbeeld suïcide door cliënten. Ook kan een verpleegkundige veronderstellen (al dan niet terecht) een fout te hebben gemaakt en daardoor nogal zeer emotioneel reageren. Dit zijn redenen om zo snel mogelijk een collegiaal opvanggesprek te hebben, enerzijds om de onzekerheid of het trauma niet te vergroten, anderzijds om veiligheidsmaatregelen te nemen.

Over traumaverwerking in algemene zin bestaan verschillende opvattingen. Werd er aanvankelijk van uitgegaan dat het belangrijk is om zo snel mogelijk na een voorval over het trauma te praten en dat het niet goed is het gebeuren te verdringen, tegenwoordig hoort men ook andere geluiden. Huub Buijssen bijvoorbeeld, psycholoog, stelt dat mensen de eerste uren, soms zelfs een paar dagen, na een traumatische ervaring verdoofd zijn en dat dit een gezonde reactie van het brein is om de klap gedoseerd te verwerken (Buijssen 2002 en 2004).

Naar aanleiding van een reeks schokkende gebeurtenissen (schietincidenten op scholen en rampen) zijn wetenschappers tot de conclusie gekomen dat het navertellen van wat men gevoeld, gezien en gehoord heeft, het trauma kan activeren en de stress kan doen toenemen, en wel in die mate dat dit niet met één of een paar gesprekken meer is af te doen. Verdringing en ontkenning moet alle ruimte geboden worden, vinden zij.

Aan de juistheid van de term 'verdringen' wordt inmiddels getwijfeld. Het zou meer gaan om vergeten, doordat men zich niet alle details van een gebeurtenis herinnert. Sommigen zullen zich volledig in activiteiten storten, om maar niet aan het traumatische te hoeven denken. Men poogt het hele gebeuren als het ware weg te stoppen. Welke gevolgen een aanvankelijk verdringen, vergeten, wegstoppen of ontkennen op den duur voor de persoon in kwestie kan hebben, is niet bekend Sommige psychologen geven er de voorkeur aan pas met de opvang te beginnen als zich na een maand signalen aandienen die op risico voor een PTSS wijzen.

Buijssen vindt dat de opvang zo bescheiden en sober mogelijk moet geschieden, bij voorkeur in de eigen omgeving, en dat compassie en erkenning van het slachtofferschap daarbij de belangrijkste elementen zijn. Dit geldt zowel in het algemeen als voor mensen die door hun beroep te maken krijgen met heftige emotionele gebeurtenissen, al is de aanpak van de opvang verschillend. Een verpleegkundige heeft na een incident gedachten en gevoelens over wat hem als persoon is aangedaan én wat het voor hem als verpleegkundige betekent: voor zijn werk en manier van werken. Naast zijn persoonlijke verwerking zijn ook zijn werk en de daarmee samenhangende kennis, kunde en het zelfvertrouwen in het geding. De kans is groot dat hij zijn gebruikelijke bezigheden weer zo snel mogelijk zal willen oppakken, en vaak zal hij ook verder moeten met de cliënt die hem iets heeft aangedaan.

De voorkeur gaat daarom uit naar een zo snel mogelijk zorgen voor collegiale opvang na een heftige emotionele gebeurtenis. De verpleegkundige in die toestand mag niet gaan twijfelen aan het eigen functioneren. Gebeurtenissen die met het werk samenhangen, moeten snel opgepakt worden om te voorkomen dat ze zijn privésituatie (onnodig) gaan belasten. Het is vooral de stijl van een collegiaal opvanggesprek die ervoor moet zorgen dat het traumatische effect niet vergroot wordt en dat de verpleegkundige door erkenning en door een collegiale werksfeer als vanouds zijn werk kan blijven doen, zonder weerslag op zijn persoonlijke effectiviteit.

Een collegiaal opvanggesprek kan schadelijk zijn. Dat is het geval als er te veel druk wordt uitgeoefend door onder andere suggestieve vragen te stellen. Er mag evenmin gevist worden naar meer dan de globale details van het incident. Lukt het na een opvanggesprek niet om weer verder te werken of is de verpleegkundige volgens collega's nog te veel onder de indruk van het gebeurde, dan is het raadzaam ofwel andere taken over te nemen ofwel het werk (de dienst) te beëindigen. Dat geldt eens te meer als de kwaliteit van zorg en hulp voor volgende cliënten in het geding zou komen.

Op grond van al deze overwegingen wordt gesteld dat het collegiale opvanggesprek de verpleegkundige die iets is overkomen, vooral moet helpen om een helder zicht te krijgen op het gebeurde. Als de verpleegkundige er behoefte aan heeft, moet hij de kans krijgen om over het voorval te praten met de collega die hij daarvoor opzoekt. Een collega die weet wat er gebeurd is of duidelijk merkt dat er iets aan de hand is, kan daartoe ook zelf het initiatief nemen. Belangrijk is dat de collegiale opvang de functie heeft van klankbord voor de ander, om deze te helpen 'alles weer op een rijtje te krijgen'. Belangrijk is dat de opvangende collega eerst benadrukt dat de uiterst emotionele gebeurtenis voorbij is. Het gesprek is een gesprek achteraf over iets wat gebeurd is. Het is een poging om het collega-slachtoffer te helpen weer grip op zijn eigen voelen en denken te krijgen. Uiteindelijk gaat het om een cognitieve reconstructie van het gebeurde die bijdraagt aan herstel van zelfcontrole.

Kader 9.7 Dromen

Van de functie van dromen wordt gezegd dat het overbelasting van het geheugen moet voorkomen. Slapen is nodig om indrukken op te slaan, te verwerken en te kunnen herinneren. Slapen helpt ook om problemen die je overdag niet hebt kunnen oplossen, opgelost te krijgen. Er wordt gedurende het slapen buiten vaste denkkaders getreden. Er zijn mensen die naast hun bed altijd pen en papier hebben liggen, omdat ze 's nachts creatieve ingevingen krijgen voor onopgeloste problemen. In de droom worden allerlei herinneringen, soms op een bizarre manier, met elkaar verbonden. Daardoor kunnen dromen vaak merkwaardige beelden teweegbrengen. Traumatische ervaringen kunnen in dromen een emotionele lading krijgen, waardoor ze bij het wakker worden versterkt zijn.

In het opvanggesprek met een collega of leidinggevende mag geen be- of veroordeling van het handelen aan de orde komen. Dit belemmert het verwerken. Belangrijk is de collega eerst zijn zelfvertrouwen en zekerheid terug te laten winnen door duidelijk te maken dat erin geloofd wordt dat hij het beste heeft gedaan wat in die omstandigheden mogelijk was. Anders had hij het wel anders gedaan. Hiermee wordt het corrigerend systeem (zie ▶ hfst. 4) ondersteund. Mocht er toch twijfel over het handelen of de vaardigheden (blijven) bestaan, dan dient dit in een later stadium aan de orde te komen, en wel op het moment dat er rationeel over gepraat kan worden.

Kader 9.8 Richtlijnen opvanggesprek

Ook als er niets gevoeld wordt, de dreiging over is, of als er machoreacties zijn in de trant van 'Ik moet het aankunnen', gelden voor een opvanggesprek toch de volgende richtlijnen:

- De collega voorbereiden op wat er allemaal nog kan komen aan fysieke, psychische en sociale reacties (maagklachten, angsten, nieuwsgierige vragen enz.) en hem vertellen dat dit normale reacties zijn op een abnormale situatie.
- Zakelijk, zonder druk uit te oefenen of met een soort waarheidsvinding bezig te zijn, een juiste, globale reconstructie maken van de hele gebeurtenis (bijvoorbeeld linkervuist of rechtervuist, van boven, hoe …?), met als doel:
  - het gebeurde duidelijk te krijgen;
  - gedeeltelijke uitdoving te bewerkstelligen.
- Aanraden aangifte te doen bij de politie (vooral in geval van duurzaam leed belangrijk, maar ook voor het rechtvaardigheidsgevoel). Vaak leidt dit tot een zakelijk verslag in de vorm van een proces-verbaal. Het is mogelijk sinds 2010 om anoniem aangifte te doen. Laat je daarover informeren, als je wilt dat jouw identiteit niet bekend wordt bij de dader.
- Ervan uitgaan, en dat ook bevestigen, dat de persoon het best mogelijke heeft gedaan op dat moment in die omstandigheden.
- Aandacht besteden aan de verjaardag van de geweldsituatie; als de persoon na een jaar nog niet normaal kan functioneren is er sprake van chronische rouw. Vaak komt dit doordat artsen tabletjes voor slaap en rust voorschrijven en er geen ruimte meer is voor emotionaliteit, met als mogelijk gevolg een soort 'verslaving' aan deze middelen, soms zelfs levenslang.

Hoe een opvanggesprek verloopt, is in ◘ figuur 9.2 schematisch weergegeven.

Sociale steun biedt de volgende mogelijkheden en onmogelijkheden.
- Omdat de verpleegkundige als slachtoffer van geweld worstelt met verantwoordelijkheidsgevoelens, is het belangrijk dat een chef, teamleider, supervisor of directeur zo snel mogelijk contact heeft met het personeelslid.
- Naarmate de problematiek heviger is, kan de opvang beter in handen zijn van niet-directe collega's (zelfbeeldproblemen, vertrouwen, niet voor elkaar onder willen doen, enzovoort).
- Het is psychologisch beter te spreken van buitengewoon verlof dan van ziek zijn.

Kader 9.9 De amygdala

De amygdala is in ► kader 4.5 beschreven als deel van het limbisch systeem en als soort centrum van de emotionele intelligentie.

Na een traumatische ervaring, ook na verwerking ervan, zal de amygdala een verhoogde gevoeligheid houden voor soms alledaagse situaties.

Er is hier steeds uitgegaan van extreme gebeurtenissen. Verpleegkundigen die werken in situaties waarin ze vrij vaak geconfronteerd worden met geweld of heftige emoties zon-

Opvanggesprek

Houd je aan de volgorde van de nummers en doe tijdens het gesprek geen stap terug

– sfeer van vertrouwen

– vertrouwelijke sfeer

– relationeel, luisterend

– doorvragend voor reconstructie

1 – gespreksopening, uitdrukking van steun
– uitspreken van de aanleiding

2 – kun je vertellen wat er gebeurd is?

3 – vat in eigen woorden samen

– kun je nog een keer vertellen wat je zag, hoorde, rook enzovoort?
– wat er ook gebeurt, het is een normale reactie op een abnormale situatie

---

keuzemogelijkheden in een sfeer van collegialiteit (koffie, thee o.i.d.)
(enkele suggesties)

4 Wat heb je vandaag gedaan voorafgaand aan ...
en/of:
5 Laat vrijuit praten
en/of:
6 Heb je ooit eerder iets dergelijks meegemaakt?

– hoe gaat/moet het nu verder volgens jou?
– probeer zicht te krijgen op je privésituatie en de gevolgen daarvoor

– toewerken naar formele regelingen, afspraken en verder contact e.d.

– collegiale steun aanbieden, overdracht, eventueel hulp aanbieden.

7 – wat ga/wil je nu doen?
– vangt iemand je thuis op?
– enzovoort

8 – zakelijke afspraken maken, regelingen treffen
– ik/wij als collega('s) zal/zullen nu ...

9 – ik bel je nog/kom langs op ...

■ **Figuur 9.2** Verloop van het opvanggesprek.

der dat er sprake is van extreme situaties, kunnen ook van tijd tot tijd bijeenkomen om gezamenlijk - enigszins informeel - 'stoom af te blazen'. De organisatie moet hiertoe de mogelijkheid bieden.

Er kan zich ook een opvallende gedragsverandering voordoen bij een collega, een collega die men tot nu toe heel anders kende. Een voorzichtige poging om 'het er eens over te hebben' kan uitmonden in een geprikkelde reactie. Dan is er kennelijk iets aan de hand waarover hij liever niet praat. Het kunnen privéproblemen zijn, psychologische drempels, maar ook samenwerkingsproblemen of een gebrek aan vertrouwen in de organisatie. Het er niet over willen praten geeft aan dat het als onveilig wordt gezien, als een te groot risico of dat de collega de gevolgen ervan niet kan overzien. Deze geslotenheid is meestal terug te voeren op een aantal categorieën van signalen:

1. gevoelens van onveiligheid;
2. onderdrukken of achterhouden van aangedaan leed;

3. beschadiging van het zelfvertrouwen ten gevolge van ondervonden leed of geweld;
4. gevoelens van ongemak en afnemend welbevinden, toenemende stress en burn-out;
5. materiële schade, zonder behoefte daarover te praten en met een gebrek aan vertrouwen in een goede afwikkeling door de organisatie;
6. pogingen om één of meer anderen (collega's of cliënten) niet af te vallen of anderszins in moeilijkheden te brengen;
7. persoonlijke verwerking van leed en schade;
8. onder druk staan van derden om te zwijgen;
9. een ontwrichte teamcultuur.

Elke categorie signalen bestaat weer uit een reeks subsignalen. Het zou te ver voeren deze in de context van dit boek te behandelen, maar die subsignalen zijn opmerkingen als 'Je kunt hier ook niemand vertrouwen' en dergelijke.

Als deze signalen spelen en het samenwerken belemmeren, is het zaak er aandacht aan te besteden. Enerzijds om als collega een gesprek te openen, anderzijds om voor te stellen met de leidinggevende of een vertrouwenspersoon te gaan praten.

9.5.3 Beroepshouding

◘ Figuur 9.2 is een *schematische weergave* van het opvanggesprek. Bedenk daarbij dat het geen hulpverleningsgesprek is, maar een collegiaal gesprek. Hierin passen ook opmerkingen als 'Ik weet even niet wat ik moet zeggen, maar ik luister wel,' of 'Sorry, dat had ik beter niet kunnen zeggen, even opnieuw …'. Kortom: als collega mag je jezelf herstellen. Daarnaast is een zo persoonlijk mogelijke stijl belangrijk.

Met de toegevoegde begrippen worden de intenties bedoeld en geen letterlijke uitspraken.

> **Kader 9.10 Formulier geweldincidenten**
>
> Tijdens het opvanggesprek kan men besluiten een *Formulier geweldincidenten* in te vullen. Zo'n formulier kan per instelling verschillen. Het invullen kan bijdragen tot de reconstructie van de gebeurtenis. Indien men tijdens het gesprek alle aandacht wil schenken aan de collega/het slachtoffer zelf, kan men het formulier ook de volgende dag invullen. Belangrijk is echter dat degene die het aangaat, erbij aanwezig is en zo nodig gegevens kan aanvullen. Hierna een (leeg) voorbeeld.
>
> Het invullen van een Formulier geweldincidenten vindt allereerst plaats ten behoeve van degene die het overkomen is en de collega's, respectievelijk het team, maar ook voor de eventuele verwijzing of een arbodienst. Tevens biedt registratie de mogelijkheid om de aard van de calamiteit en het aantal voorvallen te inventariseren.
> *Procedure*
> Slachtoffer en collega vullen het Formulier geweldincidenten gezamenlijk in als onderdeel van de collegiale opvang.
> Het ingevulde Formulier geweldincidenten kan worden ingezien door het verantwoordelijk management en collega's.

Formulier geweldincidenten

Personalia:
collega/slachtoffer van een geweldincident

naam _____ m/v
functie_____ stagiair(e) ja/nee

datum incident: __ /__   tijdstip_____dag/nacht

verwondingen:

Weergave van de gebeurtenis (reconstructie):

(Eventueel bladzijden tussenvoegen: aantal ___
Ga naar volgend blad ___
blad___)

Wie was uw aanvaller?

naam_____ m/v _____
adres_____ plaats

Aanvaller is   ○ cliënt   ○ familie van cliënt
                ○ buurtgenoot   ○ anderszins, nl. _____

Hoe lang duurde het incident in minuten? _____ min. (subjectieve beleving)

Aard van het geweld:
Bent u in woord en/of gebaar bedreigd met fysiek geweld, de dood of gijzeling?
ja/nee

Zo ja, wilt u dan onderstaande vragen beantwoorden?
Werd u bedreigd met:

○ vuist   ○ mes   ○ pistool   ○ voorwerp
○ bedreiging van huis en haard in toekomst
○ anderszins, nl.:   _____
                    ○ seksuele intimidatie
                    ○ racistische opmerkingen
                    ○ discriminerende opmerkingen

Wie werden bedreigd?

○ ikzelf   ○ naasten (privé)

○ collega(e)   ○ anderen, nl. _____

Bent u het slachtoffer geworden van fysiek geweld? ja/nee

Zo ja, wilt u dan onderstaande vragen beantwoorden?
Wat was de aard van het fysiek geweld?

○ slaan   ○ wurgen   ○ krabben

○ bijten   ○ schoppen   ○ vasthouden

○ steken   ○ knijpen   ○ gooien

○ haren trekken ○ schieten   ○ anderszins, nl. _____

Kwam het geweld   ○ onverwacht?   ○ tijdens conflict?

                   ○ aangekondigd?

Hoe kwam het tot ontzetting/bevrijding?

door   ○ mijzelf   ○ collega

                    ○ cliënt   ○ anderszins, nl. _____

Definitieve of voorlopige afwikkeling vindt plaats op __ /__ /__ (agenderen!),
door: _____

Nazorg/afwikkeling:
datum gesprek(ken): _____ _____ _____ _____

Is collega/slachtoffer naar aanleiding van het incident met buitengewoon
verlof (i.p.v. ziekmelding)? ja/nee

Heeft collega/slachtoffer enig moment gehad dat hij/zij dacht dat het laatste
uur geslagen had? ja/nee

Het Formulier geweldincidenten wordt toegezonden aan een persoon en/of
commissie die zo spoedig mogelijk contact opneemt om verdere stappen te (kunnen)
ondernemen, zoals: hulp, verwijzingen en dergelijke.

De inhoud van het Formulier geweldincidenten wordt zo nodig telkens opnieuw
met de betrokkenen besproken.

9.6   Herstel van het contact met de cliënt

Na een hevig emotionele gebeurtenis voor de verpleegkundige dient natuurlijk ook meteen aandacht te worden besteed aan de cliënt. Ook voor hem kan het een ingrijpend, schokkend, zeer emotioneel of traumatisch gebeuren zijn geweest. Als alles achter de rug is, is het zinvol een moment te kiezen waarop aan herstel van het contact met de cliënt gewerkt kan worden. Het gaat dan om enige vorm van excuus, het weer goed maken, verzoening. Hoe en wat precies is van tal van factoren afhankelijk. Mogelijk wil de verpleegkundige de cliënt voorlopig niet zien of heeft de verpleegkundige zich tijdelijk ziek gemeld of is hij met buitengewoon verlof. Het kan gezien het gebeurde ook zijn dat verzoening voorlopig een onmogelijke opgave is. Misschien is de toestand van de cliënt van dien aard dat hij zich niets meer van het voorval herinnert of in een crisis verkeert. Het doel van herstel van het contact met de cliënt is immers weer met elkaar verder te kunnen. Men moet gezamenlijk nieuwe ervaringen opdoen, waardoor er weer vertrouwen in elkaar kan ontstaan. Een simpel excuus is daarvoor niet voldoende. Dit is tevens een reden om hier zowel tijd voor te nemen als er energie in te steken, bij voorkeur met een neutrale gespreksleider erbij. Dit zou een geestelijk verzorger kunnen zijn.

Een andere overweging voor het aanraden of juist afraden van een verzoenend moment heeft te maken met het toestandsbeeld, de handicap of de stoornis van cliënt.

Een verpleegkundige die slachtoffer is geworden, kan voor de verwerking de behoefte voelen om met de cliënt, de veroorzaker, te praten. In de behoefte om het eigen zelfbeeld (structurerend systeem; zie ▶ hfst. 4) weer op orde te krijgen kan het slachtoffer zoeken naar antwoorden op vragen omtrent de zin van de gebeurtenis/het geweld, vaak een antwoord op de vraag 'Waarom ik?'.

Ook kan de behoefte bestaan om de cliënt te laten merken wat hij teweeg heeft gebracht. Dit kan variëren van de wens tot erkenning tot wraak koesteren of schuld toewijzen. Ook kan er behoefte zijn om de emoties, agressieve gevoelens kwijt te raken bij de betrokken cliënt.

Het afraden of juist aanraden van herstel of verzoening dient serieus te worden overwogen. Een confrontatie of contact moet immers wel een positief effect hebben. In het geval van een veroorzaker/cliënt met persoonlijkheidsstoornissen kan het positieve effect betwijfeld worden.

Overwegingen die een rol moeten spelen zijn:

- Is men er absoluut zeker van dat het gewenste effect zal worden bereikt?
- Is er sprake van een negatieve band tussen verpleegkundige en cliënt, dat wil zeggen is men een soort gevangene van elkaar geworden, omdat men in gedachten met elkaar en de gebeurtenis bezig blijft?
- Is er sprake van invoelbaarheid bij de veroorzaker/cliënt, kan er dus een appel worden gedaan op zijn gewetensfuncties?
- Kan de veroorzaker/cliënt tot berouw en dus tot schuldverwerking komen (dan is excuus mogelijk en echt), waardoor er voor de cliënt nieuwe toekomstperspectieven ontstaan?
- Kan er een derde persoon bij zijn, die door zowel verpleegkundige als cliënt geaccepteerd wordt en bereid is het gesprek te sturen en een steun voor beide partijen kan zijn?

Ook het niveau van de cliënt is een bepalende factor. Voor sommige verstandelijk gehandicapten zal men in dit kader niet veel verder kunnen komen dan de opmerking 'Het ging even mis, hè? Zullen we nu maar …' Ook deze woorden, en op de juiste toon, kunnen een verzoenende werking hebben.

Kader 9.11 Verzoening

Verzoening is interactioneel en relationeel, en moet dus van beide kanten komen. Het gaat om herstel van het contact. Verzoening is toekomstgericht, ongeacht hetgeen is voorgevallen. Iemand zijn daad vergeven kan samengaan met verzoening, maar is geen voorwaarde om tot verzoening te komen. Vergeving is gebaseerd op het feit dat de ander beschouwd wordt als schuldig, ongeacht of hij dat zelf zo ervaart. Het is een zaak van het slachtoffer of hij de ander zijn agressief-gewelddadig gedrag kan vergeven. Ook al is er sprake van verzoening, momenten van behoefte aan vergelding zijn, afhankelijk van de aard van de relatie, niet uitgesloten. Zeker als soortgelijke incidenten zich met dezelfde cliënt of collega opnieuw voordoen.

9.7 Cliënten met HBV- of hiv-besmetting of aids

Welk beleid bestaat voor de omgang met cliënten die besmet zijn met het hepatitis-B-virus (HBV), het humaan immunodeficiëntievirus (hiv) of die aids hebben? Bij penetratie van de huid door prikken, bijten en snijden, bij huidverwondingen of via contact met slijmvliezen (bijvoorbeeld bloedend mondslijmvlies) kunnen HBV en hiv worden overgebracht. Verpleegkundigen die te maken krijgen met cliënten die gesepareerd moeten worden, kunnen het risico lopen op verwondingen. Bepaalde cliënten bijten – of dreigen ermee – als verdediging tegen verpleegkundigen die in hun nabijheid komen. Het personeel dreigen met 'bevuilde' spuiten kan voor sommige cliënten ook een middel zijn om mensen op afstand te houden of onder druk te zetten om iets voor elkaar te krijgen. Cliënten die met HBV of hiv besmet zijn of aids hebben, kunnen ook psychosociale problemen krijgen en zich machteloos, angstig, boos of agressief voelen; juist vanwege hun omstandigheden.

Voor het personeel geldt in deze, dat zij volgens een vast protocol moeten werken. Het afdelingshoofd of leidinggevende kan aangeven welke weg hierbij moet worden bewandeld. Er wordt van uitgegaan dat het protocol altijd in de computer te vinden is.

Het kan voorkomen dat de verpleegkundige een risicodragend contact heeft met een aidscliënt. Deze heeft de verpleegkundige bijvoorbeeld gebeten. Of de verpleegkundige heeft, bij het prikken, zichzelf per ongeluk ook geprikt. Mogelijk zijn voorzorgsmaatregelen niet in acht genomen, doordat de verpleegkundige nog niet wist dat de cliënt besmet was. Dit moet direct worden gemeld bij de leidinggevende, zodat het protocol in deze kan worden gevolgd.

9.8   Veiligheidsgevoel en veiligheidsbeleid

Beroepsmatig handelen in lastige situaties en onder vervelende omstandigheden benadrukt het belang van een veiligheidsgevoel. Zich veilig voelen hangt in sterke mate af van het beleid op dit terrein. We geven de volgende omschrijvingen van de met elkaar samenhangende begrippen.

9.8.1   Veiligheidsgevoel

Veiligheidsgevoel is het subjectieve beleven van steun en begrip van collega's, maar vooral van superieuren, voor de soms moeilijke omstandigheden waaronder gewerkt moet worden (mesoniveau; sociaal-emotioneel niveau).

9.8.2   Veiligheidsbeleid

Veiligheidsbeleid staat voor de voorwaarden die een instelling biedt om optimaal te kunnen functioneren als beroepsbeoefenaar. Het veiligheidsbeleid komt onder meer tot uitdrukking in protocollen (zie ▶ hfst. 1; mesoniveau; instrumenteel niveau).

In ▶ hoofdstuk 1 kwam de samenhang van verantwoordelijkheid en aansprakelijkheid al aan de orde in relatie tot het werken met cliënten. Het werd daar *beroepsverantwoordelijkheid* genoemd. Iedereen draagt, buiten het werk om, ook persoonlijke verantwoordelijkheid. De persoonlijke verantwoordelijkheid geldt echter ook binnen het werk. Het is dan een aspect van de beroepsverantwoordelijkheid. Persoon en beroepsbeoefenaar zijn immers niet van elkaar te scheiden.

Aansprakelijkheid wordt beschouwd als de sociale kant van verantwoordelijkheid. Het veiligheidsgevoel wordt in hoge mate bepaald door het dragen van (mede)verantwoordelijkheid voor het veiligheidsbeleid op de afdeling en de collegialiteit die men elkaar biedt. Op die collegialiteit kan men worden aangesproken. Zeker als het gaat om zaken waarin men (blindelings) op elkaar moet kunnen vertrouwen.

◘ Figuur 9.3 geeft een voorbeeld van samenhang tussen veiligheidsgevoel en veiligheidsbeleid. Op deze wijze is er voor elke situatie een protocol op te stellen.

Uit de volgende praktijksituatie wordt duidelijk welke tekorten er kunnen bestaan ten aanzien van sociale steun en veiligheid.

Even na elven werd een gewonde man, meneer D., binnengebracht op de Spoedeisende Hulp. In eerste instantie reageerde hij verward, maar niet agressief-gewelddadig. Nadat even op hem was ingepraat, sprong hij op en glipte langs de behandelend verpleegkundigen. Ineens begon hij te slaan en te schoppen. Een collega drukte de alarmknop in, maar daar werd niet op gereageerd. Na enige tijd lukte het om D. te kalmeren, maar de collega liep daarbij verwondingen aan gezicht en benen op. De verpleegkundigen konden wegkomen, maar de patiënt rende achter hen aan. Eenmaal gevlucht in het kantoortje, kregen de verpleegkundigen vrij snel assistentie. Zij bleven zitten met een knap ongelukkig gevoel.

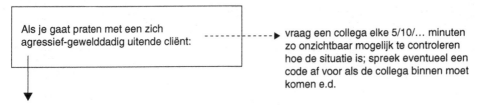

Als je gaat praten met een zich agressief-gewelddadig uitende cliënt: ‑ ‑ ‑ ‑ ‑ ‑ ‑ ‑ ‑▸ vraag een collega elke 5/10/… minuten zo onzichtbaar mogelijk te controleren hoe de situatie is; spreek eventueel een code af voor als de collega binnen moet komen e.d.

– houd afstand t.o.v. de cliënt
– spreek rustig
– maak geen plotselinge gebaren of bewegingen
– let erop dat er een uitweg is
– enzovoort

■ **Figuur 9.3**   Samenhang tussen veiligheidsgevoel en veiligheidsbeleid.

Leren hanteren van agressie

10.1   Handleiding bij het analyseren van casuïstiek

Deze handleiding is bedoeld als hulpmiddel en zal niet als vanzelfsprekend tot een oplossing leiden, maar wel tot inzicht in factoren die inherent zijn aan een complexe situatie en die bepalend zijn voor het al dan niet escaleren tot geweld. Deze handleiding is een denkschema, waarbij men – naar behoefte – willekeurige pijlen kan volgen. De terminologie is al besproken in de voorgaande hoofdstukken van dit boek. De vier vragen die in ▶ paragraaf 1.1 werden genoemd, worden hier weer behandeld.

Indien men in het team gebruik gaat maken van deze handleiding, dient men ervoor te zorgen dat de teamleden de gehanteerde begrippen eenduidig interpreteren.

Geregeld komt in de tekst de volgende regel voor: 'Voorlopige conclusies zijn: ...' Dan kunnen eventuele conclusies en/of beleidsafspraken worden geformuleerd ten aanzien van het betreffende aspect in de analyse. Het is van belang dat de gespreksleider ervoor zorgt dat niet wordt uitgeweid. Dit model leent zich goed voor een bespreking waarin een verpleegkundige of hulpverlener een cliënt 'inbrengt' en een ander telkens de vragen stelt (supervisie-/intervisiemodel).

10

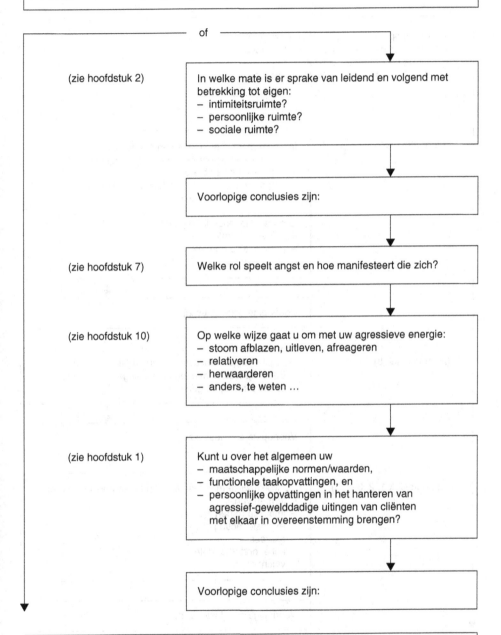

1. Hoe ga ik om met mijn eigen agressie, vooral in relatie tot en/of interactie met de cliënt?

of

(zie hoofdstuk 2)

In welke mate is er sprake van leidend en volgend met betrekking tot eigen:
– intimiteitsruimte?
– persoonlijke ruimte?
– sociale ruimte?

Voorlopige conclusies zijn:

(zie hoofdstuk 7)

Welke rol speelt angst en hoe manifesteert die zich?

(zie hoofdstuk 10)

Op welke wijze gaat u om met uw agressieve energie:
– stoom afblazen, uitleven, afreageren
– relativeren
– herwaarderen
– anders, te weten …

(zie hoofdstuk 1)

Kunt u over het algemeen uw
– maatschappelijke normen/waarden,
– functionele taakopvattingen, en
– persoonlijke opvattingen in het hanteren van agressief-gewelddadige uitingen van cliënten met elkaar in overeenstemming brengen?

Voorlopige conclusies zijn:

Beschrijf hetgeen uit het voorgaande valt te concluderen en maak een en ander bespreekbaar. Ga vervolgens naar vraag 2.

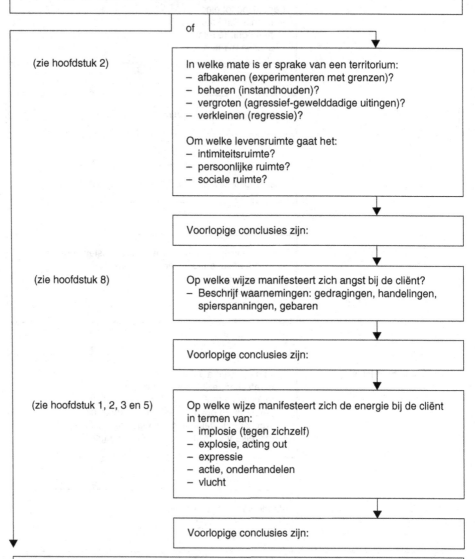

2. Hoe gaat de cliënt om met eigen agressie (agressieve energie)?

o Wordt op positieve wijze geuit (constructief).
o Wordt op negatieve wijze geuit (destructief).
o Wordt gericht tegen zichzelf.
o Wordt gericht tegen zichzelf en anderen.

of

(zie hoofdstuk 2)

In welke mate is er sprake van een territorium:
– afbakenen (experimenteren met grenzen)?
– beheren (instandhouden)?
– vergroten (agressief-gewelddadige uitingen)?
– verkleinen (regressie)?

Om welke levensruimte gaat het:
– intimiteitsruimte?
– persoonlijke ruimte?
– sociale ruimte?

Voorlopige conclusies zijn:

(zie hoofdstuk 8)

Op welke wijze manifesteert zich angst bij de cliënt?
– Beschrijf waarnemingen: gedragingen, handelingen,
  spierspanningen, gebaren

Voorlopige conclusies zijn:

(zie hoofdstuk 1, 2, 3 en 5)

Op welke wijze manifesteert zich de energie bij de cliënt
in termen van:
– implosie (tegen zichzelf)
– explosie, acting out
– expressie
– actie, onderhandelen
– vlucht

Voorlopige conclusies zijn:

**Beschrijf hetgeen uit het voorgaande valt te concluderen en maak beleidsafspraken. Ga
vervolgens naar vraag 3.**

3. Wat moet ik of wil ik als verpleegkundige met de agressie of agressief-gewelddadige uitingen van de cliënt?

of

(zie hoofdstuk 1, 3 en 7)

In welke mate is de cliënt:
– leidend en ik volgend?
– volgend en ik leidend?
Welke manieren zijn nodig om weer leidend te worden?

Voorlopige conclusies zijn:

(zie hoofdstuk 1 en 7)

Zijn er mogelijkheden voor verbale communicatie?
Kunt u nagaan of uw verbale en non-verbale communicatie overeenstemmen?
Kunt u gebruikmaken van verbale verweervormen?
Bent u bereid zo geweldloos mogelijk met de cliënt om te gaan?
Welke verweervormen overweegt u?

Voorlopige conclusies zijn:

(zie hoofdstuk 4, 7 en 8)

Kent u de motivatiestrategie van de cliënt in gegeven omstandigheden?
Kent u uw eigen motivatiestrategie in deze interactie?

Voorlopige conclusies zijn:

(diverse, o.a.: hoofdstuk 2 en 6)

In welke mate kunt u afgaan op uw intuïtie en/of uw psychische kracht gebruiken?
Kunnen hierbij nog zaken als:
– sekse
– kicks
– spanningsbehoefte
– regels
– structureel geweld
– andere …
een verhelderende rol spelen?

Voorlopige conclusies zijn:

Beschrijf hetgeen uit het voorgaande valt te concluderen en maak beleidsafspraken met …

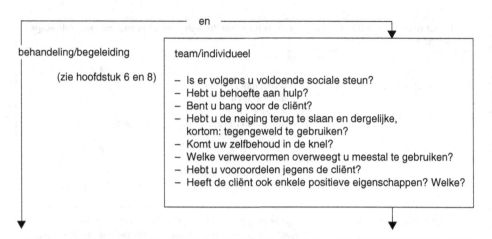

behandeling/begeleiding

(zie hoofdstuk 6 en 8)

en

team/individueel

– Is er volgens u voldoende sociale steun?
– Hebt u behoefte aan hulp?
– Bent u bang voor de cliënt?
– Hebt u de neiging terug te slaan en dergelijke,
  kortom: tegengeweld te gebruiken?
– Komt uw zelfbehoud in de knel?
– Welke verweervormen overweegt u meestal te gebruiken?
– Hebt u vooroordelen jegens de cliënt?
– Heeft de cliënt ook enkele positieve eigenschappen? Welke?

Formuleer, alvorens vraag 4 te beantwoorden, op grond van alle conclusies, afspraken en maatregelen – zoals in deze handleiding beschreven – de te nemen stappen en het te volgen beleid. Ga daarna voor vraag 4 naar paragraaf 10.2 en de volgende.

10.2 Agressie Programma Aspecten Methode

In deze paragraaf staat de vierde vraag uit ▶ paragraaf 1.1 centraal, namelijk: 'Kan ik de cliënt helpen leren omgaan met eigen agressie? Zo ja, hoe?' Het gaat hierbij om een plan van aanpak of (be)handelplan dat op de persoon van de cliënt is afgestemd. Hiervoor wordt een bepaalde methode gevolgd: een multidisciplinaire aanpak waarin zo goed mogelijk gebruik wordt gemaakt van de specifieke deskundigheid en kwaliteiten van de betrokken personeelsleden. Deze methode hebben we Agressie Programma Aspecten Methode (APAM) genoemd.

10.2.1 Agressie

Over 'agressie' is in dit boek al het een en ander geschreven. Het gaat erom een programma op te zetten waarin agressie als energie positief in plaats van destructief gebruikt kan worden door de cliënt. Het gaat om het leren hanteren van de eigen agressie. Dit betekent dat de cliënt hulp geboden wordt bij het leren omgaan met verlies, ontbering, aantasting en bedreiging, maar ook met gevoelens van machteloosheid en angst ten gevolge van opgelopen frustraties. Het omgaan daarmee betekent over het algemeen weerbaar worden, assertief zijn en kunnen hanteren van een dosis negatieve stress.

10.2.2 Programma

'Programma' staat voor de samenhang van alle activiteiten, gespreksmomenten en vrijetijdsbesteding verdeeld over een dag en een week, echter wel afgestemd op (be)handeldoelen en mogelijkheden. Dit alles met de nadruk op het multidisciplinaire, met als centrale figuur voor de coördinatie de zorgcoördinator of casemanager.

10.2.3 Aspecten

Met 'aspecten' worden zes gebieden bedoeld die elk een aspect van het leven als referentie-kader hebben. Deze gebieden zijn:

1. uitleven, afreageren, stoom afblazen: nadruk op fysieke regulatie van energie;
2. aanleidingen en oorzaken verminderen: nadruk op hantering van frustraties;
3. herwaarderen van agressieve uitingen: nadruk op samenzijn en geborgenheid;
4. blokkades om agressie te uiten wegnemen: nadruk op psychische regulatie van emoties;
5. sociale vaardigheden;
6. sociaal-communicatief netwerk (afgekort: SCN).

In ▶ paragraaf 10.3 worden deze gebieden elk apart toegelicht.

> — **Kader 10.1 Sociaal-communicatief netwerk** —
>
> Het sociaal-communicatief netwerk (SCN) kan zowel een gunstige als een ongunstige invloed hebben op het programma. Onder het SCN wordt verstaan:
> de familiekring;
> de werksituatie of dagbesteding;
> de woon- of leefgroep;
> buurtcontacten;
> clubs en verenigingen en dergelijke.

10.2.4 Methode

De methode is de weg waarlangs met de cliënt aan het programma gewerkt wordt.

Van de zes gebieden (zie ▶ par. 10.2.3) kan gezegd worden dat ieder gebied afzonderlijk een wetenschappelijke basis heeft (Nolting, 1997a en 1997b). De samenhang tussen de gebieden vormt een denkmodel dat in ◘ figuur 10.1 is weergegeven.

Het denkmodel is opgebouwd uit een binnencirkel voor de gebieden 1, 2, 3 en 4. Het is de bedoeling een tijdsverdeling te maken die past bij de cliënt en de (be)handeldoelen die worden nagestreefd. Gebied 5 staat als een cirkel om deze vier gebieden heen. Sociale vaardigheden kunnen immers worden geïntegreerd in de activiteiten van de gebieden 1 tot en met 4. Gebied 5 kan echter ook een aparte invulling krijgen. De buitenste cirkel voor het SCN is veelal afhankelijk van de omstandigheden die – zowel in positieve als in negatieve zin – invloed kunnen hebben op de cliënt.

Bij alle aspecten die in de gebieden ingepast worden (activiteiten, gespreksmomenten e.d.) is het beoogde proces gericht op:

zelfbeïnvloeding → gewenning → zelfverplichting

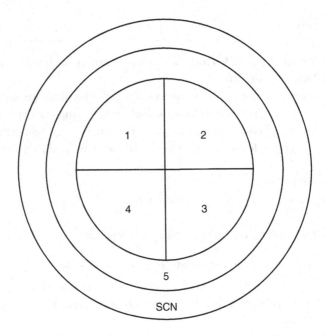

gebied 1:	uitleven, afreageren, stoom afblazen
gebied 2:	aanleidingen en oorzaken verminderen
gebied 3:	agressieve uitingen herwaarderen
gebied 4:	blokkades om agressie te uiten wegnemen
gebied 5:	andere omgangsvormen
gebied:	sociaal-communicatief netwerk

■ **Figuur 10.1**   Het denkmodel: de gebieden 1, 2, 3, 4 en 5 en het SCN.

Specifieker:

Er worden *eisen* gesteld (afspraken, regels, structuur) met als bedoeling *zelfbeïnvloe-ding* te realiseren en *gewenning* te veroorzaken, waardoor *zelfverplichtingen* ontstaan en de innerlijke structuur (eigen structurerend systeem) van geloofwaardigheid en zelfvertrouwen kan resulteren in een adequaat en goed *zelfbeeld*.

Afhankelijk van het niveau zal blijken of van zelfverplichting, geloofwaardigheid en zelfvertrouwen sprake kan zijn. Het uitgangspunt is wel dat een verstandelijk gehandicapte ook een zelfbeeld heeft ontwikkeld.

Afstemming op de persoon van de cliënt is rekening houden met de reëel haalbare mogelijkheden ten aanzien van lichamelijke conditie, de eventuele handicap, verbale vermogens, mate van inzicht en dergelijke.

Bij elke activiteit moet het doel dat er ten behoeve van die cliënt mee wordt nagestreefd, worden onderbouwd door impliciet de volgende vragen te stellen:

— Welke gemoedsbeleving beogen we met die activiteit?
— Welke effecten levert die activiteit op voor deze cliënt?
— Welk(e) leerervaring/inzicht/bewustwording wordt nagestreefd met die activiteit?

- Wat past nu bij deze cliënt en welke ontwikkeling wordt nagestreefd?
- Welke voorwaarden zijn nodig om een en ander te realiseren?

Met andere woorden: 'Waarom vinden wij dat deze cliënt dát nodig heeft?'

10.3   De zes gebieden

De zes gebieden uit ▶ paragraaf 10.2.3 worden hierna apart besproken.

10.3.1 Gebied 1: uitleven, afreageren, stoom afblazen

In het kanaliseren van agressieve energie is de 'catharsishypothese' herkenbaar; denk maar aan sporten, dansen op (harde) muziek, knallen met deuren, (soms) gooien en smijten met aardewerk en soortgelijke manieren van afreageren. Er wordt in dit verband ook gesproken van het ventielconcept. Het gaat dan om het welbekende 'stoom afblazen'.

Met catharsis wordt vooral beoogd dat de cliënt zich van een druk bevrijd voelt. Sommige auteurs nemen aan dat de behoefte aan verdere agressieve uitingen hierdoor verminderd wordt. Na het uitleven, afreageren en stoom afblazen ontstaat bij de persoon een gevoel van rust en voelt hij zich bevrijd en opgelucht.

Ook in therapieën heeft de catharsishypothese ingang gevonden. Door middel van schreeuw- en sla-oefeningen wordt getracht de verdrongen agressie eruit te krijgen. Bekend zijn het slaan op kussens in de Gestalt-therapie en het schreeuwen en slaan in de bio-energetica. Het valt echter te betwijfelen of er door het uitleven werkelijk sprake is van agressiereductie. Het is aannemelijker dat er kortstondige stimulerende effecten optreden, vooral bij personen die uitgerust zijn. Indien de agressie leidt tot constructieve activiteiten is dat uiteraard positief.

Volgens de psycholoog en agressiedeskundige Hans-Peter Nolting (1997b, pag. 204 e.v.) is er van het zien van agressieve films geen afname van agressieve neigingen (emotionele ladingen) te verwachten. Er zal veeleer sprake zijn van verschuiving van de agressie. Op zichzelf is het gooien met kopjes of iets dergelijks als handeling bij acute woede niet schadelijk, mits het plaatsvindt binnen de context van het moment en geen regel of gewoonte wordt. Immers, met dergelijke handelingen wordt niet wezenlijk en constructief gebouwd aan het leren hanteren van agressie.

Sommige mensen hebben er behoefte aan om in geval van woede een ander pijn te doen of zelfs letsel toe te brengen. Weer andere mensen koelen hun woede en ergernis door een ander te vernederen als vergelding voor het hun aangedane leed. Het lucht op. Het maakt vermoeid en geeft vervolgens rust. Opluchting door stoom afblazen kan bij sommigen ook bewerkstelligd worden door een onaardige opmerking te maken over een ander, vaak in de vorm van belachelijk maken van die ander. Men ervaart dan genoegdoening.

Algemeen kan gesteld worden dat het zich opgelucht, bevrijd of beter voelen nadat men de agressieve spanning via een agressieve reactie gekanaliseerd heeft, niet zonder meer leidt tot reductie van het agressiepotentieel.

Conclusies. Ten behoeve van het hulpverlenings-/behandelplan wordt het volgende geconcludeerd:

- De uitgangspunten van de catharsishypothese kunnen vanwege het bekrachtigende effect van de vergelding gevaarlijk zijn.
- Op langere termijn zouden er schadelijke socialiserende effecten op houding en opvatting in het omgaan met (eigen) agressie kunnen optreden.
- Gebied 1 alleen is niet voldoende als voorbeeldgedrag of als hulpverlening.
- Het afreageren van agressie is in dit geval meer een afleiding dan een reductie van agressie. Wel moet onderscheid worden gemaakt met het verwerken van problemen door middel van communicatie waarin agressie wordt afgereageerd (zoals bij verdriet, rouwprocessen).
- Gebied 1 dient in een agressieprogramma van een cliënt wel aan bod te komen, bijvoorbeeld door beweging in de vorm van sport of dansen.

Activiteiten en aspecten die passen bij de problematiek van de cliënt kunnen zijn:
- corveetaken;
- vrij werken met materialen;
- fysiek inspannende activiteiten zoals werken, wandelen, fietsen, sport;
- zingen;
- spel;
- schelden, schreeuwen (dat wil zeggen hiervoor de ruimte krijgen);
- uitbundig lachen, humor;
- luisteren naar muziek;
- enzovoort.

10.3.2 Gebied 2: aanleidingen en oorzaken verminderen

Gebied 2 heeft betrekking op het wegnemen of verminderen van de aanleidingen en oorzaken die de agressie losmaken. Dit komt in feite neer op het vermijden of wegnemen van onder andere frustrerende aspecten in het dagelijkse leefpatroon. Minder last hebben van frustraties kan ook bereikt worden door iemand te helpen met frustraties om te gaan, opdat ze minder ergernis en eventueel minder agressie oproepen.

Ergernis vanwege het indirecte (structurele) geweld tijdens een opname voor behandeling of in de begeleiding door een instantie kan gereduceerd worden door duidelijke en consequente informatie te geven omtrent behandeling en regels en door duidelijke afspraken te maken over de gang van zaken. Het gaat daarnaast veelal om anders leren omgaan met conflicten en problemen dan de cliënt voorheen gewend was. Een 'luisterend oor' hebben voor de ongenoegens van de cliënt en hem helpen de ongenoegens bespreekbaar te maken of uit te beelden kunnen bijdragen aan het beoogde leerproces. Een luisterend oor is echter niet voldoende. De cliënt dient ook handvatten

aangereikt te krijgen om weerbaar te zijn tegen een teveel aan negatieve agressie op-
roepende momenten.

Conclusies. Ten behoeve van het hulpverlenings-/behandelplan wordt het volgende
geconcludeerd:

— Wegnemen en/of verminderen van aanleidingen die de agressiepotentie wakker ma-
  ken of opvoeren: vooral het indirecte geweld reduceren. Dit uiteraard in verhouding
  tot het leren omgaan met frustraties en grenzen. De draagkracht en draaglast van de
  cliënt spelen hierbij een rol.
— De cliënt leren praten en onderhandelen over opgelegde grenzen.
— De cliënt leren omgaan met conflicten en probleemoplossend leren denken.
— De cliënt leren relativeren door zijn aandacht te richten op andere zaken.
— Gebied 2 dient ook een plaats te krijgen in het agressieprogramma van de cliënt.

Activiteiten en aspecten die passen bij de problematiek van de cliënt kunnen zijn:

— openheid door middel van gesprekken;
— voorbereiden op hetgeen komen gaat;
— dag(deel) ordenen;
— zintuiglijke activiteiten;
— uiterlijke verzorging;
— leren omgaan met regels en afspraken;
— gewoon even aandacht;
— uitstapjes;
— (helpen) leren omgaan met nieuwe regels, afspraken en grenzen;
— gesprekken over de dagelijkse frustraties;
— enzovoort.

10.3.3 Gebied 3: agressieve uitingen herwaarderen

Het herwaarderen, respectievelijk anders benoemen van vervelende situaties kan gevoelens van frustraties reduceren.

Eigenlijk gaat het bij gebied 3 om de interpretatie door de cliënt van een vervelende
situatie. Hij kan vinden dat een ander hem provoceert of agressief bejegent, waardoor hij
zich gekwetst voelt (een verliezer), of vinden dat hem op een agressieve manier onrecht
wordt aangedaan. Het verschil met gebied 2 ligt in het gegeven dat het hier vooral gaat om
interacties in het alledaagse sociale verkeer en om relaties. Omgaan met kritiek, met de
positieve en negatieve feedback in werk, gezin en de samenleving in het algemeen is hier
aan de orde. Het gaat ook om het verwerken van het spel van winnen en verliezen, zonder
dat dit leidt tot destructieve gevoelens en gedachten. Relativeren en zich kwetsbaar durven
opstellen zijn kwaliteiten die belangrijk zijn in het sociale verkeer tussen mensen, maar
geen vanzelfsprekendheden.

Het elimineren van irrationele gedachten en het reduceren van het frustrerende in interacties betekent meer lucht en levensruimte krijgen. Een en ander mag echter niet leiden
tot ontkenning van hetgeen werkelijk aan de hand is.

Onder gebied 3 vallen ook activiteiten die gericht zijn op samenwerking, samenspel, gezamenlijkheid en geborgenheid in de zin van ergens bij horen of deelgenoot van zijn. Iemand kan verliezen in een spel en bemerken dat hij dan niet echt een verliezer in het leven is. Teamsport en -activiteiten om te leren winnen en verliezen en dat ter ontspanning te vieren zijn hiervoor bijzonder geschikt.

Conclusies. Ten behoeve van het hulpverlenings-/behandelplan kan gebied 3 in het agressieprogramma van de cliënt het beste aan de orde komen door elementen ontleend aan:

- rationeel-emotieve therapie (RET);
- cognitieve-herinterpretatieprogramma's;
- zelfbeïnvloedingsprogramma's (zoals deze onder meer voorkomen in diverse zelf-hulpboekjes);
- samenspel.

De nadruk ligt op samen iets doen in een ontspannende sfeer en op de bewustwording dat in de wisselwerking van ja en nee, winnen en verliezen in interacties, de relatie niet verstoord hoeft te raken:

- meningvormende gesprekken naar aanleiding van tv-programma's, kranten en dergelijke.
- samenspel: teamsport, spelletjes, samen uitgaan;
- samen muziek luisteren of naar de film gaan;
- samen zingen;
- enzovoort.

10.3.4 Gebied 4: wegnemen van blokkades om agressie (emoties) te uiten

In gebied 4 moet de nadruk liggen op het aansluiten bij de spanningsbehoefte van de cliënt en daarin grensverleggend te zijn in een goede richting.

Driftonderdrukking is verbonden met opvoeding. Om te leren omgaan met agressie wordt kinderen geleerd hoe zij zich wel en niet behoren te gedragen. Vaak gaat dit gepaard met bestraffing en/of het aanspreken van het geweten. Door bestraffing alleen is het nauwelijks mogelijk agressieve gewoonten te veranderen. Er moeten andere maatregelen bijkomen om tot een andere wijze van omgaan met agressie te komen.

Morele belemmeringen om agressief-gewelddadig te worden zijn erg belangrijk. Daardoor houdt geweld tegen een ander vaak op, wanneer die ander (ondraaglijk) letsel is toegebracht en pijn is aangedaan. Dit geldt in het bijzonder voor degenen die een gevoel van genoegdoening beleven wanneer zij merken dat de ander (hun slachtoffer) pijn heeft. Hun wraakgevoel is dan bekoeld. Voor anderen betekent dit echter geen belemmering om door te gaan met het toedienen van letsel. Mogelijk stimuleert het zelfs sommigen (bijvoorbeeld bij martelingen). Bij weer anderen ontbreekt elke vorm van medeleven en empathie jegens de ander, het slachtoffer.

Het verdient aanbeveling kritisch te zijn inzake het wegnemen van blokkades ofwel morele belemmeringen om agressie te uiten, zeker als dit juist kan leiden tot destructieve uitingen. Vandaar dat gebied 4 sterk samenhangt met gebied 1.

> Bij sommige mensen is gebruik van alcohol of andere middelen voldoende om (wankele) morele belemmeringen weg te vagen.

Agressieve uitingen zijn een vorm van communicatie. Ze staan voor iets. Ze zijn er niet zomaar. Ze staan voor een onwelbevinden van een persoon en vandaar dat de reactie erop ruimte moet laten – of zelfs moet scheppen – om tot verbale communicatie te komen. In deze zin gaat het erom de agressieve energie te gebruiken voor iets constructiefs, zoals een probleemverhelderend gesprek. Het separeren van een zich agressief-gewelddadig uitende cliënt maakt de communicatie (tijdelijk) onmogelijk, terwijl hij juist door zijn gedrag en handelen aangeeft dat hij niet in staat is zijn onwelbevinden adequaat te verwoorden. Het gebruik van tegengeweld door de hulpverlening kan hem dan als onrechtvaardig voorkomen. Afzondering naar een zogenaamde comfort room (zie ► hfst. 1) en het bijbehorende beleid is, uit behandeloverwegingen, mogelijk een effectievere oplossing.

Het principieel afwijzen van geweld zou een uitgangspunt voor het beroep van hulpverlener kunnen zijn. Dit is echter op grond van alles wat reeds over agressie is gezegd, niet hetzelfde als het afwijzen van agressieve uitingen. Opgroeien met de waarde dat geweld tegen mensen niet kán, impliceert dat er ruimte open moet blijven om te kiezen. Een dergelijke waarde kan en mag geen bevel zijn, het moet een keuze zijn. Voor de vorming van het geweten van de mens is het van belang dat hij opgroeit in een liefdevolle sfeer, waarin plaats is voor complimenten en aandacht. Hieronder vallen ook gesprekken over de zin van regels, sociale codes en dergelijke.

Een opvoeding die hieraan tegengesteld is – een opvoeding die gepaard gaat met bevelen, psychisch straffen, materiële beloning en bestraffing – leidt tot een gebrekkige verinnerlijking van waarden. Dit terwijl de verinnerlijking van waarden juist het opvoedings- of socialisatiedoel is.

Het wegnemen van blokkades tegen het uiten van agressie, die in de opvoeding en socialisatie bij sommige mensen gevormd zijn, is iets wat met de nodige voorzichtigheid dient te geschieden. Beter is wegen aan te geven om de agressie als potentieel positief respectievelijk constructief te gebruiken ten behoeve van het eigen welbevinden en dat van de ander.

Conclusies. Ten behoeve van het hulpverlenings-/behandelplan wordt het volgende geconcludeerd:

- Gebied 4 betreft vooral de psychotherapeutische aanpak in het agressieprogramma van de cliënt.
- Leren aanvaarden van eigen emoties staat hierin centraal.
- Antistressprogramma's en het leren hanteren van eigen spanningen passen hier eveneens in.
- Het verkennen van de eigen spanningsbehoefte en daarmee leren omgaan is belangrijk.

Activiteiten en aspecten die passen bij de problematiek van de cliënt kunnen zijn:
- spannende dingen doen (dit kan afhankelijk van niveau, geaardheid en toestands-beeld variëren van een spannend verhaal tot een overlevingstocht);
- praten over emoties;
- spanningsbehoefte kanaliseren;
- kranten scheuren;
- enzovoort.

10.3.5 Gebied 5: andere omgangsvormen leren

Welke omgangsvormen kunnen in de plaats treden van agressieve verhoudingen, vooral als het gaat om geweld?

Het gaat ook hier om herprogrammering van de wijze waarop de cliënt gewoon was om te gaan met zijn agressie. Dit leerproces moet plaatsvinden binnen een sociale context met verschillende interacties.

De sociale context moet als het ware een bedding vormen voor een (gewijzigd) beter omgaan met agressie. Uiteraard impliceert dit dat er ruimte moet zijn voor het uiten van ergernis, irritatie en woede, met dien verstande dat dit niet mag escaleren in gewelddadige oplossingen van probleemsituaties. Over en weer moet er een sfeer ontstaan waarin emoties en gevoelens geaccepteerd worden door de interacterende personen, te weten de verpleegkundige en de cliënt, én de cliënten onderling. Er moet een vorm worden gevonden waarin een echte ontmoeting kan plaatsvinden. Het omprogrammeren van oplossingspatronen die niet adequaat bleken of anderszins verwerpelijk zijn, betekent: ze kritisch bekijken. Het gaat daarbij om zelfbeïnvloeding, om transformeren en sublimeren van agressieve energie door deze nuttig (positief en constructief) te maken voor zichzelf en eventuele anderen. Dat is mogelijk door het verbeteren van sociale en communicatieve vaardigheden.

Conclusies. Ten behoeve van het hulpverlenings-/behandelplan wordt het volgende geconcludeerd:
- Gebied 5 legt vooral de nadruk op het verbeteren van sociale en communicatieve vaardigheden. Te denken valt aan probleemoplossingsmethoden, conflicthantering en socialevaardigheidstraining, onder andere Goldstein-therapie.
- Ten behoeve van het agressieprogramma van de cliënt kan zowel in het dagelijks functioneren als in speciale groepssessies aan het bovenstaande aandacht worden besteed.

10.3.6 Sociaal-communicatief netwerk (SCN)

Naast hetgeen wat al eerder over het SCN is gezegd, geldt dat acceptatie, geborgenheid, erkenning en betrokkenheid bij de cliënt belangrijke voorwaarden zijn voor herstel van het gewone leven. Voor de ene cliënt is dit bijvoorbeeld het gezinsleven, voor de ander de woongroep.

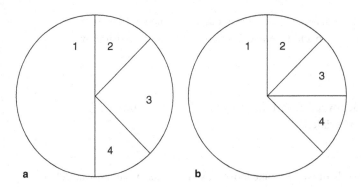

Figuur 10.2 Afgewogen daginvulling van activiteit voor mevrouw W. (a) en voor mevrouw V. (b).

10.4 Voorbeelden

Als het denkmodel (zie ◘ figuur 10.1) op maat wordt gemaakt voor enkele willekeurige cliënten, kan het er komen uit te zien zoals in enkele voorbeelden wordt getoond (zie ◘ figuur 10.2). Voor de invulling is eerst een globale verdeling van tijd voor de diverse gebieden gemaakt, uiteraard afgestemd op de persoon van de cliënt. Voorts is nagegaan welk personeelslid - op grond van persoonlijke affiniteit, kwaliteiten, belangstelling en beschikbaar tijdstip - welke activiteiten kan begeleiden. De persoonlijke begeleider, mentor, coach, casemanager, behandel- of zorgcoördinator houdt het totaaloverzicht en bewaakt de momenten waarop bijstelling nodig is.

Vanuit het voorbeeld (zie ◘ figuur 10.2) kan gekozen worden om de activiteiten per dag te benoemen. Voor wekelijkse cliëntbesprekingen kan men kijken of het geheel nog past binnen een weekprogramma. Ook kan men overwegen om voor langdurig verblijvende cliënten een model samen te stellen aan de hand van vragen als: 'Waar willen we over X jaren met deze cliënt uitkomen?'

Door middel van pijlen kan men aangeven in welke richting men de activiteiten wil verschuiven.

Dat de hele invulling en planning zo veel mogelijk in overleg met de cliënt moet gebeuren, ligt voor de hand.

Mevrouw W.
Mevrouw W. verblijft langdurig binnen een instelling. Zij moet veel activiteiten omhanden hebben.

Het enige gebied dat uitbreiding behoeft is gebied 4, mogelijk door minder in gebied 1 te doen. Dit omdat de indruk bestaat dat ze zichzelf soms voorbij lijkt te rennen.

De volgende activiteiten zijn voor mevrouw W. voorzien.

Voor gebied 1:

– huishoudelijke karweitjes, zoals tafeldekken en afruimen, de vaatwasser in- en uitruimen, stofzuigen, soppen, linnenkamer opruimen;

- creatieve bezigheden, zoals tekenen, kleuren, plakken, prikken, borduren;
- vrijetijdsinvulling, bijvoorbeeld wandelen, schommelen, fietsen, ruimte voor schreeuwen.

Voor gebied 2:
- individuele gesprekjes over een vast dagprogramma en vaste taken;
- leren omgaan met materialen.

Voor gebied 3:
- samen bezig zijn met de huishoudelijke klussen, samen fietsen, samen wandelen, samen spelletjes doen.

Voor gebied 4:
- werken aan het leren omgaan met emoties en verwerken van frustraties.

> **Mevrouw V.**
> Mevrouw V. woont zelfstandig, maar krijgt begeleiding in haar depressieve perioden. Er wordt door middel van diverse vormen van begeleiding gestreefd naar herstel van het gewone leven.

De volgende activiteiten zijn voor mevrouw V. voorzien.
Voor gebied 1:
- ontbijt klaarmaken;
- koffiezetten;
- afwassen;
- eten koken (minimaal 3 keer per week);
- boodschappen doen;
- stofzuigen.

Voor gebied 2:
- gesprekken met begeleiders over ordening van taken en structurering van de chaos;
- gespreksmomenten aanbieden over voor haar belangrijke zaken.

Voor gebied 3:
- Goldstein-therapie
- stimuleren van belangstelling voor de activiteiten van haar zoon, samen met de begeleider (als voorbeeld);
- stimuleren om met haar zoon een spelletje te spelen.

Voor gebied 4:
- winkelen;
- knuffelen.

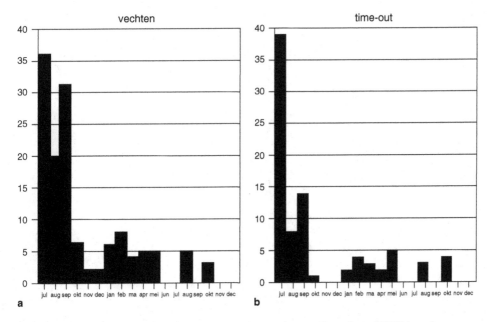

◘ Figuur 10.3   Vechtgedrag van meneer L. voor invoering van het zorgplan volgens APAM (a) en afname van zijn vechtgedrag na invoering van het zorgplan volgens APAM (b).

Conclusie. Conclusie is dat vooral gebied 3 en 4 uitbreiding behoeven en er moet worden nagegaan in welke mate mevrouw V. zelf of met begeleiding hierin kan voorzien. Op dit moment is nog nauwelijks sprake van een dagprogramma. Er zijn te veel lege momenten en vervelingsmomenten.

Meneer L.
Meneer L., een autistische man, verblijft in een instelling voor verstandelijk gehandicapten. Na een zorgplan gebaseerd op het APAM-model is men gedurende anderhalf jaar zijn agressief-gewelddadige uitingen gaan turven. Twee soorten scores zijn in een grafiek weergegeven (zie ◘ figuur 10.3). De afname van agressief-gewelddadige uitingen is duidelijk zichtbaar gemaakt. De optredende piekjes worden hoofdzakelijk veroorzaakt door (tijdelijke) personeelswijziging. (Bron: Dick van de Weerd.)

Agressie en werkplek

11.1   Inleiding

In dit hoofdstuk worden uiteenlopende aspecten die in vorige hoofdstukken aan de orde kwamen, in verband gebracht met enkele ziekteprocessen, toestandsbeelden, stoornissen en de werkplek. In de volgende paragrafen prevaleert de ene keer het ziektebeeld of de theorie, de andere keer de interactie. De werkplek kan een kliniek, ziekenhuis, verpleeghuis, instelling voor verstandelijk gehandicapten zijn of de thuissituatie van de cliënt. Het kan zijn dat een verpleegkundige uit de thuiszorg te maken krijgt met een cliënt met de ziekte van Alzheimer. Een cliënt met verslavingsproblematiek kan opgenomen worden in een verslavingskliniek, maar evengoed op een psychiatrische afdeling van een algemeen ziekenhuis. Een cliënt met een borderlinepersoonlijkheidsstoornis ofwel emotionelerelatiestoornis kan terechtkomen op de Spoedeisende Hulp van een algemeen ziekenhuis (zie ▶ par. 3.9.1). Vandaar dat de uitsplitsing enigszins gekunsteld is. Het gaat om enkele typeringen in de samenhang van agressie en werkplek.

11.2   Agressie en psychogeriatrie

Het roepen, schreeuwen en gillen van demente bejaarden, vaak in de vorm van 'Zuster, zuster …', wordt vaak als verbale agressie en claimend gedrag ervaren. De ergernis over dit gedrag kan zo oplopen dat de cliënt afgezonderd wordt of bij de verpleegkundige de neiging ontstaat op een soortgelijke manier terug te roepen. De verpleegkundige wil dat het roepen ophoudt, omdat het ook storend is voor de andere cliënten.

Het roepen van deze cliënten heeft echter een functie. Dit kan zijn:

- een appel doen op de omgeving en het kenbaar maken van nood van welke aard dan ook;
- kenbaar maken bij iemand in de buurt te willen zijn (ontberingsaspect): een hand vasthouden is soms al voldoende, al kan bij het loslaten het roepgedrag wel direct weer terugkeren (verliesaspect);
- een manier om de zintuiglijke deprivatie op te heffen: de cliënt hoort zichzelf en bemerkt de lichamelijke gewaarwording bij zichzelf (vergelijk met automutilatie);
- een reactie op overprikkeling (aantastings- of bedreigingsaspect);
- een vorm van stressregulatie voor een te complexe hoeveelheid factoren (bedreigingsaspect);
- herhaling van gespreksmomenten van vroeger (zelfervaring);
- roepen om moeder of overleden partner (associatieve reactie van verlies).

> Het laten horen van New Age-achtige muziek blijkt het indringende roepen te doen ophouden of te verminderen (Schuurmans, 1996).

11.2.1 Agressie bij cliënten met de ziekte van Alzheimer

De ziekte van Alzheimer valt in te delen in een vroeg stadium, een middenstadium en een laat stadium.

Wat doorgaans het eerste opvalt is de taalstoornis. Hiermee hangt veel agressie van deze cliënten samen: boosheid over het niet meer kunnen vinden van bepaalde woorden en niet begrepen worden. Uitspraken als 'Ik kan het ding niet vinden, waar ik mijn haar mee doe' geven aan dat er woorden worden gemist (verliesaspect), maar de handeling nog wel bekend is. In ▶ paragraaf 4.3, over herinneringen, is gezegd dat in dit ziekteproces de herinneringen erg overheersend kunnen worden. Naarmate het ziekteproces vordert, worden nauwelijks nog indrukken opgepikt in het ultrakortetermijngeheugen en kortetermijngeheugen. De vroeger - in het gezonde leven - opgedane ervaringen die als herinneringen liggen opgeslagen, gaan steeds meer het dagelijks leven van de cliënt met de ziekte van Alzheimer beheersen.

Deze cliënten kunnen zich zowel fysiek als verbaal uiterst agressief uiten en gedragen. Situaties en informatie niet meer begrijpen, ze verkeerd inschatten of het niet meer begrepen worden kunnen de aanleiding voor dit gedrag vormen. Ook het overspoeld worden door onbeheersbare gevoelens kan aanleiding zijn voor de agressieve uitingen. Afhankelijk van het ziektestadium waarin de cliënt verkeert, is het besef dat hem zaken ontglippen een bedreigende ervaring. Hieronder valt ook de bedreiging die er van een verpleegkundige of iemand anders kan uitgaan, als hij deze persoon niet meer herkent en mogelijk zelfs denkt met een indringer van doen te hebben. De omstandigheden worden vanwege het ziekteproces verkeerd geïnterpreteerd, waardoor angst en onzekerheid aanleiding geven tot agressie. Afhankelijk van de ervaringen die in de herinnering liggen opgeslagen, zal hierop gereageerd worden. Ook iets als zich moeten wassen kan worden ervaren als een aantasting van de intimiteit en waardigheid. Veel agressieve reacties doen zich bij deze cliënten voor tijdens de algemene dagelijkse levensverrichtingen (ADL), zoals wassen, zich aankleden, eten, enzovoort.

Hier volgen enkele typeringen die kenmerkend zijn voor de stadia van de ziekte van Alzheimer.

- **Vroeg stadium**

Geërgerd reageren, ontkennen dat iets niet klopt, sterk reageren en het herhalen van vragen. Fysieke problemen zijn er doorgaans nog niet.

- **Middenstadium**

Opvallend is de afwisseling van 'goede' en 'slechte' dagen; er is sprake van toenemend geheugenverlies en afnemend denkvermogen. Ook de zelfverzorging gaat moeizamer en steeds vaker wil de cliënt 'naar huis en naar moeder'.

De cliënt wordt rustelozer en er worden vaker beschuldigingen geuit dat 'iemand steelt'. Dit zogenaamde 'stelen' is een teken van iets kwijt zijn en het niet terug kunnen vinden. Dit kan zowel gaan om materiële dingen als om gaten in de herinnering.

- **Overgang van het middenstadium naar het late stadium**

De gesprekvoering wordt beduidend minder en de vrije associaties nemen toe. Er kunnen hallucinaties optreden. Op vragen volgt minder respons. De communicatie stagneert door incomplete zinsbouw. De cliënt vergeet soms te slikken. Opvallend zijn de automatismen (procedureel geheugen), bijvoorbeeld 'dag hoor' of 'dank u wel' zeggen zonder dat het past bij de situatie van dat moment.

- **Laat stadium**

Naast hetgeen hiervoor al is beschreven wordt het rusteloze gedrag nu zwerven. De achterdocht bepaalt sterk het verzet tegen de ADL en er kan steeds meer vijandelijkheid en agressief-gewelddadig gedrag ontstaan. Het is het stadium waarin menig verpleegkundige geconfronteerd wordt met een klap, knijpen in de armen, spugen, enzovoort.

Een methode om om te gaan met de agressie van deze cliënten met de ziekte van Alzheimer is '*validation*'. De Stichting Validation Nederland werkt met een methode ten behoeve van gedesoriënteerde oudere mensen. Deze methode kan in geval van onrust en agitatie de interactie ontspannen. Validation wil eigenlijk zeggen: bevestiging van de belevings- en gevoelswereld van gedesoriënteerde oudere mensen. Het uitgangspunt van deze methode is de theorie van Erik Erikson over de levensfasen. Centraal in de begeleiding staat de communicatie met deze cliënten.

Het uitgangspunt in dit communicatieproces is de tijdsbeleving van de cliënt. Van daaruit wordt een gesprek opgebouwd met momenten uit de diverse levensfasen van de cliënt, waarbij de cliënt mogelijk zelf een conclusie trekt op grond van meer actuele omstandigheden. We geven een voorbeeld.

> Cliënte: 'Ik moet weg, mijn kinderen wachten.'
> Hulpverlener: 'U bent een bezorgde moeder …'
> Cliënte: 'Ik moet eten voor ze maken.'
> Hulpverlener: 'Hoeveel kinderen heeft u?'
> Cliënte: 'Twee zoons.'
> Hulpverlener: 'Nou, dat is best druk. Hoe oud zijn ze nu?'
> Cliënte: 'Ze zijn getrouwd.'
> Hulpverlener: 'Ze zijn goed terechtgekomen dus.'
> Cliënte: 'Die redden zich wel.'

Herinneringen in het langetermijngeheugen vallen ook nog in te delen in gebieden waarop een appel gedaan kan worden. De nu volgende uiteenzetting kwam eerder aan de orde in ▶ paragraaf 4.3.

- **Het declaratieve geheugen**

Het declaratieve ofwel expliciete geheugen bestaat uit het semantische en het episodische geheugen. In het semantische geheugen worden de feiten, dat wil zeggen de aangeleerde zaken (kennis en weten), opgeslagen, zoals woordbetekenissen. Stoornissen in het semantische geheugen zijn het niet goed kunnen vinden van de juiste woorden of persoonsnamen. In het episodische, ook wel het autobiografische geheugen genoemd, worden de persoonlijke levensgeschiedenissen opgeslagen. De cliënt zal gemakkelijker ingaan op vragen die beginnen met 'wat …', 'wie …', 'waar …' of 'wanneer …' De informatie wordt gehaald uit het korte- en langetermijngeheugen.

- **Het non-declaratieve geheugen**

Het non-declaratieve ofwel impliciete geheugen heeft onder meer betrekking op het *procedurele*: weten hoe bepaalde handelingen gedaan worden. Het gaat dan om handelingen waarmee de cliënt gedurende zijn hele leven vertrouwd is geraakt. Het gaat om begrippen als fiets, vork, lepel, mes, beroepsgebonden begrippen, deur, enzovoort. Dit procedurele geheugen blijft intact tot het laatste stadium van de ziekte van Alzheimer.

Ook 'priming' valt onder het impliciete geheugen. Priming heeft betrekking op geluiden, kleuren, geuren en vormen. Deze ooit onbewust geregistreerde zintuiglijke prikkels spelen een rol bij het snel herkennen van soortgelijke ervaringen.

Uiteraard spelen in de gedragingen van deze cliënten ook de in het vroegere leven gehanteerde normen en waarden een rol. Iemand die het manipuleren van mensen als levensstijl had, kan dit blijven doen. Maar het is ook mogelijk dat iemand die vroeger bij de politie werkte, plotseling allerlei dingen gaat wegpakken bij mensen.

11.2.2 Beroepshouding

Behalve toepassing van de validationmethode zijn er nog enkele andere aandachtspunten in het omgaan met de agressie van deze cliënten en het voorkomen van agressieve uitingen.

De communicatie heeft het meeste effect als die zo dicht mogelijk aansluit bij de informatie die ligt opgeslagen in het langetermijngeheugen (herkenbaarheid van foto's van vroeger, herinneringen aan vroeger, het werk of beroep dat de cliënt gehad heeft, enzovoort).

Het is erg belangrijk om er rekening mee te houden dat de cliënten vooral reageren op *hoe* iets gezegd wordt (het non-verbale: de 38% en de 55%) en minder op *wat* er gezegd wordt (het verbale: de 7%). Dus: prettige woorden kunnen boos klinken en ook op die manier bij de cliënt overkomen. Hierop reageert de cliënt dan weer met ergernis.

Richtlijnen voor goede communicatie in het *vroege stadium* van de ziekte van Alzheimer:
- Voorkom achtergrondgeluid.
- Wees zeker van de aandacht.
- Wees uit op oogcontact.
- Blijf rustig, neem de tijd en luister.
- Formuleer in eenvoudige boodschappen.
- Ga uit van trefwoorden.
- Herhaal hetzelfde enige malen (net als in reclame).
- Geef de tijd om woorden te laten vinden.

Bij agressief-gewelddadig gedrag in het *middenstadium* van de ziekte:
- Blijf kalm.
- Reflecteer het gevoel van de cliënt ('Ik zie dat u boos bent!').
- Bied veiligheid of maak melding van de aanwezige veiligheid.
- Ga dreigend gevaar uit de weg: geef daartoe de ruimte (en trek je terug).
- Keer terug als de cliënt gekalmeerd is.

Bij de overgang van het *middenstadium naar het late stadium* van de ziekte gaat het vooral om de bejegening ter voorkoming van ergernis:
- Wees eenvoudig en concreet.
- Benoem concrete begrippen, zoals 'jas' in plaats van 'dit'.

- Geef instructies in kleine stapjes.
- Breng een beetje humor in (dat doet het goed!).
- Stel keuzevragen als 'Wilt u koffie of thee?'.
- Structureer vragen.
- Gebruik trefwoorden die herkenbaar zijn, zoals jas, lepel.
- Stel ja-/nee-vragen.
- Vraag om gebaren, respectievelijk aanduidingen.

In het *late stadium* van de ziekte:
- Groet en zeg of vraag iets. Open vragen stellen leidt vaak tot een prettige toon, wat bij de cliënt een prettig gevoel oproept, maar verwacht geen antwoord of reactie. Eigenlijk is de toon het doel bij de open vragen en niet de antwoorden.
- Maak gebruik van aanrakingen, zoals de hand vasthouden.
- Wees permanent alert op signalen van spanning die kunnen uitmonden in een klap of iets dergelijks. Sla niet terug! Doe een stap terug!

11.2.3 Samengevat

- Geef de ruimte bij lichamelijk geweld.
- Vermijd discussies met de cliënt, ga eventueel even weg.
- Blijf rustig en kalm en probeer de cliënt af te leiden of de situatie om te buigen.
- Bedenk dat een incident meestal van korte duur is en door de cliënt snel wordt vergeten.
- Bedenk dat de cliënt niet zal leren van ervaringen (ook niet van terugslaan dus!).

11

Kader 11.1 Activiteiten bij alzheimerpatiënten

Activiteiten die men met cliënten die aan de ziekte van Alzheimer lijden, kan doen zijn:
- Samen zingen ter kanalisering van angst, eenzaamheid of spanning.
- Een beroep doen op verbondenheid, gemeenschappelijkheid: 'wij Groningers,' 'wij Rotterdammers,' enzovoort. Deze aanpak is bruikbaar als er een conflict is met een cliënt met wie je als verpleegkundige iets gemeenschappelijk hebt. Uiteraard werkt dit op z'n best als de verpleegkundige en de cliënt beiden behoren tot een subgroepje binnen een groter (vreemder) geheel.
- Herinneringen oproepen aan uitstapjes, spelletjes, vakantiereisjes en dergelijke: wat men toen deed, waarom men zo gelachen heeft.

Meneer H.
Meneer H. lijdt aan de ziekte van Alzheimer. Vroeger was hij bakker van beroep. De bakkerij lag achter de winkel. Meneer H. werd opgenomen in een verpleeghuis omdat het niet langer verantwoord was hem thuis te laten wonen. Bovendien was zijn nachtelijk zwerven door het huis een te grote belasting voor zijn vrouw. Bij een val

raakte hij gewond. Toen men hem met de ambulance kwam ophalen, bleek dat hij het ambulancepersoneel aanzag voor klanten in de bakkerij. Om vertrouwen te wekken en contact te leggen besloot men hem in een kamer te laten met daarbij alleen de ambulancehulpverleners.

Toen het vertrouwen wat gegroeid was en duidelijk was waar hij heen zou gaan en dat hij mee zou gaan, bleek hij zich plotseling zorgen te maken over zijn zoontje die steeds wegkroop tussen de zakken meel. Eerst moest het zoontje gezocht worden. Conform de validationmethode werd gevraagd: 'Hoe oud *is* uw zoontje?' (aansluitend bij de belevingswereld van de cliënt op dat moment). '*Kan* hij goed leren op school, wat *wil* hij worden?'

Uiteindelijk kon meneer H. vertellen dat het zoontje inmiddels een eigen bakkerij had in Canada. Toen het vertrouwen en de rust waren weergekeerd, was meneer H. na enige zachte drang bereid om mee te gaan, na nog met een bedrukt gezicht te hebben omgekeken naar zijn huis.

11.3   Agressie in het algemeen ziekenhuis

Zoals eerder gezegd kunnen mensen met uiteenlopende problematiek worden opgenomen in een algemeen ziekenhuis. Een verpleegkundige in een algemeen ziekenhuis kan zowel met psychiatrische cliënten en cliënten met een verstandelijke beperking als met een vrouw met de ziekte van Alzheimer die haar heup gebroken heeft, worden geconfronteerd. Maar ook mensen met verslavingsproblematiek of gedetineerden kunnen er worden opgenomen. De grootste groep patiënten komt echter rechtstreeks of via de huisarts naar de Spoedeisende Hulp: deze cliënten zijn niet elders opgenomen. Onder hen zullen zich mensen bevinden die lastig gedrag vertonen. Misschien niet altijd de cliënten zelf, ook hun meegekomen familie, vrienden of kennissen kunnen de verpleegkundigen last bezorgen.

De oorzaken of aanleiding voor agressief-gewelddadige uitingen kunnen verschillende gronden hebben, zoals:

- onvrede over wachttijden, de gang van zaken, het gedrag van het personeel;
- roeseffecten door alcohol- of drugsgebruik in relatie tot een ongeluk, steekpartij of iets dergelijks;
- een traumatische ervaring die verwerkt moet worden;
- het ontvangen van slecht nieuws of het inadequaat brengen van het slechte nieuws en gebrekkige opvang daarna;
- onmachtgevoelens en angst;
- pijnlijke herinneringen aan een eerdere ziekenhuisopname;
- het erop nahouden van een agressieve levensstijl;
- op een agressieve wijze opkomen voor zichzelf;
- het oneens zijn met de behandeling;
- het oneens zijn met de behandeling van kind, partner of ander familielid.

De confrontatie met agressie zal per afdeling verschillen, omdat de oorzaken, aanleiding of reden waarover het conflict en mogelijk de agressie ontstaat, verschillen. Iemand die opgenomen is op de afdeling Oncologie kan agressief reageren vanwege het niet kunnen verwerken van het slechte nieuws over de prognose. De gescheiden en in onmin levende vader en moeder van een kind dat zojuist een verkeersongeluk heeft meegemaakt, kunnen ruzie krijgen over hun verantwoordelijkheid. Iemand die opgenomen is op de afdeling Neurologie kan agressief reageren, omdat hij niet weet waar hij is en hij weg wil. Mensen met een verstandelijke beperking en dementerenden kunnen vaak niet aangeven waar of verwoorden dat ze ergens pijn hebben en daardoor agressief reageren op een bepaalde aanraking. Kortom, verschillende aanleidingen die de verpleegkundige zal moeten hanteren. De normen en waarden van de cliënt en zijn bezoek zijn bepalend voor hun houding en omgangsvormen. De aard en het stadium van de ziekte, de persoonlijke toestand van de cliënt, het gedrag van het personeel en/of andere cliënten en omgevingsfactoren, zoals geluiden, zijn bepalend voor de gemoedstoestand van de cliënt.

De agressie van cliënten en/of bezoek kan te maken hebben met verwerking van het leed en lijden. Ook de beleving van het opgenomen-zijn en daarmee samenhangende verwachtingen ten aanzien van bejegening en behandeling kunnen niet naar de zin van de cliënt zijn.

11.3.1 Beroepshouding

Veel van de in vorige hoofdstukken beschreven verweer- of handelingsmogelijkheden gelden ook in de context van een algemeen ziekenhuis. De duur van het cliëntencontact is een doorslaggevende factor voor het omgaan met de agressief-gewelddadige of provocerende gedragingen.

Een al eerdergenoemde verweer- of handelingsmogelijkheid bij onheuse bejegening is: blijf de cliënt (of zijn bezoek) stilzwijgend aankijken tot deze zich ongemakkelijk gaat (gaan) voelen, en hervat daarna het werk.

Om de cliënt zo veel mogelijk afleiding te bieden en gelijktijdig te helpen bij de psychische verwerking van zijn leed is het goed om korte vragen te stellen in antwoord waarop de cliënt veel kan vertellen over het voorval. Het gaat dan om het helpen reconstrueren van de ervaring. Tegelijk geeft het blijk van betrokkenheid bij de cliënt, oftewel aandacht.

11.4   Bij een agressieve cliënt thuis

Cliënten die begeleid worden in de thuissituatie, krijgen te maken met van alles wat zij misschien niet begrijpen of ze worden overvraagd door alles wat op hen afkomt. Ze staan immers in de samenleving, die verder geen rekening houdt met hun tekortkomingen. Het kan zijn dat de begeleidend verpleegkundige die op bezoek komt, onmiddellijk frustraties en agressie naar het hoofd geslingerd krijgt. De vraag die zich dan opdringt is: 'Wat moet ik met die agressie van de cliënt?' Eigen veiligheid staat dan voorop en contact houden met de cliënt is waar het om gaat. In een dergelijke situatie is het belangrijk in de ruimte waar men zich bevindt altijd dicht bij de deur te zijn. Psychologisch gezien is het ook belangrijk dat de cliënt weg kan.

Meneer F.

De verpleegkundige heeft een afspraak met de zelfstandig wonende meneer F. De cliënt staat bekend als iemand met beperkte verstandelijke vermogens en is nogal opvliegerig als hij overvraagd wordt. Bij de deur loopt hij al te foeteren en zodra de verpleegkundige de kamer binnenkomt, smijt hij een plastic tas vol papieren en post op tafel. Zijn frustratie en boosheid betreffen vooral een aantal formulieren van de woningbouwvereniging. 'Wat moet ik met die troep?' is zijn vraag. 'Iedereen bemoeit zich met mij, maar jullie doen verdomme niks.' Vloekend en dreigend kijkt hij de verpleegkundige aan.

De verpleegkundige wil onmiddellijk reageren, maar bedenkt zich om niet meer olie op het vuur te gooien en te voorkomen dat het verder uit de hand loopt. Hij kiest voor de volgende strategie:

- Niet meteen reageren, maar belangstellend en betrokken zwijgen tot F. is uitge-praat. Het lukt meestal niet om boosheid lang vast te houden. Zeker niet als er geen verbale reactie komt: er is dan niets of nauwelijks iets om op in te haken. Wel is het belangrijk dat er van het zwijgend aankijken geen provocatie uitgaat. (Neem de tijd om te luisteren.)
- *Verlang* niet dat de cliënt eerst rustig gaat zitten voor je met hem kunt praten. De cliënt *is* namelijk niet rustig. Je kunt hem wel *voorstellen* om eerst rustig te gaan zitten. Meestal werkt het als je eerst zelf gaat zitten; de cliënt doet het dan ook.

Als de cliënt merkt dat er geluisterd wordt, stelt de verpleegkundige een directe vraag: 'Wordt u uw huis uitgezet?' (verlies, ontbering en bedreiging en aantasting). De cliënt voelt zich machteloos, angstig en zit klem in een lastige situatie waar hij van af wil. Vraag niet: 'Wat is er aan de hand? of 'Wat is er gebeurd?', maar benoem een aspect in de vraag. Op die vraag reageert de cliënt en dan is het mogelijk het gesprek verder te sturen.

De cliënt wil dat de verpleegkundige met zijn maatschappelijk werker gaat over-leggen. Hij vindt dat die alles voor hem moet regelen.

De verpleegkundige reageert niet met een afwijzing of een absoluut 'nee', maar geeft aan wat hij wel en wat hij niet voor de cliënt kan doen. Dit om (gezichts)verlies-gevoelens bij de cliënt te voorkomen. De formule is: 'Ik kan niet … voor u/je regelen, maar ik wil/kan wel … voor u/je doen.'

De verpleegkundige komt daarna regelmatig langs voor het behandelen van een hardnekkige beenwond en voor medicatie.

11.4.1 Beroepshouding

In dergelijke situaties komt het aan op:

- Vastberaden zijn, grenzen stellen en duidelijkheid in woord, gebaar en op de juiste toon.
- Houd de leiding over jezelf en zo veel mogelijk over de situatie. Dit bereik je door zorgvuldig aan het doel van het gesprek (je komst) vast te houden. Laat je niet verlei-den tot discussie.

11.5   Agressie bij schizofrenie en psychotische toestand

Cliënten met schizofrenie hebben ondanks verschil in intelligentie en ziekte-inzicht een aantal gedragingen en handelingen gemeen. Zij reageren op een wijze die voor niet-schizofrene mensen vreemd is en niet herleidbaar tot algemeen geldende sociale omgangsvormen. De cliënt kan moeilijk overweg met de waarneming en het verwerken daarvan. Hij kan geen rangorde van belangrijkheid aanbrengen, waardoor hij overspoeld kan worden door informatie.

Hij communiceert in een soort taal waarmee hij duidelijk maakt wat er in hem omgaat. Die taal heeft voor hem een betekenis, maar is voor anderen vaak niet goed te begrijpen. Een onjuiste interpretatie van deze taal kan gemakkelijk aanleiding geven tot een conflict of heftig agressief-gewelddadig gedrag van een schizofrene cliënt.

De wijze van communiceren van deze cliënten is meestal begonnen in het kinderstadium, waarin het kind zijn omgeving anders interpreteert. Vermoedelijk liggen hier stoornissen in de informatieverwerking aan ten grondslag. De agressief-gewelddadige uitingen van schizofrene mensen komen heel plotseling en zijn heftig. De uitingen zijn gericht op en tegen degene die te dichtbij is. Dit kan zijn in de ruimte, maar ook in psychisch-sociale zin. Deze cliënten voelen zich gauw bedreigd in hun territorium. Het is hun angst voor de nabijheid van anderen.

Eigenlijk valt de cliënt te typeren als iemand die op een bepaald moment in zijn leven de deur achter zich heeft dichtgetrokken en misschien zelfs op slot heeft gedaan. Daarmee heeft hij zich afgesloten van de buitenwereld, zich teruggetrokken in zijn eigen structurerend systeem, met zijn eigen zekerheden, maar met weinig ruimte voor het opdoen van nieuwe ervaringen uit de omgeving en met anderen. Dat wordt algauw als bedreigend ervaren.

Een deel van het probleem is vrij en onafhankelijk te willen zijn, maar niet de eenzaamheid kunnen verdragen. De oplossing – nabijheid, contact en aangesproken worden – kan echter een overweldigende angst teweegbrengen. Ziehier de benarde situatie van deze cliënten. Verlies van vrijheid, aantasting van eigen territorium, ontbering van contact omdat hij dat niet of nauwelijks aandurft, vormen een bedreiging van zijn leven. De contactbehoefte is er wel, maar contact overschrijdt gemakkelijk de draagkracht van de cliënt. Indien de cliënt voor iemand, bijvoorbeeld een verpleegkundige, de 'deur' op een kier durft te zetten, kan zich een enorm heftige reactie voordoen als deze verpleegkundige ineens aankondigt enkele weken met vakantie te gaan. De hel breekt als het ware in hem los. Dat is een uiting van een mens in nood. In dit verband zou het weleens beter kunnen zijn om, ondanks de crisis die is ontstaan, tijdelijk met minder maar wel bekend personeel te werken dan onbekend personeel in te schakelen.

Het agressiepatroon wordt bij deze cliënten veroorzaakt door een botsing van gedachten en gevoelens, die daardoor een soort chaos in zijn wereld veroorzaken. Er ontstaat een acute psychose. De cliënt maakt geen onderscheid tussen gedachten, dromen en fantasieën. Dit verklaart ook de vaak onbegrijpelijke communicatie. Daarbij komen dan nog de gevoelens. Gevoelens en gedachten zijn voor hem niet van elkaar te onderscheiden.

Dit maakt de innerlijke chaos compleet. Een uiterst benauwde en nauwelijks beheersbare situatie. Het verliezen van grip op het eigen leven en lijf, de aantasting van het eigen territorium en het bedreigende van alle 'invloeden' kunnen leiden tot een enorme angst en tot agressief-gewelddadig gedrag. Het corrigerend systeem (zie ► hfst. 4) corrigeert niet meer door gedachten van gevoelens te onderscheiden. Wat er gebeurt, is dat het corrigerend systeem zich inspant om te overleven in de chaos. Dit mondt uit in explosief agressief-gewelddadig gedrag.

De schizofrene cliënt maakt dus perioden door met psychotische verschijnselen. Zo'n periode kan kort en heftig zijn, maar evenzeer een langer en rustiger verloop hebben. In dit laatste geval wordt dan meestal gesproken van een chronische psychose. Het minimaliseren van de stress kan een preventieve werking hebben. Vooral stresssituaties leiden tot onbeheerste woede-uitbarstingen.

Zowel medicatie als rehabilitatieprogramma's bieden goede mogelijkheden om het hierboven geschetste agressiepatroon in gunstige zin te beïnvloeden. De cliënten kunnen daardoor vaak in beschermde woonvormen en met goede begeleiding redelijk tot goed sociaal functioneren.

11.5.1 Beroepshouding

Ofschoon separatie uit onvermogen niet uit te sluiten is, moet het uitgangspunt zijn dat de cliënt het moeilijk heeft en het door hem getoonde gedrag zijn enige mogelijkheid is om het te uiten of ertegen te vechten. Zorg ervoor dat de cliënt de mogelijkheid heeft, hoe beperkt ook, om te vluchten door een deur. De cliënt kalmeren is het belangrijkste doel.

Ondanks misschien een forse lichaamsbouw van de cliënt kan het vreemd overkomen als een verpleegkundige die klein van stuk is, zegt 'ik wil je niets aandoen, ik wil je beschermen' of 'ik zie dat je het erg druk hebt, ik wil je helpen' of iets soortgelijks. Toch kan dit heel goed tot ontspanning leiden, omdat de cliënt zich op het moment van zijn crisis eigenlijk heel klein en misschien wel kind voelt. Hij heeft dan belang bij een zorgende die uitstraalt wat er gezegd wordt.

Het zelfbeeld van de cliënt is op het crisismoment totaal niet in overeenstemming met wat de verpleegkundige ziet, namelijk een forse man.

11.6 Agressie en drugsverslaving

Iemand die van drugs afhankelijk is geworden wordt fysiologisch aangestuurd en gemotiveerd om in de behoefte aan middelen te voorzien. De beleving of betekenis van het aan middelen komen bepaalt de relevantie voor het gedrag. Hij kan rollen aannemen die voor hem het meeste effect sorteren. Het gaat erom wat het oplevert en vooral dát het iets oplevert.

Het bevattingsvermogen is doorgaans verstoord, gestoord of troebel.

In hoeverre het willen of moeten verkrijgen van het middel via illegale wegen nog onder invloed staat van het geweten is afhankelijk van vele factoren. Als het uiteindelijke gebruik van het middel het persoonlijk gewenste effect – de kick – oplevert, geldt algauw dat niets het verkrijgen van het middel in de weg mag staan. De drugsafhankelijke is egocentrisch gericht op de kick en zal zijn gedrag en handelen daarop afstemmen. Een en ander leidt tot probleemoplossend gedrag in de lijn van de fysiologisch aangestuurde behoefte.

De ontwikkelde, maar noodzakelijke negatieve overlevingsstrategie kan leiden tot agressief-gewelddadige gedragingen. Interventies in dit proces van de drugsafhankelijke kunnen behalve de nodige agressie ook claimend gedrag, manipulatie, intimidatie, provocatie of bedreiging opleveren.

11.6.1 Beroepshouding

Naast hetgeen gezegd is over het omgaan met manipuleren en provoceren:
- Koester professionele argwaan waar het gaat om afspraken en vertrouwen. Dit geldt vooral voor een algemeen ziekenhuis als daar een drugsverslaafde opgenomen wordt: men is daar doorgaans niet ingespeeld op drugsverslaafde cliënten.
- Wees alert op het gedrag en de contacten die de cliënt heeft.
- Wees kort en duidelijk in gesprekken, zodat je weet wat en hoe je iets gezegd hebt; vermijd discussie.

11.7 Agressie en verstandelijke beperking

Het verschil in niveau waarop een verstandelijk beperkte functioneert, is bepalend voor zijn agressieregulatie en het hanteren daarvan. Een verstandelijke beperking kan samengaan met psychiatrische problematiek, waardoor niet in kort bestek is aan te geven wat agressie van een verstandelijk gehandicapt iemand betekent.

Psychiater Anton Dösen (1990) stelt dat bij ernstig verstandelijk gehandicapten transpiratie, snelle polsslag, koude natte handen, hyperventilatie, vaak urineren, misselijkheid, diarree, trillen en onrust signalen zijn van (de aanloopfase naar) een agressieve uiting.

Verstandelijk gehandicapten met een geblokkeerde socio-emotionele gedragsontwikkeling kunnen de volgende gedragskenmerken vertonen:
- lichamelijk contact weigeren of juist constant nabijheid zoeken;
- plotselinge woede-uitbarstingen, vooral bij verandering van omgeving;
- zichzelf beschadigen;
- destructief en ongericht agressie uiten;
- agressieve uitingen jegens de verzorgende;
- paniek, driftontlading of agressie bij confrontatie met vreemden;
- vernielzucht ten aanzien van materialen;
- enzovoort.

De agressief-gewelddadige uitingen van deze cliënten kunnen zowel rechtstreeks voortvloeien uit het neurochemisch proces in de hersenen als het gevolg zijn van afgunst en jaloezie (ontberingsverschijnselen) en het niet kunnen ordenen van de eigen wereld, waardoor de omgeving als chaos wordt beleefd. Naarmate de verstoring van het denken ernstiger is, wordt het moeilijker om alles om zich heen en de innerlijke informatie te structureren, althans om al die waarnemingen om te zetten in een overzichtelijke structuur, die ook nog begrijpelijk is voor de cliënt in kwestie en voor anderen. Dit kan angst, frustratie en stress teweegbrengen, met als uiteindelijk gevolg agressieve reacties. Deze agressieve reacties kunnen ook een gevolg zijn van op zichzelf assertief gedrag van de cliënt, waarbij de grens tussen opkomen voor jezelf en doorslaan in agressie heel subtiel is. Hoe beter de verpleegkundige zich voelt en hoe meer geduld hij op kan brengen, des te minder snel zal het tot agressie komen.

11.7.1 Agressie van een cliënt met autistisch gedrag en een verstandelijke beperking

Sommige cliënten zijn door hun autistisch gedrag onbereikbaar, lijkt het. Hun angsten en daaruit voortvloeiende agressieve uitbarstingen kunnen hevig zijn. Kleine veranderingen kunnen deze cliënten erg veel angst bezorgen. Dit heeft meestal ingrijpende gevolgen, zowel voor mensen als voor voorwerpen. Als ze zien wat ze aangericht hebben aan vernieling, schade of beschadiging van een ander, zullen verstandelijk gehandicapten, met name zij die autistisch gedrag vertonen, dit niet beslist ervaren als verkeerd gedrag. En als je hen erop wijst wat zich heeft afgespeeld, kan dit er zelfs toe leiden dat het vaker gaat gebeuren. Hetzelfde geldt voor fysiek gewelddadig contact met een verpleegkundige. Het kan ertoe leiden dat telkens bij het zien van die verpleegkundige in die bepaalde situatie het weer komt tot fysiek geweld. Dit omdat zij dit als kenmerk beschouwen van hun contact. Heeft de agressieve uiting daarna een aangenaam vervolg, dan is het niet uitgesloten dat de agressieve uitingen steeds weer optreden. Wat de cliënt ervaart als aangenaam, is van een andere orde dan wat de verpleegkundige ziet als aangenaam. Bijvoorbeeld: het moeten verkeren in een groep kan zo veel stress met zich meebrengen dat afzondering door de cliënt als een bevrijding wordt ervaren, terwijl de verpleegkundige zijn verwijdering uit de groep juist als straf (corrigerend) bedoelde.

Een time-out geven of separeren kan zelfs lonend zijn: de rust en eenzaamheid worden als aangenaam ervaren. Een time-out of separatie is alleen effectief als het er weer uitkomen een aangename ervaring oplevert. Het is van belang in het contact met de autistische cliënt een stabiel beeld van jezelf op te bouwen. Dit beeld en de daarbij behorende houding benoemen we als 'grenzeloze goedmoedigheid'. Gedragskopieën spelen hierbij een belangrijke communicatieve rol. Dit houdt in: op enige afstand, maar duidelijk zichtbaar of voelbaar, het bewegingspatroon van de cliënt nadoen, bijvoorbeeld in het schommelen of in de handgebaren. De bedoeling is iets over te brengen bij de cliënt als herkenning en daardoor ook erkenning. Jij doet immers even hetzelfde. Dit kan leiden tot ombuiging van spanning. Al naargelang het niveau en de toegankelijkheid van de cliënt kan er een vorm van begrip ontstaan. Het is van vele factoren afhankelijk of het om een kort moment gaat of om een specifiek stukje uit het patroon van de cliënt. Het effect hiervan is gebleken bij cliënten met autistisch gedrag.

11.7.2 Beroepshouding

> **Kader 11.2 Grenzeloze goedmoedigheid**
>
> Onder grenzeloze goedmoedigheid wordt verstaan om ondanks de angsten en agressieve uitingen te streven naar het volgende:
> - (ogenschijnlijk passief) nabij zijn en uitstralen 'het komt allemaal wel weer goed';
> - veel aandacht geven aan indirect contact;
> - open in de wereld staan;
> - intuïtief goed doorhebben wat de cliënt belangrijk en prettig vindt (dit of dat kan een 'speeltje' zijn);
> - verbaal onpersoonlijk zijn;
> - aanwezigheid met vrije aftocht bieden (de cliënt moet kunnen vluchten voor overstimulatie);
> - gedragingen nadoen (gedragskopieën); dit om herkenning te bieden in het nonverbale;
> - onpersoonlijk omgaan met dingen, dat wil zeggen: bepaalde voor de cliënt betekenisvolle dingen zonder betrokkenheid ergens neerzetten;
> - indirectheid en een afstandelijk fysiek contact (even de hand vasthouden);
> - alleen als het echt nodig is heel kleine veranderingen in de structuur aanbrengen;
> - grapjes, pesterijtjes en woordspelletjes achterwege laten: de cliënt (ook die met een hoger niveau) zal dat niet kunnen plaatsen in zijn wereld.

Langzamerhand valt te proberen hierin omzichtig grenzen te verleggen.

Er kunnen weerstanden ontstaan tegen bepaalde verweervormen, omdat ze op chantage, schijnheiligheid of manipulatie lijken. Toch zijn het volgens Paul Watzlawick (zie ▶ hfst. 5) juist de onlogische, gekke en vreemde handelingen die vaak hebben geleid tot oplossingen van intermenselijke problemen. Ieder moet voor zichzelf uitmaken welke verweervormen hij/zij aanvaardbaar vindt om groter onheil af te wenden.

Er wordt een verband verondersteld tussen de endorfineafscheiding en zelfverwonding door met het hoofd ergens tegenaan te bonken. Lichamelijke activiteiten maken deze stof ook vrij. Dit kan een pleidooi zijn voor vooral lichamelijke activiteiten.

11.7.3 Bijten

Indien een cliënt alleen in een ruimte verblijft, kan hij deze ruimte gaan ervaren als zijn eigen lichaamsbegrenzing. Alles in die ruimte is: hij. Het is zijn intimiteitsruimte geworden. Als iemand deze ruimte binnenkomt, is dat ineens een inbreuk (aantasting en bedreiging) op zijn territorium. Het ligt eraan hoe dit binnenkomen gebeurt en of het hem bevalt of niet. Verhoogt dit binnenkomen de spanning en het onwelbevinden, dan zal er een agressief-gewelddadige reactie volgen. Indien de cliënt dit niet kan verwoorden en niet kan schelden, volgt de allereerste reactie die de mens kent: bijten.

Bijten is het eerste verdedigingsmechanisme van de mens. Naarmate de mens zich meer ontwikkelt, volgen andere activiteiten met de mond: schreeuwen, gillen, schelden, het verwoorden van het conflict en uiteindelijk onderhandelen. Vaak wordt teruggevallen op primaire reacties, als het meer intellectuele niet lukt.

Het emotionele niveau van de cliënt is een indicatie voor het bijten.

11.7.4 Beroepshouding

Voorkom gebeten te worden. Afstraffen van het bijten maakt de kans groter dat er meer, harder en sneller gebeten wordt. Bijten heeft voor de cliënt immers een verdedigende functie.

Richt de aandacht op preventie en ga na wat er gedaan kan worden, zodat de cliënt het bijten niet meer of minder nodig heeft om zijn eigen wereld af te grenzen.

11.8 Automutilatie (ook: zelfdestructie, zelfverwonding, zelfbeschadigend gedrag of zelfverminking)

Een cliënt die automutileert, richt de agressie op zichzelf. Voor de toeschouwers komt dit vaak uiterst agressief-gewelddadig over. Men voelt zich dan ook vooral machteloos, omdat het niet zomaar te stoppen is. Sommigen worden boos, omdat ze het gevoel hebben door de automutilerende cliënt gemanipuleerd te worden. Anderen benadrukken de 'schreeuw om aandacht'.

11.8.1 Wat is waar en wat is juist?

Automutilatie kan worden beschouwd als een glijdende schaal met aan het ene uiterste het gedrag dat we allemaal wel kennen: onszelf krabben, aan de haren trekken of draaien op momenten dat we onze concentratie even verliezen. Maar ook: zeggen dat we onze tong wel konden afbijten nadat we (in onze eigen ogen) 'iets doms' hadden gezegd; sommige mensen kunnen zichzelf dan wel 'een schop verkopen' of zich 'voor het hoofd slaan' (dat zeggen ze althans – maar doen het niet); ook nagelbijten, en wat te denken van roken. Aan het andere uiterste van de schaal staat suïcide.

Ergens op deze automutilatieschaal trekken we een grens en beschouwen we alle handelingen die aan de andere kant van die grens liggen als ziekelijk of gestoord.

Zelfbeschadigend gedrag komt niet uitsluitend voor bij verstandelijk gehandicapten of mensen met psychiatrische problematiek, ook fysieke pijn of leed door ongewenste fysieke contacten kan aanleiding geven tot zelfbeschadiging. Automutilatie hangt nauw samen met het lichaamsbeeld en de lichaamservaring. De cliënt kan worstelen met:

- een stoornis in het eigen lichaamsbeeld en zelfbeeld;
- fysieke beschadiging van het lichaam, bijvoorbeeld na een operatie;
- onvrede met eigen lichaam of lichaamsdelen zoals borsten, penis of neus;

- met het lichaam verbonden psychische beschadiging, zoals na incest, verkrachting, bestraffing of mishandeling;
- behoefte om eigen gevoelens van innerlijke spanning te reguleren.

De negatieve ervaringen die de cliënt drijven tot zelfverwonding hebben als doel het nare – het traumatiserende – van de zelfervaring weg te maken, te vernietigen – eigenlijk het teniet willen doen van de overstelpende vervelende sensaties. Er wordt in zekere zin straf opgelegd aan alles wat herinnert aan of geassocieerd wordt met de negatieve ervaring. Zelfs als men zich die negatieve ervaring niet meer bewust herinnert, kan wel worden gereageerd op het gevoel van algemeen onwelbevinden. Met andere woorden: de reden waarom iemand automutileert, kan niet altijd meer verwoord worden.

De vormen van automutilatie zijn divers. De meest voorkomende zijn snijden, krassen met een stuk glas, branden met een sigaret en zichzelf slaan.

Automutilatie bij verstandelijk gehandicapten bestaat overwegend uit het met de hand (onder andere de vuisten) tegen het hoofd of op de ogen slaan en met het hoofd tegen een muur bonken. Dat deze vorm van automutilatie sensaties opwekt als lichtvlekjes, sterretjes en wolkjes is mogelijk een schrale winst ten opzichte van het uiteindelijke leed dat het voor de cliënt en zijn omgeving oplevert. Het is bekend dat er cliënten zijn die zichzelf blind hebben geslagen.

Het automutileren kan een verkrampte poging zijn om zichzelf te ervaren. Soms door de rechtstreekse pijnervaring, maar soms ook langs meer rationele weg: 'Er komt bloed, dus ik besta nog!'

Het is niet uitgesloten dat de pijnervaring die met de automutilatie en de toegebrachte beschadiging gepaard gaat, leidt tot frustratie die opnieuw leidt tot automutilatie. Zo kan de cliënt in een 'kringetje rond blijven draaien' (zie ► par. 8.4). Zelfervaring en automutilatie gaan ook samen als iemand een heel goede ervaring heeft. Als de cliënt geniet en moet lachen, kan het gebeuren dat hij door zichzelf te slaan de zelfervaring ondersteunt.

Cliënten verwonden zichzelf omdat zij misschien een tekort hebben aan aandacht en fysieke nabijheid en dit de enige mogelijkheid is zichzelf te ervaren. Zij doen pogingen om hun eigen lichaam, emoties en gevoelens weer mee te krijgen met het (rationele) leven. Immers, het ervaren van lichamelijkheid, emoties en gevoelens vindt plaats in wisselwerking met een ander. Feedback krijgen en merken hoe anderen op je reageren, dit kunnen hanteren en interpreteren is belangrijk als zelfbevestiging.

Als dit normaal en positief verloopt en verlopen is, is dat een heel andere ervaring dan overgeleverd geweest te zijn aan mishandeling of een andere verstoorde en gestoorde beleving. Het gaat hier over cliënten die iets missen (ontberingsaspect), waaraan ze wel behoefte hebben. In die zin is de vraag juist dat iemand aandacht vraagt. Of dit als positief of negatief moet worden beschouwd en op welke wijze zorg en hulpverlening hierin moeten voorzien, laten we hier buiten beschouwing. Evenmin wordt de invloed van de neurochemische processen die met automutilatie samenhangen, hier verder uitgewerkt.

Iets wat eigenlijk niet in deze paragraaf past is de gesimuleerde automutilatie. Er zijn cliënten die net doen alsof zij automutileren en daar ook ver in kunnen gaan (zie ► par. 3.6).

Zij hopen hierdoor iets bij een ander gedaan te krijgen. Er is dan sprake van doelgerichte manipulatie met als middel automutilatie. In dergelijke situaties komt het aan op de juiste inschatting, want het is evengoed mogelijk dat de cliënt zó klem zit dat hij geen andere uitweg ziet.

Kader 11.3 Ten aanzien van (pogingen tot) suïcide

Voor (pogingen tot) suïcide geeft de joods-christelijke filosoof Emmanuel Levinas (1906-1996) de volgende verklaring: 'Er kan bij mensen behoefte zijn om te ontsnappen aan zichzelf, omdat men zich niet meer met zichzelf kan identificeren. Sommigen zullen proberen te ontsnappen door verstrooiing te zoeken. Verstrooiing is doorgaans van tijdelijke aard. Er volgt weer de confrontatie met de eigen niet-aanvaarde identiteit en men ziet in dat men daarmee verder moet. Verder moet leven met die identiteit die men kwijt wil, die identiteit waarvoor men zich schaamt. Niet beslist voor anderen, maar primair voor zichzelf. Schaamte en afkeer (walging) van zichzelf kan fatale gevolgen hebben, namelijk suïcide. Externe factoren kunnen dat innerlijk proces beïnvloeden.'

Vanuit deze optiek is het belangrijk serieuze aandacht te hebben voor signalen als:
- Wie ben ik?
- Wat beteken ik nou voor iemand?
- Wat heb ik nou bereikt met al mijn kennis?
- Niemand in deze samenleving zit op mij te wachten.
- Niemand zal mij missen.
- Op mijn werk ben ik niet meer dan een nummer.

11.8.2 Beroepshouding

Drie algemene aandachtspunten om als verpleegkundige rekening mee te houden in het omgaan met automutilerende cliënten zijn:

1. Door aandacht te geven houdt het automutileren niet als vanzelfsprekend op. Indien alle lichamelijke contacten in het leven van de cliënt negatief waren, zullen de aanrakingen, hoe goed bedoeld ook, in eerste instantie als negatief worden ervaren en mogelijk zelfs onzekerheid, angst en frustratie teweegbrengen. Ontreddering en verwarring over de controle op het eigen beleven zullen misschien zelfs een automutilatiebehoefte oproepen. De cliënt ervaart dan een deel van zichzelf niet meer.

2. Fysiek ingrijpen om automutilatie te verhinderen dient met zorg te gebeuren om niet te bestendigen dat alle fysieke aanrakingen iets negatiefs hebben.

3. Nabijheid, in de buurt zijn, contact leggen, dit alles zonder aan te raken, kan de cliënt helpen te wennen aan zichzelf in relatie tot de verpleegkundige. Een volgende stap is de contactmomenten te benoemen, waardoor de cliënt bewust de nabijheid ervaart.

11.9   Welbevinden en effectief functioneren op de werkplek

De werkplek moet zekerheid én een uitdaging bieden (zie ▶ hfst. 1 en ▶ hfst. 8). De *zeker-heid* staat voor het *veiligheidsbeleid* en een daarmee samenhangend veiligheidsgevoel. De uitdaging staat voor het verleggen van grenzen van eigen kennis en kunde in het verpleeg-kundig handelen. De sociale en collegiale steun, met name een collegiaal opvanggesprek na een zeer emotionele gebeurtenis, is aan de orde gesteld.

In ▶ hoofdstuk 10 werd ervan uitgegaan dat een evenwichtige opbouw van een dagpro-gramma belangrijk is voor het kanaliseren en reguleren van agressie ofwel levensenergie. Aan de hand van daarin geformuleerde levensgebieden kunnen vragen worden gesteld. Mogelijk bieden de vragen een handvat om het eigen welbevinden en functioneren te on-derzoeken. Doorgaans gebeurt dit bijna geheel onbewust in onze manier van (over)leven. Stagnatie wordt normaalgesproken gecompenseerd, tenzij het structureel wordt, want dan ontstaan er problemen. De zes (levens)gebieden waar het om gaat, zijn:

1. stoom afblazen, afreageren en uitleven;
2. frustraties verminderen;
3. flexibel zijn in samenwerken (relativeren en herwaarderen) (aangepast);
4. psychische ontlading en spanningsbehoefte;
5. sociaal verkeer;
6. sociaal-communicatief netwerk (SCN).

Kader 11.4 Onderlinge relatie van levensgebieden

Deze zes (levens)gebieden staan in een bepaalde verhouding tot elkaar. De gebie-den 1-4 vertegenwoordigen een aantal aspecten die dagelijks naar behoefte en in een juiste verhouding in redelijke mate bevredigd moeten worden. Gebied 5 kan op zichzelf invulling behoeven in de vorm van het ontwikkelen van sociale vaardigheden; het kan gaan om al dan niet specifiek beroepsgebonden vaardigheden. Het kan echter ook geïntegreerd worden in de gebieden 1-4.

Gebied 6 is niet zozeer een echt gebied, maar vormt het sociaal-communicatief netwerk (SCN). Hieronder worden zowel de contacten in het werk als in het privéleven geschaard.

11.9.1 Stoom afblazen, afreageren en uitleven

Doel: goede nachtrust.
- Kun je voldoende fysieke energie kwijt in je werk?
- Kun je je fysieke energie ontladen in je vrije tijd als dat in het werk niet lukt?
- Is je fysieke energiebalans over een dag gerekend voldoende in evenwicht?
- Wat zijn de effecten voor jou, als je niet voldoende energie bent kwijtgeraakt?

11.9.2 Frustraties verminderen

Doel: verwoorden van frustraties, verwerking van werk en gehoord worden.
- Heb je voldoende team-, werk- of afdelingsoverleg?
- Tegen welke regels en irritatiepunten loop je op in je werk?
- Kunnen frustraties die met jouw werk samenhangen, voldoende worden besproken?
- Welke stappen kun je zelf nemen om de frustraties in het werk te verminderen?
- Neem je frustraties van je werk mee naar huis?
- Nemen werkproblemen een belangrijke plaats in tijdens privécontacten?

11.9.3 Flexibel zijn in het – formele en informele – samenwerken (relativeren en herwaarderen)

Doel: veiligheidsgevoel, saamhorigheid.
- Geeft de samenwerking met collega's en anderen je voldoening?
- Welke positieve ervaringen levert het samenwerken met anderen je op?
- Heb jij naast je werk behoefte aan teamsporten, ontmoetingen of activiteiten met anderen buitenshuis? (In welke mate?)

11.9.4 Psychische ontlading en spanningsbehoefte

Doel: bevrediging van spanningsbehoefte en verwerking van onbegrijpelijke zaken.
- Is het werk (nog steeds) een uitdaging voor je?
- Ervaar je bevrediging van je spanningsbehoefte in je werk?
- Op welke wijze voorzie jij in je spanningsbehoefte?
- Heb je naast je werk behoefte aan spannende situaties?
- Is het voor jou belangrijk na te gaan hoe je eigen innerlijke psychische processen verlopen?

11.9.5 Sociaal verkeer

Doel: Nagaan van je sociale en communicatieve vaardigheden.
- Vraag je om feedback van anderen?
- Kun je omgaan met kritiek?
- Hoe waardeer je je sociale vaardigheden?

11.9.6 Sociaal-communicatief netwerk

(Trefwoorden: geborgenheid, erbij horen, familie, vrienden, collega's, clubs, enzovoort)
- Welke invloed heeft je sociaal netwerk in je werk en privé op je welbevinden?

Het is van belang om een goed evenwicht te vinden in relatie tot de antwoorden op de vragen. Belangrijk is ook na te gaan in welke mate de antwoorden op de vragen over gebied 5 en 6 een stimulerende of juist belemmerende invloed hebben op je welbevinden en je (effectief) functioneren.

11

Over de auteur

Geuk Schuur is andragoog en auteur van publicaties met betrekking tot agressie, geweld en collegiale opvang. Hij verzorgt sinds 1985 deskundigheidsbevordering voor doelgroepen in de gezondheidszorg, thuiszorg, hulpverlening, maatschappelijke dienstverlening, verslavingszorg en justitiële instellingen. Geuk Schuur heeft gewerkt met gedragsgestoorde jongeren, met verstandelijke gehandicapte volwassenen en psychiatrische cliënten. Ook was hij docent bij verpleegkundige specialismen.

E-mail: geuk@andragoog.antenna.nl

Literatuur

1 Verpleegkundig handelen bij agressie
Dijken W, Widdershoven TP. *Teksten Wet BOPZ, editie 2004*. Den Haag: Sdu, 2004.
Frijda N. *De emoties*. Amsterdam: Bert Bakker, 1988.
Gregg R. *De kracht van geweldloosheid*. Zwolle: SVAG, 1976.
Huisman E, Steenis A. *Wat geweldloze weerbaarheid is*. Amsterdam: Centrum voor Geweldloze Weerbaarheid, 1972.
Iacoboni M. *Het spiegelende brein*. Amsterdam: Nieuwezijds, 2008.
Jansen E. *Over handelen gesproken*. Amsterdam: Vrije Universiteit, 1985.
Legemaate J. *De WGBO: van tekst naar toepassing*. Houten/Diegem: Bohn Stafleu van Loghum, 1995.
Legemaate J. *Verantwoordingsplicht en aansprakelijkheid in de gezondheidszorg*. Zwolle: W.E.J Tjeenk Willink, 1996.
Spitzer M. *Digitale dementie*. Amsterdam/Antwerpen: Atlas Contact, 2013.

2 Vormen van agressie en geweld
Baeten P, Geurts E. *In de schaduw van het geweld*. Utrecht: NIZW, 2002.
Bakker CB, Bakker-Rabdau M. *Verboden toegang*. Derde druk, Antwerpen/Amsterdam: DNB, 1976.
Bos M. *Seksuele intimidatie in de zorg. Serie Verpleegkunde Praktijk*. Houten/Diegem: Bohn Stafleu van Loghum, 2000.
Broek AG. *De terreur van schaamte, brandstof voor agressie*. Haarlem: In de Knipscheer, 2001.
Dijk T van, Flight S, Oppenhuis E. Verborgen leed in huiselijke kring. *SEC, Tijdschrift over samenleving en criminaliteitspreventie 1977; 11*(5).
Dutton DG. *De partnermishandelaar*. Houten/Diegem: Bohn Stafleu van Loghum, 2000.
Dutton DG. *The domestic assault of women: Psychological and justice. Perspectives*. Vancouver: UBC Press, 1995.
Edleson JL, Tolman RM. *Intervention for men who batter - An ecological approach*. London: Sage, 1992.
Erpecum I van. Liefde als obsessie. *SEC, Tijdschrift over samenleving en criminaliteitspreventie 2001;15*(5).
Galtung J. *Frieden mit friedlichen Mitteln*. Opladen: Leske und Buderich, 1998.
Hakkert A. *Huiselijk geweld en straatgeweld, een verkenning naar de relatie tussen beide geweldsvormen*. Den Haag: Ministerie van Justitie, 2002.
Heinemann PP. *Mobbing*. Lund: Natur och Kultur, 1987.
Hoogerwerf A. *Geweld in Nederland*. Assen: Van Gorcum, 1996.
Jansen M. Grip op plegers van huiselijk geweld. *SEC, Tijdschrift over samenleving en criminaliteitspreventie 2002; 16*(5).
Palmgren L. *Att vårda våldsamma patienter*. Lund: Natur och Kultur, 1995.
Sentker R. Nimmt die elterliche Gewalt gegen Kinder ab? Schlag fertig. *Psychologie Heute 2002; 29*(9):36–41.
Schuur G. *De gewelddadige man, hulp bij verandering van levensstijl*. Amsterdam: Boom, 2004.
Steenstra SJ, Bogaards C. Achtergronden van zware geweldsmisdrijven. In: HLW Angenent (red.), *Agressie en criminaliteit*. Den Haag: Staatsuitgeverij, 1978.
Straatman M. Convenant Huiselijk Geweld, huiselijk geweld achter de voordeur weghalen. *Reclassering 4*, augustus, 2002.
Walter H. *Van kwaad tot erger, pesterijen en psychoterreur op het werk*. Zaltbommel: Thema, 1995.
► www.huiselijkgeweld.nl

3 Provocaties, manipulaties en bedreigingen als levensstijl
Bauer J. *Schmerzgrenze*. München: Karl Blessing Verlag, 2011.
Baumeister RF. Gewalttätig aus Grössenwahn. *Spektrum der Wissenschaft Digest 2006:4*.
Dutton K. *De lessen van de psychopaat*. Amsterdam: Bezige Bij, 2012.
Ehlers S. Ohne Mitgefühl - und doch normal? *Psychologie Heute 2004; 6*.
Gaschler K. Abschied vom Psychopathen. *Gehirn und Geist 2003; 5*.
Hellinga G. *Lastige Lieden*. Amsterdam: Boom, 1993/2002.
Paris R. Der kurze Atem der Provokation. *Kölner Zeitschrift für Soziologie und Sozialpsychologie 1989; 41*:33–52.
Paris R, Sofsky W. Drohungen, über eine Methode der Interaktionsmacht. *Kölner Zeitschrift für Sozialpsychologie, 1987;39*: 1–14.
Schulz von Thun F. *'Hoe bedoelt u?' Een psychologische analyse van menselijke communicatie*. Groningen: Wolters-Noordhoff, 1982.
Spazier D. *Der Tod des Psychiaters*. Hamburg: Europäische Verlagsanstalt, 1994.
Teicher M. Voor het leven getekend. *Eos 2002; 1*:20–7.
Tilburg W van. De dader als slachtoffer. *SEC, Tijdschrift over samenleving en criminaliteitspreventie 1999; 136*:(3).
Ury W. *Onderhandelen met lastige mensen*. Amsterdam: Contact, 1992.
Visser E de. Cursus moet mannen leren hun agressie in te tomen. *de Volkskrant*, 21 september, 1999.

Walker A. *Borderline-dans*. Amsterdam: Nieuwezijds, 2001
Weidner J, Kilb R, Kreft D. *Gewalt im Griff, Band 1*. Weinheim/Basel: Beltz Verlag, 1997.
► www.psychologie-heute.de

4 Innerlijke processen: het eigen structurerend systeem als zekerheid
Bauer J. *Das Gedächtnis des Körpers*. München: Piper Verlag, 2004.
Deelman B, Elling P, Haan E de, Zomeren E van (red.). *Klinische neuropsychologie* Amsterdam: Boom, 2004.
Elling P, Haan E de, Hijman R, Schmand B (red.). *Cognitieve neuropsychiatrie*. Amsterdam: Boom, 2004.
Florack A, Scarabis M. Subtile Mächte. *Gehirn und Geist 1/2002*.
Fromm E. *The revolution of hope*. New York: Holt, Rinehart and Winston, 1968.
Halpern S. *Memory!* München: Deutscher Taschenbuch Verlag, 2009.
Sacks O. *Hallucinaties*. Amsterdam: De Bezige Bij, 2012.
Samuel DT. *Safe passage on city streets*. Nashville: Abingdon Press, 1975.
Schönbohm-Wilke W. Kobold und Elfenkind. *Die Zeit 2009; 12 februari: 33*.
Singer T, Kraft U. Zum Mitfühlen geboren. *Gehirn und Geist 2004; 4*.
Sonnenmoser M. Freund oder Feind. *Gehirn und Geist 2004; 4*.
Strian F. *Das Herz*. München: C.H. Beck - Wissen, 1998.
► www.gehirn-und-geist.de

5 Als een meningsverschil escaleert
Bergh ME van den, Rees MA van. *Reageren op klachten*. Houten/Diegem: Bohn Stafleu van Loghum, 1995.
Frijda N. *De emoties*. Amsterdam: Bert Bakker, 1988.
Horstink H. *Geweldloos verweer tegen kriminaliteit*. SVAG-studies 14. Stichting Voorlichting Aktieve Geweldloos-
    heid, 1982.
Morris M. *Geweldloos aktief. SVAG-themanummer, 16, 19*. Stichting Voorlichting Aktieve Geweldloosheid, 1980.
Pinto D. *Interculturele communicatie, conflicten en management*. Houten: Bohn Stafleu van Loghum, 2004.
Steenstra SJ, Bogaards C. Achtergronden van zware geweldsmisdrijven. In: HLW Angenent (red.), *Agressie en
    criminaliteit*. Den Haag: Staatsuitgeverij, 1978.
Watzlawick P, Weakland, Fisch R. *Het kan anders*. Houten/Diegem: Bohn Stafleu van Loghum, 1994.
Watzlawick P, Beavin J, Jackson D. *De pragmatische aspecten van de menselijke communicatie*. 4e druk. Houten/
    Diegem: Bohn Stafleu van Loghum, 2001.
Zakboekje communicatie hulpverlening allochtonen. Woerden: NIGZ, 2001.

6 Zelfcontrole: hanteren van agressie in de interactie
Denkers F. *Van kwaad tot erger*. Lelystad: Koninklijke Vermande, 1990.
Füllgrabe U. Überleben ist kein Zufall. *Gehirn und Geist 2004; 1*.
Hirsch RD. Wie heilsam ist Humor? *Psychologie Heute 2004; 11*:31.
Kraft U. Küss mich, Muse! *Gehirn und Geist 4/2004*.
Paulus J. Die Kunst sich zu beherrschen. *Psychologie Heute 2006; 8*:32–35.
Robben W. Geweldloze weerbaarheid tegen aanranding. In: *Geweldloos Aktief, nr. 16*. Amsterdam: Centrum voor
    geweldloze weerbaarheid, 1980.
Schuur G. Levensbedreigende beteugeling. In: *KLIK 2008; 7/8*(juli/augustus):24. Amsterdam: Media Business
    Press, 2006. ► www.klik.org.

7 Fysieke verweervormen in de communicatie
Ferrucci P. *Heel je leven*. Haarlem: De Toorts, 1981.
Gersons BPR. *Acute psychiatrie*. Houten/Zaventem: Bohn Stafleu van Loghum, 1995.
Onvlee I. *Aikido, van zelfverdediging tot harmonie*. Deventer: Ankh-Hermes, 1983.
Quin K. *Sta op je stuk*. Baarn: Mingus, 1986.
Ramakrishna: zie Ferrucci, 1981, ► hoofdstuk 6.

8 Uitdaging en motivatie
Feij JA. De spanningsbehoefte van sensatiezoekers. *Psychologie, 1984; 9*:20–28.
Grimault M. *Kierkegaard, leven en werk*. Utrecht/Antwerpen: Prisma-boeken, 1967.
Heinrich J. *Aggression und Stress*. Weinheim: Beltz-Verlag, 1998.
Heinemann PP. *Mobbing*. Lund: Natur och Kultur, 1987.
Hirsch EChr. Die Lust an der Angst. *Zeitmagasin 1984; 48*(23 nov.):XXI.

Kahn R. *Onze hersenen*. Amsterdam: Balans, 2006.

Linke D. *Das Gehirn*. München: C.H. Beck-Wissen, 2000.

Roelfiena. *Als gevoelens je lief zijn*. Veendam: eigen beheer, 1985.

Schuur G, Vries D de. *Conflicten en agressie in de medische praktijk*. Houten/Diegem: Bohn Stafleu van Loghum, 2011, 2e herziene druk.

Strian F. *Angst und Angstkrankheiten*. München: C.H. Beck-Wissen, 2003.

9 Sociale steun, collegialiteit en veiligheidsgevoel

Aertsen I, Garsse L van. *Tussen dader en slachtoffer: bemiddeling in de praktijk*. Onderzoeksrapport herstelbemiddeling periode 1/11/1994- 31/12/1995. Den Haag: Ministerie van Justitie, 1996.

Alting von Geuseau W. Vergevingen. In: *De gewelddadige samenleving*. Baarn: Ambo, 1994.

Buijssen H. *Traumatische ervaringen van verpleegkundigen. Als je beroep een nachtmerrie wordt*. Utrecht: De Tijdstroom Elsevier, 2002.

Buijssen H. Traumateams werken averechts. *De Volkskrant*, 28 januari 2004.

Diekstra RFW. *Ik kan denken/voelen wat ik wil*. Lisse: Swets & Zeitlinger, 1984.

Ehlers S. (2003). Manchmal hilft Verdrängung. *Psychologie Heute 2003; 12*:30.

Hoffman H.G. Ontsnappen aan pijn met virtuele realiteit. *Scientific American 2004; 291*(2): 58–65.

Hollander J. Problem solving training. *Intermediair 1980; 28*:16.

Lamberts H. Vermedicalisering loert op ons op vele straathoeken. *Huisarts en wetenschap, 1977; 20*.

Mooren JHM. (1994). Eindelijk gerechtigheid. *NFR Publikatie 9:77 e.v.* Arnhem Gouda Quint, 1994.

Schuur G. Psychosociale aspecten van het werken op de afdeling Spoedeisende Hulp. In: M.G. Boel, *Leerboek Spoedeisende Hulp Verpleegkunde* (▶ hoofdstuk 21). 3e herz. dr. Amsterdam: Reed Business Education, 2013.

Schuur G. Verwerken van werk. In: R.A. Lichtveld, *Leerboek ambulanceverpleegkundige* (▶ hoofdstuk 21). Zwolle: SOSA, 2003.

Schuur G, Gispen A. Bejegening als ondersteunende factor bij herstelbemiddeling. *Winket, Tijdschrift voor Vlaamse gevangenisdirecteurs 1997; 2*(3).

Selye H. *Stress*. Utrecht/Antwerpen: Prisma, 1978.

Spaans M. *Als werk een zorg is*. Groningen: Andragogisch Instituut RUG, 1992.

10 Omgaan met agressie

Nolting H-P. *Lernfall Aggression*. Reinbeck bei Hamburg: Rowohlt Taschenbuch Verlag GMbH, 1997a.

Nolting H-P. *Lernfall Agression. Wie sie entsteht - wie sie zu vermindern ist*. Reinbeck bei Hamburg: Rowohlt Taschenbuch Verlag GMbH, 1997b.

Schuur G. *Methodisch helpen bij agressieproblematiek*. Houten/Zaventem: Bohn Stafleu van Loghum, 1993.

Weerd D van de. Inleiding: Methodisch helpen bij agressieproblematiek. In: *Methodisch handelen met bewoners met (ernstig) gestoord gedrag. Studiedagverslag*. Groningen: Schuur en Gispen, 1997.

11 Agressie en werkplek

Dösen A. *Psychische en gedragsstoornissen bij zwakzinnigen*. Meppel/Amsterdam: Boom, 1990.

Duyndam J. Ontsnappen aan de massa. *Filosofie Magazine 2006; 15*:38–41.

Erikson E. *Identiteit, jeugd en crisis*. Utrecht: Het Spectrum, 1973.

Feil N. *Validation, een nieuwe benadering in de omgang met gedesoriënteerde ouderen*. Dwingeloo: Kavanah, 1991.

Geelen R. *Omgaan met roepgedrag*. Maarssen: Elsevier Gezondheidszorg, 2000.

Gemert GH van, Minderaa RB (red.). *Zorg voor mensen met een verstandelijke handicap*. Assen: Van Gorcum, 2000.

Schuur G. Omgaan met agressie. *Maatwerk, vakblad voor maatschappelijk werk 2000; 1*.

Schuur G. Zekerheden van en uitdagingen aan de werkplek. *Personeelbeleid 2000; 36*(10).

Schuur G, Gispen A. *Ik erger me blauw, omgaan met woede en irritatie*. Amsterdam/Meppel: Boom, 1990.

Schuurmans M. Roepen en eisen. In: *Gedragsproblemen in het verpleeghuis. Cursus voor verpleeghuisartsen 16/2/1996*. Nijmegen: Bureau voor post-academisch onderwijs geneeskunde, 1996.

Overige aanbevolen en geraadpleegde literatuur

Allen JG, Fonagy P, Bateman AW. *Mentaliseren in de klinische praktijk*. Amsterdam: Nieuwezijds, 2010.

Appelo MT, Slooff CJ. *De begeleiding van de chronisch psychiatrische patiënt*. Houten/Zaventem: Bohn Stafleu van Loghum, 1993.

Assagioli R. *De wil*. Katwijk: Servire, 1981.

Assagioli R. *Psychosynthese*. Katwijk: Servire, 1982.

Bach GR, Goldberg H. *Geen angst voor agressie*. Meppel: Boom, 1975.

Berckhan B. *Judo mit Worten*. München: Kösel-Verlag, 2008.

Bernard J. *Over de rooie, omgaan met woede en agressie*. Amsterdam: Boom, 2002.

Cube F von. *Gefährliche Sicherheit, die Verhaltensbiologie des Risikos*. München/Zürich: Piper Verlag, 1990.

Dam-Baggen R van, Foncke M, Gerwen A van, Steenman M, Zoomer O. *Je grenzen stellen*. Utrecht: Teleac/NOT, 1998.

Delft F van, Rooijendijk L, Sjerps N. *Agressie*. Baarn: Nelissen, 2000.

Derksen SC. *Mens en geweld*. Zutphen: Thieme, 1983.

Raghavan I. *Gandhi's ideeën over geweldloosheid*. Zwolle: SVAG, 1978.

Jagt L. *Moet dat nou?* Houten/Diegem: Bohn Stafleu van Loghum, 2001.

Kooij S. *ADHD bij volwassenen*. Lisse: Swets & Zeitlinger/Harcourt, 2002.

Korn J, Mücke T. *Gewalt im Griff, Band 2*. Weinheim/Basel: Beltz Verlag, 2000.

Levinas E. *Het menselijk gelaat*. Baarn: Ambo, 1984.

Nijk AJ. *Handelen en verbeteren*. Meppel: Boom, 1984.

Sitskoorn M. *Het maakbare brein*. Amsterdam: Bert Bakker, 2007.

Schuur G. *Bejegening tussen geborgenheid en risico*. Groningen: eigen beheer, 1996.

Squire LR, Zola-Morgan S. Memory: Brain systems and behavior. *Trends in NeuroSciencies, 1988; 4*:170–176.

Vester F. *Denken, Lernen, Vergessen*. Stuttgart: Deutsche Taschenbuch Verlag, 1994.

Vingerhoets A. Emoties. *Intermediair*, 1983; 19 april:16.

▶ www.psychiatrienet.nl.

▶ www.teleac.nl.

Register

A

aandacht richten 141
aantasting
– van intimiteitsruimte 5
aantastingsaspect 33, 108
afreageren 215
afweergebaren 148
afwikkeling
– na incident 142
agressie 3
– bij autistisch gedrag 237
– bij drugsverslaving 235
– bij verstandelijk gehandicapten 3, 236
– door beperkingen 29
– en communicatie 102
– in algemeen ziekenhuis 231
– in psychogeriatrie 226
– leren hanteren van 212
– negatieve 36
– positieve 32
– protocollen 25
– uiten van 33
Agressie Programma Aspecten
  Methode 212
agressiebeteugeling
– levensbedreigende 159
agressief-gewelddadige interactie 96
agressief-gewelddadige uitingen 3
– van schizofrene mensen 234
agressieve uitingen
– herwaarderen 217
aids 203
alcohol 30
alcoholgebruik 99
algemeen ziekenhuis
– agressie in 231
Alzheimer
– ziekte van 226
amandel 90
amandelkern 74, 90, 166
amygdala 74, 95, 166
analoog aspect
– in communicatie 104
angst 34, 141, 166
– en macht 167
– en verwondering 167
antisociale persoonlijkheidsstoornis 73
antistressprogramma 219
APAM 212
APS 73
arrogant gedrag 121
aspecten 213

autisme 12
autistisch gedrag
– en agressie 237
autobiografisch geheugen 86, 228
automutilatie 239
– aandachtspunten voor de
  omgang 241
– bij verstandelijk gehandicapten 240
– dreigen met 67
– gesimuleerde 240
automutilatieschaal 239

B

bangheid 34
bedreigen 56
bedreiging 56, 63
bedreigingsaspect 33, 108
behandelvisie 10
beïnvloeding
– psychosociale 92
belaging 47
belediging
– reactie op 120
beroepscode 24
bestraffing 218
betrekkingsaspect
– in communicatie 104
bevattingsvermogen 95
bijten 238
blokkades
– wegnemen 218
boodschap 103
BOPZ 19
borderlinepersoonlijkheidsstoornis 70
BPS 70
Buijssen 195
buikademhaling 157, 159
burn-out 177, 183

C

casemanager 212
catharsis 215
catharsishypothese 215
chronische psychose 235
cirkelbeweging 153
claimend gedrag 67, 71
coachen 191
Code van de International Council
  of Nurses 18
cognitief wezen 81

cognitieve programmering
– van structurerend systeem 88
collegiaal opvanggesprek 182, 196
collegiale ondersteuning 97
collegiale steun 96
collegialiteit 185
comfort room 6, 219
communicatie 103
– analoog aspect 104
– betrekkingsaspect 104
– digitale aspect 104
– en agressie 102
– inhoudsaspect 104
– non-verbale 104, 121, 148
– verbale 148
– vluchtpogingen 104
communicatieproces
– bij ziekte van Alzheimer 228
competentie 5
complementaire relatie 106
compliment geven
– voor arrogant gedrag 121
Comte 178
conflict 7
consolidering 85
coping 90, 110
corrigerend systeem 89
– falend 98
– ondersteunen 98
corrigerend vermogen 95
cultuurverschillen
– omgaan met 112

D

declaratief geheugen 86, 228
desinteresse
– opwekken 76
dialoog 9
– met de cliënt 124
digitale aspect
– in communicatie 104
direct geweld 39
discriminatie 41
doen-alsof-techniek 136
Dösen, Anton 236
droom
– functie van 196
drugs 30
drugsgebruik 99
drugsverslaving
– en agressie 235
dwangbehandeling 19

management
– veiligheidsbeleid 25
manbeeld 44
manipulatie 56
manipuleren 56
mededogen 170
meditatieoefeningen 172
meebeleven 60
mesoniveau 185
metacommunicatie 105
microniveau 185
mishandeling 48
mobbing 41
motivatiestrategie 176
– criteria 178
Münchhausen-syndroom 49

N

naam noemen
– als verweervorm 138
negatieve agressie 36
negatieve stress
– voorkomen 177
New Age-muziek 226
non-declaratief geheugen 86, 228
non-verbale communicatie 104,
    121, 148

O

observatorhouding 175
omarmen
– als verweervorm 149
omgangsvormen 220
omsingeling 151
ontberingsaspect 33, 107
ontkenningsfase 173
ontspanningsoefeningen 172
onverhoedse bewegingen 144
oogcontact 22, 115
opbrenggreep 149
opluchting
– door stoom afblazen 215
opname onder dwang
– in Nederland 19
opvanggesprek
– collegiaal 182, 196
overbelasting 31
overmacht
– gebruik van 21
overspannenheid 183

P

pacing 152
pathologische angst 168
persoonlijk geweld 39
persoonlijke ruimte 30
persoonlijkheidsstoornis 46, 70
– antisociale 73
– borderline- 70
pijnbestrijding
– met virtuele realiteit 192
positieve agressie 32
positieve stress 177
positieve verslaglegging 95
posttraumatische stressstoor-
    nis 192
praten
– als verweervorm 131
priming 86, 229
probleemoplossing 186
procedureel geheugen 87, 229
processen
– fysiologische 81
programma 212
protocollen 24
– over agressie 25
protocolopbouw 26
provocatie 56
provocatie en structuur 53, 56, 57
provoceren 56
provocerende levensstijl
– als overlevingsstrategie 59
psychisch geweld 37
psychische kracht 146
psychogeriatrie
– en agressie 226
psychopaat 73
psychopathisch gedrag 73
– oorzaak 74
psychosociale beïnvloeding 92
psychotherapie 167
psychotische verschijnselen
– bij schizofrene cliënt 235
PTSS 192
publieke ruimte 30

R

rationele gedachte 189
reageren op belediging 120
rechterlijke machtiging 19
reconsolidering 85
reddersrol 72
regressie 31
re-interpretatie 129

RM 19
rustkamer 6
ruzie
– met fysiek geweld 150

S

satyagraha 180
schijnaanpassing 63
schizofrene cliënt
– psychotische verschijnse-
    len 235
schizofrenie 234
schreeuwen
– als verweervorm 132
SCN 213, 220
secundaire traumatisering 195
seksuele intimidatie 43
Selye, Hans 184
semantisch geheugen 87, 228
separatie 6
– bij autistisch gedrag 237
separeer
– door vrouwen 151
separeren 6
serotonine 99
slachtofferpositie 124
slecht nieuws 115
sociaal-communicatief net-
    werk 220
social support 182
sociale context 220
sociale controle 112
sociale ruimte 30
sociale steun 182
socialevaardigheidstraining 186,
    220
sollen 111
spanning
– behoefte aan 162
– bij cliënt thuis 174
– opzoeken 172
spanningsbehoeftepatroon 176
stalking 47
Stichting Validation Neder-
    land 228
stoom afblazen 158, 215
stresspreventiebeleid 177
structureel geweld 40
structurerend systeem 79
– cognitieve (her)programme-
    ring 88
symbolische uitingen
– als verweervorm 136
symmetrische relatie 106